onder redactie van:
Ruth Hammelburg
Wiebe Jan Lubbers
Noks Nauta

Veranderende samenwerking in de zorg

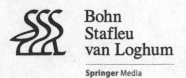

Bohn
Stafleu
van Loghum

Springer Media

Houten 2014

ISBN 978-90-313-9972-7

NUR 870
Basisontwerp omslag: Studio Bassa, Culemborg
Automatische opmaak: Crest Premedia Solutions (P) Ltd., Pune, India

Bohn Stafleu van Loghum
Het Spoor 2
Postbus 246
3990 GA Houten

www.bsl.nl

Voor onze kinderen

Voorwoord

De geneeskunde maakt momenteel snelle veranderingen door. Onder andere gedreven door ontwikkelingen vanuit de biotechnologie, imaging, techniek en moleculaire genetica wordt steeds meer mogelijk. Ziekten waar nog maar vijf of tien jaar geleden geen effectieve behandeling voor bestond, zijn nu in sommige gevallen te genezen of langdurig te onderdrukken. Betere behandelingsmogelijkheden leiden ook tot een spectaculaire toename van de levensverwachting. Helaas zijn die gewonnen jaren in heel veel gevallen geen gezonde jaren. Chronische ziekten, die weliswaar niet direct tot de dood leiden maar wel een grote impact kunnen hebben op de kwaliteit van leven, komen steeds meer voor en dikwijls zelfs in combinaties.

De geneeskunde verandert, maar mede daardoor verandert ook de patiënt. Door dit alles wordt een snel groeiend beroep gedaan op de gezondheidszorg. De nieuwe geneeskunde is vaak complex. Het is overduidelijk en wetenschappelijk meermalen bewezen dat om complexe behandeling van ingewikkelde aandoeningen met goed resultaat uit te voeren concentratie van zorgaanbod onontkoombaar is. Tegelijkertijd hebben we voor een adequate aanpak van chronische aandoeningen juist een gedeconcentreerde zorgvoorziening nodig, dichtbij de mensen en laagdrempelig toegankelijk. Verschillende soorten van geneeskunde vragen verschillende vormen van zorgaanbod. Kortom, we moeten het anders aanpakken. Het lijkt nuttig en noodzakelijk het zorglandschap anders in te richten. Bijvoorbeeld door hoog complexe zorg te concentreren in een kleiner aantal ziekenhuizen, die door de aard van hun activiteiten een intensive care en dure scanapparatuur hebben. En door laagcomplexe planbare zorg vooral juist onder te brengen in kleinere algemene centra, die dan weer geen intensive care of spoedeisende hulp hoeven te hebben. En door in gemeenten en buurten van steden centra te hebben waar eerstelijnszorg en consultatieve tweedelijnszorg voor chronische ziekten wordt geleverd, onder regie van de huisarts maar met specialistische inbreng. En door ontwikkeling en implementatie van innovatieve concepten voor zelfmanagement van chronische aandoeningen.

In het boek *Veranderende samenwerking in de zorg* wordt op dit thema voortgeborduurd vanuit een zeer groot aantal gezichtspunten en door verschillende auteurs. Centraal staat het thema 'samenwerken' en dat is buitengewoon begrijpelijk. Want een herinrichting van de organisatie vraagt om een nauwe interactie tussen gezondheidszorgprofessionals, om nieuwe samenwerkingsverbanden, en om het loslaten van bestaande structuren en in gezamenlijkheid nieuwe paden bewandelen. Dat gaat vast niet vanzelf en op de nieuwe paden zal zo nu en dan ook wel eens een valkuil omzeild moeten worden. Maar het moet toch om onze toekomstige patiënten die gezondheidszorg te kunnen bieden waarvan wij als professionals vinden dat zij die verdienen. En laten we vooral in alle drukte met onszelf en onze organisaties niet vergeten voor wie we het ook alweer allemaal doen: de patiënt.

Alle hoofdstukken in dit boek zijn geschreven met dit als centraal element en daarmee vormt het een zeer leesbaar, handzaam en nuttig naslagwerk voor allen die enthousiast willen werken aan een veranderende gezondheidszorg voor onze huidige en toekomstige patiënten.

Prof. Marcel Levi, internist
Voorzitter Raad van Bestuur AMC

Inhoud

20   Clinical governance en een cultuur continu gericht op verbeteren   113
Wouter A. Keijser

21   Werkvormen voor multidisciplinaire bijeenkomsten   121
Noks Nauta en Ruth Hammelburg

22   Samenwerking in zorgorganisaties en de rol van het management   127
Gabriëlle Verbeek

23   Samenwerken in richtlijnontwikkeling   137
Ruth Hammelburg en Noks Nauta

III   Deel 3 Inspirerende voorbeelden van samenwerking in de praktijk

24   Samenwerking in de praktijk, waar letten we op?   147
Wiebe Jan Lubbers

25   Samenwerking vanuit een patiëntenperspectief   151
Ton den Teuling

Bijlagen

Over de redacteuren

Ruth Hammelburg

Mw. drs. R. (Ruth) Hammelburg is onderwijskundige, mediator en heeft een BMG-opleiding. Vanuit haar functie binnen het Overlegorgaan postacademisch onderwijs geneeskunde heeft zij aan de wieg gestaan van de huidige nascholing en deskundigheidsbevordering in de geneeskunde. Eerder heeft zij bijgedragen aan de totstandkoming van negen interimrapporten en een eindrapport postacademisch onderwijs geneeskunde. Sinds 1994 heeft zij projecten geleid ter verbetering van de samenwerking tussen huisartsen en medisch specialisten. Daarnaast heeft zij sinds 2007 ervaring met multidisciplinaire richtlijnontwikkeling en -implementatie en met trainingen in zorginstellingen. Zij heeft een praktijk voor kinderen met leer- en gedragsstoornissen.

Wiebe Jan Lubbers

Dhr. drs. W.J. (Wiebe Jan) Lubbers is huisarts, hoofdauditor bij de NHG Praktijkaccreditering en forensisch arts. Hij is psychiatrisch verpleegkundige geweest. Gedurende de laatste vijftien jaar heeft hij meegewerkt aan een serie NHG-standaarden, Landelijke Transmurale Afspraken, Multidisciplinaire richtlijnen en CQ-index. Hiernaast is hij de laatste jaren bezig geweest met de samenwerking tussen de eerste en tweede lijn in Almere, met name door aandacht te geven aan overdracht, de organisatie van de compagnonsdagen en het initiëren van een Regionale Transmurale Afspraak. Verder heeft hij een aantal publicaties op het gebied van neurologie, lepra en kleine kwalen op zijn naam staan, is hij als vrijwilliger lang betrokken geweest bij de Medische Onderzoeksgroep van Amnesty International en heeft hij managementleergangen gedaan. In beperkte mate is hij actief op Twitter, LinkedIn en Facebook. Wat betreft Facebook overigens vooral om de zweefvliegclub bij te houden.

Noks Nauta

Mw. dr. A.P. (Noks) Nauta is bedrijfsarts en arbeids- en organisatiepsycholoog. Zij werkte onder meer als cursusleider voor de bedrijfsartsenopleiding, als coördinator voor een huisartsenopleiding en als medewerker bij een kenniscentrum. Zij heeft zich sinds 1998 beziggehouden met het samenwerken van zorgprofessionals en promoveerde in 2004 op het proefschrift *Een Vertrouwenskwestie. Over het samenwerken van huisartsen en bedrijfsartsen.* Zij kijkt naar het proces van samenwerking vanuit theorieën uit de sociale psychologie en past deze toe in trainingen en workshops. Thans is zij freelance docent, trainer en publicist, onder andere op het gebied van ethiek, interprofessioneel samenwerken en hoogbegaafde volwassenen.

De auteurs

Drs. M.E. Bekker
Sociaalpsycholoog, onderwijstrainer, docent/begeleider, BOC-onderwijsadvies, Badhoevedorp

Drs. D.M. Berndsen MA RA
Director KPMG Audit, Healthcare

Dr. A.A. de Bont
Universitair hoofddocent, Instituut Beleid en Management Gezondheidszorg, Erasmus Universiteit Rotterdam

Prof. dr. W.J.H.M. van den Bosch
Huisarts; hoogleraar Zorginnovatie in de huisartspraktijk

Dr. M.A. Bruijnzeels
Directeur Jan van Es Instituut, Kenniscentrum voor de geïntegreerde eerstelijnszorg, Almere

Drs. A.J.J. Buwalda
Voorzitter Raad van Bestuur, Stichting Amsterdamse Gezondheidscentra, Amsterdam

Dr. H.B. Duits RA
Lector, Financieel-economische Advisering bij Innovatie, Hogeschool Utrecht; manager, KPMG MKB

Drs. R.G.A. Ettema
Onderzoeker, docent Master Zorgtraject Ontwerp, Centrum voor Verpleegkundige studies, faculteit Gezondheidszorg, Hogeschool Utrecht

Dr. J.F.B.M. Fiolet
Directeur, afdeling RVE Patiënt & Zorg, Maastricht Universitair Medisch Centrum, Maastricht

Drs. R. Hammelburg
Onderwijskundige en mediator

Drs. Y.G. van Ingen
Artsconsulent, docent Palliatieve zorg en Ouderenzorg

Drs. W.A. Keijser
Arts, team STEPPS, mastertrainer, Wacomed BV, Utrecht

Drs. F.B. Keijzer RC
Senior manager, KPMG Plexus, Amstelveen

Drs. C.A. de Kock
Huisarts, onderzoeker, Deurne

Prof. dr. H.S.M. Kort
Lector Vraaggestuurde zorg, Hogeschool Utrecht; deeltijdhoogleraar, Technische Universiteit Eindhoven

F. Koster
Praktijkondersteuner Huisarts GGZ, sociaal psychiatrisch verpleegkundige, Vicino NHN, Alkmaar

M.S.L. de Kuiper, MSc.
Opleidingsmanager en -adviseur Master Zorgtraject Ontwerp, Centrum voor Verpleegkundige studies, faculteit Gezondheidszorg, Hogeschool Utrecht

Drs. W.J. Lubbers
Huisarts, hoofdauditor bij de NHG Praktijkaccreditering en forensisch arts

M. Maaijen MSc
Junior onderzoeker, verpleegkundige, adviseur, Instituut Beleid en Management Gezondheidszorg, Rotterdam

Mr. D.Y.A. van Meersbergen
Gezondheidsjurist, Beleid en Advies, KNMG, Utrecht

Drs. L.J. Meijer
Huisarts, medisch coördinator, huisartsenpraktijk Valk en Meijer, Amersfoort

Dr. A.P. Nauta
Bedrijfsarts, arbeids- en organisatiepsycholoog, freelance docent, trainer en publicist, Delft

Drs. M.J. Oostindiër
Medisch coördinator en secretaris FMCC, afdeling TransMáx, Máxima Medisch Centrum, Eindhoven

M.M. Petri MSc
Beleidsadviseur Huisartsenzorg Noord-Kennemerland, Alkmaar

Drs. C.G. van der Plas
Huisarts, Huisartsen Monnickendam, Stichting Gezond Monnickendam

Drs. C.B.T. Rietmeijer
Huisarts, docent Huisartsgeneeskunde, huisartsopleiding VUmc, Amsterdam

Mr. W.P. Rijksen
Oud algemeen directeur, KNMG, Utrecht

Dr. ir. C.M.J.H. Savelsbergh
Universitair docent Human Resource Development, Open Universiteit; senior-consultant, Kennis&Co

Prof. dr. A.J.P. Schrijvers
Oud-hoogleraar Public health, gezondheidseconoom

Dr. G.J.C. Schulpen
Medisch directeur, Regionale HuisartsenZorg (RHZ) Maastricht en Heuvelland, Maastricht

Drs. R. Smeenk
Huisarts, Amsterdam

Drs. E.J.G.M. Smits
Bedrijfsarts, Beter in Werk Consult; ArboVitale; Eindhoven

Prof. dr. C. Spreeuwenberg
Voorzitter Platform Vitale vaten

Drs. N.J. Stoll
Huisarts, Egmond aan Zee

Ing. A.M.N. den Teuling
Adviseur interne communicatie, Adt advies en training, Termunterzijl

P.P. Valentijn MSc, PhD candidate
Onderzoeker, Jan van Es Instituut, Kenniscentrum voor de geïntegreerde eerstelijnszorg, Almere

Dr. G. Verbeek, MBA
Directeur, onderzoeker en consultant, Artemea, Bilthoven

Dr. L. Wigersma
Algemeen directeur, KNMG, Utrecht

Inleiding

Ruth Hammelburg, Wiebe Jan Lubbers en Noks Nauta

1

Onze bevolking vergrijst. Binnen de zorg zal er steeds meer aandacht moeten komen voor chronische ziekten en multimorbiditeit. Daarom zijn onderlinge samenwerking en afstemming van zorg binnen de beroepsgroep – en ook met andere beroepsbeoefenaren – een conditio sine qua non. Beroepsbeoefenaren in de gezondheidszorg werken steeds meer parttime en het aantal zorgverleners rond een patiënt neemt toe, juist ook weer bij de ouderen met multimorbiditeit. Hierdoor groeit het aantal overdrachtsmomenten en momenten van uitwisseling van gegevens. De noodzakelijke continuïteit van zorg komt in het gedrang. Het wordt steeds moeilijker te bepalen wie uiteindelijk de regie heeft. Daarbij komt dat de opleiding tot huisarts, medisch specialist of sociaalgeneeskundige tot nog een decennium geleden alleen gericht was op dat ene specifieke beroep. Weinig tijd is tot dat moment besteed aan het afstemmen en samenwerken met andere disciplines. Gelukkig komt daarin verandering.

Waarom dit boek? Wij zien dat de patiënt, bijvoorbeeld wanneer deze patiënt door meerdere soorten artsen behandeld wordt, zoals bij hartfalen, in het nauw komt. Men verstaat elkaar niet goed of luistert niet of heeft geen tijd. Dit geldt overigens niet alleen voor de behandeling van multidisciplinaire ziektebeelden. Ook kunnen knelpunten optreden bij de overdracht en verwijzing van patiënten met enkelvoudige ziektebeelden zoals mammacarcinoom. En zelfs bij een simpele verwijzing van de huisarts naar de keel-, neus- en oorarts kan onduidelijkheid optreden op het gebied van overdracht en verwijzing.

Het boek *Veranderende samenwerking in de zorg* is primair afgestemd op de medische beroepsgroep, maar gaat ruim over de grenzen van die beroepsgroep heen. Het is niet alleen geschreven voor geneeskundig specialisten[1] maar zeker ook voor gespecialiseerde verpleegkundigen, physician assistants, paramedici en andere zorgprofessionals.

De opzet van het boek is dat het gemakkelijk leesbaar en praktisch bruikbaar is. Door middel van schema's, kaders, lijsten, tabellen en illustraties kan snel iets worden opgezocht. De lezer wordt aangemoedigd zelf aan de slag te gaan. Het is een stimulerend handvat om de samenwerking te bevorderen en te verbeteren. Het boek bestaat uit vier delen, maar deze zijn ook afzonderlijk van elkaar te lezen. Steeds wordt in de inleiding van ieder deel de verbinding met de andere delen aangegeven. Ook in de tekst worden zo nodig verbindingen met andere delen gelegd. Met een breed samengestelde redactie uit verschillende geledingen van de gezondheidszorg willen wij u meenemen naar een veranderende samenwerking in de zorg. Welke veranderingen dit voor u als beroepsbeoefenaar kan geven en impliciet daardoor ook voor uw patiënten, wordt in de opbouw van het boek steeds meer duidelijk. Zo wordt in het boek door middel van alledaagse casuïstiek beschreven hoe het mogelijk is dat beelden die men van elkaar als zorgprofessionals heeft, er in werkelijkheid wel eens heel anders kunnen uitzien. Wanneer men zich hiervan bewust gaat worden kan dit respect en vertrouwen in anderen vergroten, waar dit misschien eerst niet het geval was.

Om dit te bereiken pleiten wij ervoor dat artsen en andere zorgprofessionals meer openstaan voor het taakgebied van diegenen met wie zij samenwerken en bereid zijn met een bredere blik naar elkaar te kijken.

Met dit boek willen wij laten zien hoe door middel van invoering en verandering van competenties in de opleiding, en in de nascholing, in de kliniek, in instellingen en ook in de concrete werksituatie van alledag de samenwerking van beroepsbeoefenaren kan veranderen. De taakherschikking tussen enerzijds artsen en anderzijds verpleegkundigen en anderen als physician assistants zal ook een belangrijke rol spelen in de verandering van de samenwerking tussen zorgprofessionals. Zowel in de huisartsenpraktijken als in de ziekenhuizen is er een

---

1   Hieronder vallen: huisartsen, specialisten ouderengeneeskunde, artsen voor verstandelijk gehandicapten, medisch specialisten en sociaalgeneeskundigen.

brede beweging gaande naar taakdifferentiatie, waardoor er juist ook meer behoefte is aan afstemming en een brede generalistische blik.

Last but not least staat de patiënt steeds meer centraal. Daarbij is de patiënt – mede dankzij internet – tegenwoordig veel mondiger en kan 'shared decision making' een niet meer weg te denken onderdeel worden van de behandeling. En zo verandert de samenwerking in de zorg steeds meer.

De volgende kernwoorden vormen de rode draad door het boek:

— patiënt centraal;
— bewustwording, vertrouwen, respect;
— brede generalistische blik, cultuur;
— taakherschikking;
— opleiding, onderwijs, nascholing;
— regie/hoofdbehandelaar, coördinator;
— momenten van communicatie, verwijzing, overdracht;
— overlegvormen, transparantie.

Deel 1 is bedoeld als introductie op het boek. We schetsen de noodzaak tot samenwerken, vanuit praktijk en theorie, we geven definities, we schetsen het speelveld en de complexiteit. Informaticatechnologie komt kort aan de orde. We beschrijven in klein bestek enkele theorieën die ten grondslag liggen aan het proces van samenwerken. Deel 1 dient zo ook als onderbouwing van de praktische adviezen die door het hele boek zijn te vinden. Niet alleen in de praktijk, ook bij richtlijnontwikkeling werken mensen uit meerdere disciplines tegenwoordig samen en moet er aandacht zijn voor die multidisciplinariteit. Theorie over samenwerken in teams komt aan de orde en de voor samenwerken zo belangrijke bedrijfscultuur. Daarna volgt een bespreking van sociaalpsychologische en juridische factoren bij samenwerken. Dit deel sluit af met een beknopte beschrijving van dilemma's bij samenwerking, waarin suggesties worden gedaan hoe hiermee om te gaan.

Deel 2 van het boek biedt praktische verbetermogelijkheden. In het begin van deel 2 wordt een aantal verbetermogelijkheden voor samenwerken beschreven. Deze zijn niet alleen afkomstig uit de gezondheidszorg. Daarna volgt een praktisch hoofdstuk waarin onderwijs, training en andere mogelijkheden – vooral voor de opleiding – ter sprake komen. Ook methoden ter verbetering van de samenwerking, geschikt voor de deskundigheidsbevordering en nascholing komen in dit praktisch gedeelte aan de orde. Vervolgens wordt een voorbeeld gegeven van een model van betere samenwerking in teamverband afkomstig uit de VS. Hierbij worden artsen getraind samen te werken met maar één doel: het belang van de patiënt. Individuele zorgprofessionals die nauw samenwerken in teamverband leren vanuit een gemeenschappelijk denkkader op basis van optimale kennis, vaardigheden en attitude samen te werken. Ook zijn zij in staat om – ongeacht hun eigen grenzen of mandaat – op te komen voor het gemeenschappelijk doel: de patiënt. Hoe een zorgprofessional beter leert samenwerken op de afdelingen komt hierna aan de orde vanuit organisatiekundig perspectief. Tot slot wordt een paragraaf gewijd aan het belang van de rol van het management in ziekenhuizen en zorginstellingen en welke invloed het management kan hebben op de samenwerking van de zorgprofessionals. Bevorderend of belemmerend?

In deel 3 wordt een twaalftal inspirerende situaties uit de gezondheidszorg geschetst waarbij samenwerking tussen beroepsbeoefenaars centraal staat. De wijze waarop wordt samengewerkt is steeds van verschillende aard. Allereerst wordt in de inleiding van deel 3 een aantal vigerende vragen gesteld, zoals: houden we het betaalbaar, wat is de relatie tussen zorg en welzijn, waar kan gesneden worden, door wie laten we veranderingen organiseren, hoe optimaliseren we

1

kwaliteit? Voordat we naar de oplossing springen is het goed eerst vragen te stellen. We menen een aantal belangrijke tendensen te zien, waarschijnlijk niet volledig en waarschijnlijk subjectief: populatiebekostiging, loket voor zorg en welzijn, overdracht, anderhalvelijnszorg, standaarden, taakdelegatie en taakdifferentiatie en de veranderende rol van de patiënt. Met die rol van de patiënt, waarover veel te vertellen is, beginnen we dan ook dit deel 3. Via allerlei mooie en inspirerende voorbeelden, misschien voor u als lezer niet allemaal toepasbaar maar wel allemaal boeiend, komen we bij het laatste hoofdstuk van dit deel waarin juist ook de informele kanten van de samenwerking worden beschreven.

Deel 4 is een toekomstgericht deel dat zich onder andere richt op samenwerken met behulp van nieuwe technologieën zoals sociale media en eHealth-toepassingen en gebruik van IT in gezondheidsinformatiesystemen. Echter, eerst wordt teruggegrepen op de ontwikkelingen in de geschiedenis van de geneeskunde vanaf 1975, waarna een uitgebreide bijdrage geleverd wordt over de medische beroepsopleiding en beroepsuitoefening in verleden en heden. Zo zal de modernisering van de medische vervolgopleidingen in toenemende mate worden gestuurd door de CanMEDS-competenties. In deel 4 komen ook de marktwerking van de zorg en de populatiebekostiging aan de orde. Ten slotte gaat de aandacht uit naar taakdelegatie en nieuwe technologieën met toepassingsmogelijkheden in de zorg waar regelgeving nog niet voor gereed is.

Deel 1 Noodzaak, definities, theorie

Waarom samenwerken in de zorg en wat is samenwerken?

Noks Nauta en Ruth Hammelburg

Deel 1 is bedoeld als introductie op het thema samenwerken in de zorg in het algemeen en als introductie op de overige delen van het boek. We hebben gekozen voor een brede theoretische basis. Die theorie hebben we in verschillende vakgebieden gezocht: de arbeids- en organisatiepsychologie, de sociale psychologie, de bedrijfs- en organisatiekunde, de onderwijskunde, maar ook het juridische perspectief vonden we belangrijk om te schetsen. Later in dit boek verwijzen we regelmatig terug naar hoofdstukken of paragrafen in deel 1. We willen daarmee een verbinding maken tussen de praktijkvoorbeelden en de theorie in deel 1.

De eerste vraag die we wilden beantwoorden was die naar de noodzaak van (beter) samenwerken. Die noodzaak schetsen we in ▶ hoofdstuk 3, zowel vanuit de praktijk als vanuit onderzoek. We geven in ▶ hoofdstuk 4 een aantal definities van termen die met betrekking tot samenwerken worden gebruikt. Daarna schetsen we in ▶ hoofdstuk 5 de complexiteit van samenwerken en het speelveld waarin men (samen)werkt.

Helianthe Kort geeft in ▶ hoofdstuk 6 aan welke rol informaticatechnologie bij samenwerken in de zorg speelt. Hier wordt in deel 3 aan de hand van een concreet voorbeeld verder over verteld en het thema komt in deel 4 weer aan de orde, maar dan met het oog op de toekomst.

We beschrijven in ▶ hoofdstuk 7 in het kort enkele organisatiekundige theorieën die ten grondslag liggen aan het proces van samenwerken.

Ruth Hammelburg toont in ▶ hoofdstuk 8 aan dat niet alleen in de zorgpraktijk, maar ook bij richtlijnontwikkeling mensen uit meerdere disciplines tegenwoordig samenwerken en ze betoogt dat er aandacht behoort te zijn voor die multidisciplinariteit. Dat gaat in die groepen vaak niet vanzelf.

Theorie over samenwerken in teams komt in ▶ hoofdstuk 9 aan de orde, beschreven door Chantal Savelsbergh en Noks Nauta. In ▶ hoofdstuk 10 beschrijven Wiebe Jan Lubbers en Ruth Hammelburg hoe belangrijk bedrijfscultuur is voor samenwerken. Ze maken daarbij ook een verbinding tussen cultuur en patiëntveiligheid, waarop in deel 2 (▶ hoofdstuk 16) nog iets verder wordt ingegaan.

Daarna volgt in ▶ hoofdstuk 11 een bespreking van sociaalpsychologische factoren. Deze krijgen nog te weinig aandacht in het kader van samenwerken. Het bewust worden daarvan en het toepassen in de praktijk van werken en van scholing is van groot belang om samenwerking te verbeteren. Uiteraard zijn er ook verbindingen te leggen tussen bijvoorbeeld de sociaalpsychologische en de organisatiekundige theorieën. Zo kun je bedrijfscultuur bijvoorbeeld beschrijven in sociaalpsychologische termen. De verschillende hoofdstukken zijn wel afzonderlijk leesbaar, maar vormen samen een palet van invalshoeken die kunnen helpen om het verschijnsel samenwerken beter in beeld te krijgen.

Het juridische perspectief op samenwerken schetst Diederik van Meersbergen in ▶ hoofdstuk 12. Hij bespreekt daarbij onder andere de KNMG-Handreiking *Taakverdeling en taakherschikking* uit 2012.

Dit eerste deel sluiten we in ▶ hoofdstuk 13 af met een beknopte beschrijving van dilemma's die bij samenwerking in de zorg kunnen optreden en hoe men daarmee kan leren omgaan. Van die dilemma's zijn de zorgprofessionals zich niet altijd bewust en met dit hoofdstuk willen we de bewustwording op gang brengen dat samenwerken ook ethisch gevoelige situaties met zich mee kan brengen. Communiceren over dilemma's verbetert ook nog eens de transparantie in de zorg en kan zo ook weer samenwerking bevorderen.

Noodzaak voor samenwerking

Noks Nauta

3.1   Noodzaak vanuit de praktijk

Frequent horen we de roep tot (beter) samenwerken in de zorg. Uiteraard rondom de patiënt als middelpunt. De toen net aangetreden voorzitter van de KNMG, Rutger Jan van der Gaag, zei bijvoorbeeld in januari 2013: "[…] we moeten vooral bekijken hoe zij (de artsen) zó met elkaar kunnen samenwerken dat de patiënt centraal staat." En over het samenwerken van huisartsen en specialisten zei hij: "Zij weten over en weer onvoldoende van elkaars vak."[1] Blijkbaar meent hij dat daar een oplossingsrichting zou liggen.

Vanuit de NPCF wordt de noodzaak om beter samen te werken rondom de patiënt als volgt geformuleerd.

Samenwerken in de zorg vanuit de patiënt gezien

Wilna Wind, algemeen directeur patiëntenfederatie NPCF:

"Samenwerken in de zorg is noodzakelijk. Goede afstemming, verantwoordelijkheids-verdeling en communicatie tussen betrokken zorgverleners wordt door 96,5% van de patiënten als essentieel gezien voor goede zorg. 78% van de mensen met een chronische aandoening vindt het belangrijk dat er goede afspraken over worden gemaakt en dat die worden vastgelegd. Maar samenwerking en afstemming tussen betrokken zorgverleners wordt door mensen met een chronische aandoening nog vaak als een knelpunt ervaren, blijkt uit een meldactie die de NPCF samen met andere patiëntenorganisaties hield naar sa-menwerking in de zorg. Volgens twee derde van de patiënten kan de samenwerking beter, en worden medische gegevens tussen zorgverleners niet altijd goed uitgewisseld.

'Ik heb mijn huisarts de uitslag van de MRI-scan moeten mededelen. De neuroloog had dit niet meegedeeld aan mijn huisarts.'

'De behandelend internist heeft mijn hoge-bloeddrukmedicijnen tijdelijk geschrapt om bijwerkingen hiervan op mijn darmen uit te sluiten. Mijn huisarts werd ook hiervan niet op de hoogte gesteld. Het schijnt dat ikzelf de tussenschakel ben; de communicatie tussen de zorgver-leners is echt nihil. Er is geen samenwerking.'

Het is belangrijk dat zorgverleners met elkaar overleggen over behandeling en begelei-ding van hun patiënten. Dat komt het resultaat, de doelmatigheid en ook de patiëntveilig-heid ten goede. Daarnaast moet ook de samenwerking en communicatie tussen patiënt en zorgprofessional goed verlopen. Op individueel niveau geeft de dokter een advies over een behandeling en idealiter nemen de dokter en de patiënt samen de uiteindelijke beslissing. Dat is een grote verantwoordelijkheid voor zowel zorgprofessional als patiënt. De NPCF biedt daarin ondersteuning door de publicatie van onze 'Samen Beslissen'- en 'Patiëntveilig-heid'-kaarten op ▶ www.mijnzorgveilig.nl.

Samenwerken tussen zorgverleners en optimale communicatie met de patiënt maken de zorg beter. Wat is dan goede zorg? Om dat te bepalen komen we weer bij samenwerking. Want het is essentieel dat wetenschappelijke verenigingen structureel samenwerken met patiëntenorganisaties bij het vaststellen van wat kwaliteit van zorg is. De medisch inhoude-lijke deskundigheid van artsen en de ervaringsdeskundigheid van patiënten bepalen samen wat goede kwaliteit van zorg is. Er zijn voorbeelden bij de vaatchirurgie en in de kankerzorg waar dit al gebeurt, maar de samenwerking tussen artsen- en patiëntenorganisaties kan nog beter.

Er is in elk geval meer dan genoeg patiëntervaringsdeskundigheid in de zorg. Patiënten zien wat er beter kan en worden graag betrokken. Laat óns helpen de zorg met elkaar beter en veiliger te maken."

Is er eigenlijk wel een aantoonbare noodzaak voor (beter) samenwerken in de zorg? Wat gaat er nu beter als er wel of meer wordt samengewerkt en wat gaat er mis als er niet wordt samengewerkt? Verrassend genoeg is er nauwelijks evidence over dit thema beschikbaar (zie ook ▶ paragraaf 3.2), wel casuïstiek. Samenwerken gaat bijvoorbeeld heel goed in een aantal voorbeeldsituaties die in deel 3 van dit boek aan de orde komen. In een huisartspraktijk in Almere zijn er positieve ervaringen met het inzetten van een physician assistant (PA).

Het succes van een physician assistant in een groot gezondheidscentrum

Sinds 2009 is Laura Bastel werkzaam als PA in Gezondheidscentrum Parkwijk in Almere (plm. 12.000 patiënten). Ze is de eerste PA die in Almere is opgeleid. Samen met zeven huisartsen, drie praktijkverpleegkundigen somatiek, twee praktijkondersteuners (poh) geestelijke gezondheidszorg (ggz) en acht praktijkassistenten vormt zij het huisartsgeneeskundig team.

Een PA heeft een duale masteropleiding. Praktisch gezien kan Laura het spreekuur van een huisarts voor 95% overnemen. De beperking zit hem in drie groepen: de zieke jonge zuigeling, de oude complexe patiënt en de acute cardiale patiënt.

Laura blijkt erg goed haar grenzen te kennen en overlegt zo nodig. Ze merkt dat patiënten het ook nooit vervelend vinden als ze 'moet overleggen' met de huisarts of een specialist. "De patiënten ervaren het juist als prettig en zorgvuldig." Klachten van patiënten komen zelden voor en in positieve zin blijken veel patiënten erg tevreden over haar te zijn. Deel van het zorgvuldig werken is het noteren in het huisartseninformatiesysteem (HIS).

De meerwaarde van de PA is deels subjectief. Binnen Parkwijk wordt ook gezegd dat een deel van de kwaliteiten van de PA te maken heeft met persoonlijke kwaliteiten van Laura. De functie van PA brengt echter ook een meerwaarde mee. Laura blijkt erg flexibel inzetbaar te zijn. Ze doet spreekuren voor dokters die er niet zijn, helpt zo nodig bij administratieve taken en is vaak als tweede hulpverlener betrokken bij palliatieve zorg. Ook heeft Laura andere taken, met name doet ze de nascholing van de doktersassistenten en trekt ze een aantal projecten zoals het organiseren van het preventieconsult door de assistenten.

Om een PA succesvol te introduceren is het belangrijk te kijken naar wat de beoogde PA aan werkervaring, persoonlijkheid en ambitie in huis heeft, maar ook naar wat het team aan taakdifferentiatie wenst. Er moet van beide kanten hierin een open houding zijn. Laura is een van de PA's die laat zien dat veel dokterstaken heel succesvol kunnen worden overgenomen. Laura was de eerste PA in Almere en ondervond in het begin de nodige weerstand. "Ik moest steeds weer uitleggen wat een PA is." Inmiddels is de vierde PA begonnen.

Een huisarts vertelt over zijn ervaringen in een groepspraktijk.

Samenwerken vanuit een huisarts bezien

Wietze Eizenga is huisarts in een groepspraktijk. Hij is voorzitter van Nightcare. Als projectleider namens de huisartsen was hij nauw betrokken bij de recent gestarte geïntegreerde spoedpost in Utrecht. Daarnaast is hij werkzaam op de afdeling richtlijnontwikkeling van het Nederlands Huisartsen Genootschap.

Samenwerken is makkelijk, zo lijkt het, maar dat gaat niet altijd vanzelf. En zonder samenwerking is goede zorg eenvoudigweg niet mogelijk, aldus Wietze Eizenga. Hij is meer dan 25 jaar huisarts in een groepspraktijk in Utrecht. "De sleutel voor succes van samenwerking is niet gemakkelijk te geven, daar zijn boeken over geschreven. Het blijft mensenwerk,

3

maar een ervan is gezamenlijkheid." In hun praktijk is dat de dagelijkse verzorgde lunch, waar alle disciplines in het centrum aanschuiven. "Ook de opbouw van het team draagt bij. Door te investeren in personeel, door een streng aannamebeleid, maar ook door anderen iets te gunnen. Alleen ons-soort-mensen is niet altijd goed, er moet ook verscheidenheid zijn in een team. Het resultaat van goede samenwerking is kwaliteit.

Het erkennen dat er stijlverschillen zijn is belangrijk, dat kan helpen om iets voor elkaar te krijgen. Zo wil de een iets nieuws opzetten en meteen starten vanuit enthousiasme en willen anderen eerst de randvoorwaarden goed organiseren. Je merkt dat huisartsen het vaak lastig vinden over praktijkoverstijgende zaken te denken. Ze betrekken alles snel op zichzelf, op hun situatie. In de praktijk ben je de werkgever, de baas, maar in een andere situatie ben je onderdeel van een groter geheel, zoals op de huisartsenpost (HAP). Dat vergt een andere manier van denken."

"Samenwerking," zegt Eizenga, "kun je niet afdwingen." Geld kan een stimulans zijn maar leidt hierin niet tot zeker succes. Belangrijker zijn de opleidingen (de jonge generatie gaat anders met samenwerking om), beleid van de beroepsverenigingen NHG en LHV, maar vooral ook enthousiasme. Blijf samenwerkingspartners meenemen in de visie op zorg, blijf daarover met elkaar in gesprek, formeel tijdens vergaderingen maar ook informeel tijdens een borrel, is zijn boodschap.

Helaas zijn er ook voorbeelden van slecht of niet samenwerken. Hier een persoonlijk voorbeeld. De partner van een overledene schrijft over de ervaringen tijdens de ziekte van zijn vrouw.

Walter Stolz: Gevangen in de zorgketen[2]

Walter Stolz' vrouw, Marjolijn de Vries, overleed in 2008 aan een hersentumor. In haar ziekte-periode hield Walter een dagboek bij. Als ex-consultant analyseerde hij bijna beroepsmatig het zorgproces en beschreef de vele knelpunten in het samenwerken tussen zorgverleners, tussen instellingen, tussen zorgverlener en instelling en tussen patiënt en mantelzorger.

Walter zegt in een persoonlijk interview: "Samenwerken gaat te vaak mis, dat is diep treurig en ik heb het boek geschreven om dit meer bekend te maken zodat er verbeterin-gen kunnen komen. Ik heb bijvoorbeeld alle dossiers van Marjolijn opgevraagd en gelezen, dat waren er 22. Allemaal handgeschreven en onleesbaar. Zo kun je via een dossier niet samenwerken.

Voor Marjolijn als patiënt en mij als mantelzorger leidde het tot grote onzekerheid, we hadden permanente vragen zonder antwoorden. We sliepen daardoor ook erg slecht.

Ik heb het gevoel dat mijn vrouw te veel als een object is behandeld. Als ze haar repa-reerden, kon ik het apparaat weer meenemen. Ik kreeg er een gevoel van woede en on-macht van. Ik moest dat onderdrukken, omdat ik de relatie met de behandelaars niet wilde beschadigen. Ik voelde me niet als klant behandeld, maar ik meen tegelijk dat de term 'klant' in de zorg niet vergelijkbaar is met een klant bij een winkel of een bank. Een patiënt in de zorg moet vooral met respect behandeld worden."

Hier volgen enkele voorbeelden van problemen met samenwerken in de zorg uit de landelijke pers.

In 2002 overleed een baby in het ziekenhuis in Utrecht. In de verslaglegging daarover bleek, dat het niet samenwerken door de cardiologen bij de dramatische afloop een belangrijke rol heeft gespeeld. De betreffende onervaren kindercardioloog meende dat hij zijn collega's had geraadpleegd, zijn collega's menen echter dat hij zijn beslissing om te opereren geheel alleen heeft genomen.[3]

In 2010 kreeg een patiënte in Tilburg een overdosis heparine. Gelukkig werd dit haar niet fataal. Uit de reconstructie bleek, dat zorgverleners uit eerste, tweede en derde lijn waren betrokken bij meerdere fouten in de keten van voorschrijven, verstrekken en toedienen van heparine. Op basis van deze reconstructie zijn diverse verbetermaatregelen doorgevoerd.[4]

In augustus 2012 werd in VUmc de afdeling longchirurgie tijdelijk gesloten en werd het ziekenhuis voor een half jaar onder verscherpt toezicht van de IGZ gesteld. Dè reden: een jaar durend en slepend conflict tussen medisch specialisten van de longafdeling, heelkunde en intensive care.[5,6,7]

Volgens anesthesist Knape[8] worden bij een derde van de visitaties in ziekenhuizen haperingen in de onderlinge samenwerking gesignaleerd. Slecht samenwerken in de zorg rond een patiënt is zelden een situatie waarbij het gaat om een individueel probleem van één zorgverlener. Volgens Jan Klein, bijzonder hoogleraar veiligheid in de zorg, waren de diverse situaties, waarin hij onderzoek deed naar problemen in de zorg, nooit gekoppeld aan één persoon, maar schortte het altijd aan onderlinge samenwerking.[5] Er moet dus naar de 'keten' worden gekeken. Eén van de aandachtspunten in de aanbevelingen uit de *Monitor zorggerelateerde schade*[9] betreft dan ook de risico's bij overdrachtsmomenten in de zorg en de samenwerking binnen multidisciplinaire teams.

IGZ-onderzoek naar ketenzorg

In het IGZ-onderzoek naar ketenzorg (in ▶ hoofdstuk 4 gaan we nader in op deze term) bij chronisch hartfalen is getracht een indruk te krijgen van de stand van zaken van de ketenzorg zowel in als buiten het ziekenhuis. Enkele conclusies van dat onderzoek luidden[10]: 'de zorg voor patiënten met chronisch hartfalen kent nauwelijks geformaliseerde afstemmingsafspraken', 'de samenwerking tussen verschillende disciplines is weinig gestructureerd en betreft doorgaans werkafspraken' en: 'hulpverleners zorgen te weinig voor een goede informatieoverdracht aan andere hulpverleners die aan dezelfde patiënt zorg verlenen'. Daar waar wordt samengewerkt ontbreekt het veelal aan afspraken over verantwoordelijkheid. Het blijkt dat verschillende richtlijnen en protocollen soms naast elkaar worden gebruikt, waardoor onveilige situaties kunnen ontstaan.

In de zorg voor deze categorie patiënten bestaan ook hartfalenpoliklinieken: een keten binnen de tweedelijnsvoorziening die minimaal bestaat uit een cardioloog en een hartfalenverpleegkundige, soms aangevuld met een psycholoog, diëtist, maatschappelijk werkende of fysiotherapeut. In een deelrapport van het genoemde IGZ-onderzoek is beschreven dat hier een gebrek is aan continuïteit in samenwerking tussen de verschillende lijnen en tussen de lijnen onderling.

Het vergroten van de patiëntveiligheid is dus een belangrijke factor om beter samen te werken. Vanuit de luchtvaart krijgt het principe van de Crew Resource Management, waarbij de zogenaamde niet-technische vaardigheden van cockpit- en cabinebemanningen in teams worden getraind, nu ook in de zorg aandacht (zie hiervoor ▶ H. 16 in deel 2).

Voor de zorgverleners zelf leidt slecht of niet samenwerken soms ook tot grote problemen, bijvoorbeeld een conflict waarin externe bemiddeling nodig kan zijn. De schade is groot, maar een mediator vertelt dat dit ook kan leiden tot leereffecten.

Van meningsverschillen kun je ook veel leren!

Ido van der Waal is arbeidsmediator bij Altena advies te Den Haag. Hij bemiddelde al bij vele honderden conflicten op het werk, waaronder zich een aantal in de zorg afspeelde.

"Ongezonde, niet constructieve conflicten kunnen ontstaan in een cultuur, waar men elkaar geen feedback geeft en irritaties niet uitspreekt. Dit kan ook te maken hebben met hiërarchische verschillen door anciënniteit, discipline of positie: statusverschillen tussen specialisten, arts versus niet-arts. Deze factoren maken het lastig om een open en transparante sfeer te creëren.

Gezonde c.q. constructieve meningsverschillen die worden opgelost, horen bij samenwerken, voorkómen een impasse en zorgen voor ontwikkeling. Meningsverschillen die niet worden opgelost kunnen zich gaan ontwikkelen tot een structureel en koud conflict, waarbij de communicatie steeds minder transparant wordt. Signalen dat het slecht gaat op een afdeling of in een maatschap zijn bijvoorbeeld: geheimen, roddelen, informele circuits die de overhand krijgen ('coalities') of wanneer men geen vertrouwen meer in of geen respect meer voor elkaar heeft. De zwakste schakel knapt dan af: iemand die als laatste erbij is gekomen of de laagste in status. Iemand die dan een 'fout' maakt, krijgt het zwaar te verduren.

De kosten van conflicten zijn enorm, zowel in materieel als immaterieel opzicht: naast schade voor de patiënt, stressverschijnselen en verzuim bij de professionals, zien we ook tijdsinvestering in gesprekken met de IGZ, juridische procedures, rapportages, controles enzovoort.

Effectief samenwerken tussen verschillende professionals is een continu en dynamisch proces van verdieping en verbetering. Iedere afdeling c.q. maatschap zal tijd en energie moeten investeren in het samenwerken, alle professionals dienen zich kwetsbaar op te stellen (kritische zelfreflectie), te vragen om feedback en open te staan voor klachten van anderen (collega-professionals en patiënten). Met deze werkwijze kan gezamenlijk constructief worden gezocht naar oplossingen.

Een effectieve en dynamische samenwerkingsrelatie tussen professionals gaat samen met een hogere kwaliteit van het gezamenlijk werk (proces én product). Hoewel er geen keihard wetenschappelijk bewijs is, zijn er wel praktijkervaringen. Daaruit blijkt tevens dat men zo plezier en motivatie behoudt in het werk."

3.2   Noodzaak vanuit onderzoek

Wat is er bekend aan onderzoek naar samenwerken in de zorg? In de VS en Canada wordt veel over 'collaborative care' geschreven en ook aanbevolen om goed onderzoek te doen. Zo schreven Miller et al.[11] een aantal onderzoeksvragen in het kader van de integratie van ggz en eerstelijnszorg.

Veel onderzoek op dit gebied heeft te maken met de noodzaak tot kostenreductie in de zorg. Wat 'samenwerken' wordt genoemd betreft dan slechts het uitvoeren van taken door goedkopere professionals.

Een wat ouder, maar wel interessant literatuuronderzoek (circa 80 publicaties omvattend) naar samenwerken in de gezondheidszorg door Sullivan[12] liet zien dat samenwerken altijd positief werd gewaardeerd door de medewerkers. Na het lezen van vele publicaties hierover stellen wij vast dat 'harde' uitspraken over effecten van samenwerken niet te doen zijn. Een van de problemen bij onderzoek naar samenwerken is bijvoorbeeld, dat de variabelen moeilijk te objectiveren en te meten zijn. Een ander probleem is dat een controlegroep eigenlijk niet mogelijk is. Pogingen om bijvoorbeeld met systematische reviews de kosteneffectiviteit van een interprofessionele aanpak bij chronische pijn te meten, liepen stuk op methodologische heterogeniteit van de studies.[13] In ▶ hoofdstuk 7 gaan we nader in op onderzoek naar samenwerken.

Ondanks de methodologische valkuilen met betrekking tot het aantonen van de effectiviteit van samenwerken, begint vanuit de praktijk de noodzaak tot (beter) samenwerken inmiddels wel steeds meer gezien en erkend te worden. In *Medisch Contact* is het thema de laatste jaren opvallend vaak aan de orde en er verschijnt gelukkig een groeiend aantal voorbeelden van projecten om de samenwerking in de zorg te verbeteren. Ook in het medisch onderwijs komt 'samenwerken' steeds vaker in de aandacht. Dat komt mede door de expliciete vermelding van 'samenwerken' als één van de zogenaamde CanMEDS-competenties, waarop we in ▶ hoofdstuk 12 terugkomen.

Mayo Clinics: een historisch voorbeeld van samenwerken in de zorg

Al vanaf het begin van de twintigste eeuw waren er artsen die samenwerking propageerden, zowel tussen artsen onderling als met andere disciplines. De gebroeders Mayo omschreven het concept van de Mayo Clinics als wederzijdse afhankelijkheid ten bate van de patiënt. 'Team work – the sharing of diverse skills for a common good – is the essence of Mayo Clinic.' William J. Mayo schreef het volgende al in 1910:

'As we grow in learning, we more justly appreciate our dependence upon each other. The sum-total of medical knowledge is now so great and wide-spreading that it would be futile for one man to attempt to acquire, or for any one man to assume that he has, even a good working knowledge of any large part of the whole. The very necessities of the case are driving practitioners into cooperation. The best interest of the patient is the only interest to be considered, and in order that the sick may have the benefit of advancing knowledge, union of forces is necessary.'[14]

Definities, terminologie en meten van samenwerking

Noks Nauta

4.1   Definities en termen

Voor samenwerken in de zorg is niet één geldige definitie. Dat heeft ook te maken met de vele verschillende invalshoeken. Hieronder de definities en termen zoals wij die hanteren.

Voor samenwerken gebruikt men in de sociale psychologie de volgende algemeen geaccepteerde definitie: 'Gedrag dat het gezamenlijk resultaat van twee partijen maximaliseert'. Bij samenwerken coördineert men de handelingen dan zodanig met elkaar, dat het gezamenlijke resultaat beter is dan de som van de individuele resultaten wanneer er geen coördinatie is.

Deze definitie sluit aan op de MESH terminologie waar 'collaboration' staat onder 'cooperative behavior' en dat betekent volgens de NLM (National Library of Medicine):

» The interaction of two or more persons or organizations directed toward a common goal which is mutually beneficial. An act or instance of working or acting together for a common purpose or benefit, i.e., joint action.[15] «

De KNMG houdt in de *Handreiking Verantwoordelijkheidsverdeling bij samenwerken in de zorg* de volgende definitie van samenwerking aan[16]:

» Van samenwerking in de zin van deze (KNMG)-Handreiking is sprake als meer dan één zorgverlener bij de cliënt betrokken is. Samenwerking kan intern zijn (zorgverleners die binnen dezelfde instelling werken), extern (zorgverleners uit verschillende instellingen), of een mengvorm. De Handreiking richt zich zowel op simultane als op volgtijdelijke samenwerking. «

Hoewel de genoemde KNMG-Handreiking in 2010 is verschenen, is deze nog lang niet overal geïmplementeerd. Zo ontstond er bijvoorbeeld verwarring door een uitspraak in 2011 van het regionaal tuchtcollege in Groningen in de zaak van een chirurg, toen diens patiënt naar de ic ging. Volgens het tuchtcollege blijft een chirurg verantwoordelijk gedurende het gehele behandeltraject, ook als de patiënt op de ic ligt. Volgens de KNMG-commentatoren[17] gaat het erom welke afspraken hierover in het ziekenhuis zijn gemaakt met betrekking tot verantwoordelijkheden en taken.

Op de implementatie van de Handreiking wordt in ► hoofdstuk 15 nader ingegaan door Rijksen (zie ook ► H. 40).

'Samenwerken in de zorg' gebruiken wij in dit boek op een brede manier. Het vindt zowel plaats tijdens de directe patiëntenzorg (tussen professionals in teams en in instellingen alsook daarbuiten, mono- en multidisciplinair) als bij richtlijnontwikkeling en wetenschappelijk onderzoek. Hier een uitwerking van de verschillende situaties waarin binnen de zorg wordt samengewerkt.

▪ In patiëntenzorg
Verschillende zorgprofessionals zijn (tegelijkertijd of volgtijdelijk) betrokken bij de zorg voor dezelfde patiënt/cliënt; zij wisselen daarbij kennis en informatie uit over een patiënt en delen die kennis en informatie, voor zover die voor een goede uitoefening van een bepaalde taak nodig is. Het gaat hierbij om de overdracht van de ene naar de andere zorgprofessional, maar ook om afstemmen als meerdere zorgprofessionals tegelijk bij een patiënt betrokken zijn. Het kan in een team zijn, in een instelling, maar ook tussen zorgprofessionals van verschillende teams of instellingen.

Samenwerken in de directe patiëntenzorg kan plaatsvinden op de volgende niveaus:
- In een team rond de patiënt (zoals op een spoedeisende hulp, intensive care of operatieka-mer), waarbij men elkaar direct ziet en spreekt.
- Volgtijdelijk, door verwijzing van de ene naar de andere zorgverlener (huisarts verwijst naar specialist), daarbij is overdracht aan de orde.
- Consultatief, waarbij de ene zorgverlener een andere raadpleegt zonder dat deze de pati-ent hoeft te zien.
- Op afstand, wanneer bijvoorbeeld de ene zorgverlener informatie vraagt aan een andere zorgverlener om de eigen behandeling of begeleiding te optimaliseren (bedrijfsarts vraagt informatie op bij curatieve arts of psycholoog terwijl ze elkaar nooit zien).

Om uit te wisselen en af te stemmen moeten beide partijen een gezamenlijk doel hebben en weten dat zij voor dit doel afhankelijk zijn van elkaar. Dat gezamenlijke doel kan betrekking hebben op het stellen van een goede diagnose, het voorstellen en uitvoeren van een juiste (effec-tieve én geaccepteerde) behandeling of het doorverwijzen van gemeenschappelijke patiënten of van patiënten naar elkaar. Door het delen van deze kennis en informatie over de patiënt en het afstemmen over beleid kan een situatie worden bereikt waarin het resultaat beter is dan de situatie waarin deze informatie niet zou zijn uitgewisseld.

Samenwerken in de patiëntenzorg vindt trouwens niet alleen plaats tussen zorgverleners onderling, maar ook tussen zorgverleners en patiënten, verwanten, organisaties en vele anderen.

In deel 2 bespreken we onder andere verbetermogelijkheden voor het samenwerken in teams (beginnend bij aannamebeleid, zie ▶ H. 19) en ook enkele concrete werkvormen voor toepassing in teams (▶ H. 20). In deel 3 komen diverse praktijkvoorbeelden aan de orde van samenwerken in de directe patiëntenzorg.

■ **Op regionaal (beleids)niveau**

Samenwerken tussen professionals gebeurt ook op regionaal en landelijk niveau. Dat is nodig om organisatie van en beleid over de zorg af te stemmen. Dat kan bijvoorbeeld ook gaan om het implementeren van een richtlijn.

■ **In richtlijnontwikkeling**

Vanuit verschillende disciplines c.q. verschillende beroepsverenigingen en vanuit patiëntenor-ganisaties werkt men samen aan het opstellen van een richtlijn. Zie ook ▶ H. 8, 23 en 31.

■ **In wetenschappelijk onderzoek**

Vanuit verschillende disciplines en functies werkt men samen aan wetenschappelijk onder-zoek. Soms komen uit het samenwerken nieuwe werkgebieden voort die niet zouden zijn ontstaan wanneer men vanuit één discipline was blijven kijken.

Multidisciplinair of multiprofessioneel werken is een algemene term om aan te geven dat meerdere disciplines of professies tegelijk betrokken zijn. Interdisciplinair of interprofessioneel samenwerken betekent dat meerdere disciplines of professies zodanig met elkaar werken dat er een nieuwe situatie ontstaat die de afzonderlijke disciplines of professies overstijgt. Verder worden er vele termen met betrekking tot samenwerkende zorg gebruikt, waarbij er helaas geen consensus over de betekenissen is. We hebben in ▣ tabel 4.1 een aantal in Nederland veel gebruikte termen opgenomen met, voor zover beschikbaar, de betekenis daarvan uit de The-saurus Zorg en Welzijn[18] of een andere beschikbare referentie.

4

▣ Tabel 4.1   Veel gebruikte termen met betrekking tot samenwerken in de zorg en de betekenis daarvan

Term	Betekenis
ketenzorg	samenwerking tussen zorgverleners, vooral in de chronische zorg, zoals bij diabetes mellitus, COPD, hartvaatziekten, dementie en lage-rugpijn[16] opeenvolging van verschillende soorten zorg die diverse zorgaanbieders aanbieden aan de patiënt/cliënt en waarbij die zorgaanbieders gezamenlijk zorgen voor een vloeiend verloop; betreft niet opeenvolgende zorg maar wel samenwerking tussen verschillende zorgaanbieders rondom één patiënt/cliëntgebruik zorgnetwerken[18]
managed care	naast arts en patiënt is er sprake van een derde partij (buiten de arts-patiënt-relatie) die door middel van beïnvloeding van het keuzeproces van de patiënt, dan wel het beslissingsproces van de arts een sturende rol inneemt in het gebruik van zorg[19]
stepped care	patiënten krijgen een behandeling die niet zwaarder is dan strikt noodzakelijk[20]
integrale zorg[a]	zorg gericht op de individuele behoeften van de patiënt of cliënt, waarbij beroepskrachten al dan niet uit verschillende sectoren of van verschillende organisaties hun activiteiten zo veel mogelijk op elkaar afstemmen zodat er een samenhangend aanbod rond de patiënt/cliënt is[18] samenhangende verzameling producten en diensten die worden geleverd door netwerken van aanbieders[21]
transmurale zorg	gecombineerde zorg- en dienstverlening[22] vormen van zorg die, toegesneden op de behoeften van de patiënt, verleend worden op basis van afspraken over samenwerking, afstemming en regie tussen generalistische en specialistische zorgverleners (eerstelijns- en tweedelijnszorg en/of intramurale en extramurale zorg), waarbij sprake is van een gemeenschappelijk gedragen verantwoordelijkheid met expliciete deelverantwoordelijkheden[18]
disease management	gecoördineerde aanpak van patiëntenzorg per ziekte door samenwerking van mensen van verschillende disciplines, zoals artsen, verpleegkundigen en paramedici om doelmatigheid en kwaliteit van de zorg te verbeteren[18]
intersectorale samenwerking	samenwerking tussen verschillende sectoren in de zorg, bijvoorbeeld thuiszorg, ggz, zorginstelling[23]

[a] De in het Engels gebruikte term integrated care betekent iets anders: 'horizontally integrated care' = samenwerking tussen huisartspraktijken, wijkzorg, sociale diensten enzovoort; vertically integrated care = samenwerking tussen eerste en tweede lijn (RAND project, 2012: ▶ http://www.rand.org/randeurope/research/projects/integrated-care-pilots.html).

Community of Practice[24]

Naast al langer bekende samenwerkingsverbanden in en tussen organisaties, zoals formele afdelingen en (project)teams en formele of informele netwerken, bestaat er tegenwoordig ook een nieuw concept: 'Community of Practice' (CoP). Een CoP heeft als doel het ontwikkelen en uitwisselen van kennis en het ontwikkelen van individuele vaardigheden. De groep ontstaat door zelfselectie op basis van expertise of passie voor een bepaald onderwerp. De grenzen van de groep zijn niet duidelijk. De mensen worden bijeen gehouden door passie, verbondenheid en identificatie met de groep en haar expertise. De CoP blijft bestaan zolang het onderwerp nog relevant is en er waarde is in het leerproces.

Iedere CoP ontwerpt geheel eigen activiteiten, zoals problemen oplossen, informatie zoeken en ervaringen uitwisselen, discussie over ontwikkelingen en inzichtelijk maken van elkaars competenties. Belangrijk aspect van de CoP is leren en dan vooral op een informele manier.

Een CoP heeft dankzij internet en social media onbegrensde mogelijkheden om actief deel te nemen en de reikwijdte is enorm!

4.2 Soorten communicatie

De samenwerking kan in alle bovengenoemde voorbeelden op zeer diverse wijzen plaatsvinden. Direct, door mondeling, telefonisch, sms, Whatsapp, schriftelijk, e-mailcontact, of indirect via het dossier of via een patiënt. Ook kan men via Skype of video met beeld contact leggen. Communicatie door middel van informaticatechnologie komt in ▶ hoofdstuk 6 nader aan de orde.

4.3 Meten van samenwerking

Voor het meten van de mate van interprofessionele samenwerking zijn vragenlijsten en checklists ontwikkeld. Een recent artikel[25] beschrijft de ontwikkeling van een vragenlijst om interprofessionele samenwerking tussen twee verschillende zorgniveaus in kaart te brengen.

Voor het in kaart brengen van het proces van intersectorale samenwerking (zie ❏ tabel 4.1) bestaat bijvoorbeeld de WIZDIZ (Werkgroep Integrale Zorg, Diagnose-instrument Integrale Zorg), in 2005 vanuit de Universiteit van Maastricht ontwikkeld en gepubliceerd voor het meten van processen van integrale zorg.[21] Het instrument is bedoeld om de omstandigheden en de voortgang in kaart te brengen. De zeven formulieren kunnen worden ingevuld door de betrokkenen van een samenwerkingsinitiatief, zowel door de netwerkmanagers als door de leden aan het netwerk, met name degenen die beslissingbevoegdheid hebben. Op basis van de ingevulde formulieren worden aandachtspunten zichtbaar.[23]

Complexiteit van samenwerken, het speelveld

Noks Nauta

5.1   De complexiteit van samenwerken in de zorg

De zorg is steeds complexer aan het worden. Samenwerken in de zorg is daarmee ook een complex verschijnsel. Een aantal verklaringen voor deze complexiteit:

- Er zijn in de geschiedenis van de zorg steeds meer (gespecialiseerde) beroepen gekomen. De dokter en de verpleegster die ruim honderd jaar geleden zo ongeveer de enige beroepen in de zorg vormden, zijn al lang van hun unieke positie af. Medisch specialisten en subspecialisten, verpleegkundig specialisten, functionarissen zoals apothekers, paramedici (ook met diverse subspecialismen) en vele anderen maken de zorg erg complex. Een stukje geschiedenis is ook te lezen in deel 4, ► H. 38.
- De verschillende beroepen in de zorg maken elk een eigen professionaliseringstraject door. Onderdeel van het professionaliseren is ook het opzetten van een eigen beroepsvereniging, het maken van eigen richtlijnen enzovoort. Daarmee ontstaat een eigen beroepsidentiteit. Men wil zich onderscheiden van andere beroepen. Dit kan leiden tot problemen met afbakening van ieders werkgebied (domeindenken).
- Deze beroepsidentiteit leidt tot een zogenaamde statushiërarchie ('pikorde'), die in de zorg duidelijk voelbaar is. Deze statushiërarchie is vaak niet functioneel en maakt samenwerken moeilijker. Goed samenwerken vereist namelijk gelijkwaardigheid.[26]
- Wanneer meer professionals bij de zorg rond een patiënt betrokken zijn, zijn er ook meer momenten van overdracht/uitwisseling en dus ook meer momenten waarop de overdracht/uitwisseling niet goed zou kunnen verlopen (communicatiemomenten, zie ook ► H. 31).
- Patiënten zijn steeds beter geïnformeerd en in toenemende mate mondig. Veel zorgverleners zijn hier nog niet goed op voorbereid, waardoor de communicatie tussen zorgverlener en patiënt stroef kan gaan. Patiënten gaan door hun hogere kennisniveau ook vaker zelf de informatie die ze bij de ene zorgverlener krijgen, doorgeven aan een andere zorgverlener. Hier kunnen eveneens problemen in de communicatie ontstaan.
- Er worden steeds meer onderzoeken verricht (lab, beeldvorming) waardoor de beschikbare informatie over een patiënt groeit. Het lezen van al die informatie en verslagen kost tijd en het schrijven en lezen van elkaars verslagen eveneens. Zo ontstaan ook communicatieproblemen.

Enkele theoretische achtergronden, waarmee we naar samenwerken in de zorg kunnen kijken, worden beschreven in ► paragraaf 7.2 en 7.3.

5.2   Het speelveld

Bij het samenwerken in de zorg zijn vele mensen en instellingen betrokken. Het speelveld is daarmee zeer groot en bevindt zich op diverse niveaus én tussen diverse niveaus. Een korte, niet uitputtende opsomming:

- individuen: patiënten, zorgprofessionals, ondersteunend personeel, mantelzorgers, leidinggevenden, directeuren en raden van bestuur;
- groepen: afdelingen, teams, directies;
- verzekeraars, zorgverzekeraars Nederland;
- overheden;
- opleidingen van zorgprofessionals;
- beroeps- en wetenschappelijke verenigingen van zorgprofessionals;
- politiek.

In de praktijkvoorbeelden in deel 3 zal duidelijk worden hoe divers en complex de samenwerkingsverbanden in de zorgpraktijk zijn.

5.3 De positie van de patiënt

De patiënt is in principe degene om wie de zorg draait. Toch zien we dat nog veel zorgverleners aanbodgericht werken. Zij zijn de professionals, hebben meer kennis dan de patiënt en hun oordeel weegt zwaar. Vroeger werd de term 'professionele autonomie' dan ook vaak gebruikt om aan te geven dat de professional degene is die de zwaarste stem heeft in besluiten over het medische beleid.

Die situatie is de laatste jaren sterk aan het veranderen. Dat heeft voor een groot deel te maken met het feit dat patiënten zelf toenemend informatie kunnen vergaren via internet en daardoor mondiger worden. Patiënten gaan dan ook meer de discussie aan met hun zorgverlener dan vroeger. Dat kan tot dilemma's en soms tot conflicten leiden. Veel zorgverleners kunnen deze veranderingen niet goed hanteren. Zij blijven nog te veel in de vroegere rol van expert zitten en kunnen niet in de rol van adviseur komen die samen met de patiënt zoekt naar de beste aanpak.

Het begrip 'zelfmanagement' komt steeds meer naar voren: de patiënt die eigen keuzes maakt en daar ook op wordt aangesproken, evenals het principe van 'shared decision making':[27] arts en patiënt nemen gezamenlijk besluiten. Daartoe moet de arts de patiënt wel voldoende informatie geven en ook verifiëren of de patiënt voldoende informatie heeft om mee te beslissen. Sommige artsen hebben een natuurlijke manier om met de patiënt samen te werken, zoals neuroloog Bas Bloem in een interview aangeeft.

Bas Bloem, neuroloog en teamplayer[28]
Interviewer: "Die houding – samenwerken met de patiënt – is voor jou volstrekt natuurlijk, lijkt het."
   Bloem: "Ik ben volleyballer, in hart en nieren. (Bloem traint en coacht nog steeds een Nijmeegs jeugdteam, red.) Als volleyballer kun je in een team alleen maar goed functioneren door samen te werken, terwijl je je tegelijkertijd als individu verregaand moet specialiseren. Ik speelde in Jong Oranje en stond 80 procent van de ballen te passen. Ron Zwerver – later in het team dat goud haalde op de Olympische Spelen in 1996 in Atlanta – kreeg 80 procent van de set-ups. Ik wil maar zeggen: het collaborative care concept of nog beter: participatory health – wat ik beide mooiere en passender namen vind dan zorg 2.0 – dat zat altijd al in mij."

Ook Lucien Engelen van het Radboud REshape & Innovation Center, voorvechter van de participerende gezondheidszorg, heeft een beeld van de nieuwe positie van de patiënt in de zorg.

Lucien Engelen over participerende gezondheidszorg[29]
"Het gaat ons erom dat de zorg een coproductie wordt met de patiënt, een joint venture. Opnemen in het behandelteam betekent dat je de patiënt ook een rol geeft, dat hij mee verantwoordelijkheid draagt. Wij nemen de patiënt ook niet op in óns behandelteam. Het is hét behandelteam."

In een aantal situaties kan de nieuwe rol van de patiënt leiden tot ethisch gevoelige situaties, wanneer bijvoorbeeld de patiënt een keuze maakt die de arts niet als eerste zou kiezen (zie ook ► H. 13).

Dit boek gaat niet diepgaand in op het samenwerken van de zorgverlener met de patiënt, maar deze samenwerking met de patiënt speelt uiteraard altijd een grote rol in het zorgproces. Het samenwerken van zorgprofessionals onderling kan niet effectief plaatsvinden zonder de patiënt daarbij te betrekken.

Samenwerking middels informaticatechnologie

Helianthe Kort

6.1   Inleiding

Gezien de grote technische ontwikkelingen die ook in de zorg tot nieuwe samenwerkingsmoge-lijkheden leiden, volgt hier nog een korte uitleg over de ontwikkelingen in de informatietech-nologie die met samenwerken te maken hebben. Daarbij gaat het vooral om chronische zorg. We bespreken hier alleen de technologische kanten en de betekenissen van enkele van de meest voorkomende termen die worden gebruikt in de zorg aan chronisch zieken. Technologische ontwikkelingen in de praktijk komen nader aan bod in deel 3, waar voorbeelden zijn beschre-ven van samenwerken in de zorgpraktijk, en in deel 4 waar het samenwerken in de toekomst wordt behandeld.

6.2   Health informatics

De recente ontwikkelingen in de informaticatechnologie brengen de mogelijkheid met zich mee tot samenwerken bij afstandsbegeleiding en/of zorg op afstand van de chronisch zieke patiënt. Afstandsbegeleiding is een onderdeel van een vakgebied dat wordt aangeduid met de term 'health informatics'. Health informatics is een overkoepelende term en deze duidt op het verzamelen van data in het secundaire proces ten behoeve van het primaire proces. Health informatics is een interdisciplinair vakgebied, waar zowel eHealth, mHealth of xHealth in thuishoren, waarbij onder de laatste de nog te ontwikkelen applicaties vallen. xHealth bestaat nog niet, deze term geeft aan dat er nog andere ontwikkelingen aan kunnen komen.

Health informatics leent zich onder meer voor het verzamelen van elektronische data ten behoeve van onderzoek over de patiëntenzorg. Daarmee kan men nagaan waar deze mogelijk verbeterd kan worden. De data binnen een 'health informatics systeem' kunnen echter tevens gebruikt worden om conclusies te trekken voor de maatschappelijke gezondheidszorg. Het ont-staan van health informatics is het gevolg van snelle technologische ontwikkelingen, toename van informatiemanagement en toename van beslissingsondersteunde systemen (decision sup-port systems, DSS).[30] Toepassingen binnen health informatics zijn zeer divers, zoals het elek-tronisch patiëntendossier, telemonitoring applicaties voor mensen met een chronische ziekte, maar ook nationale gezondheidsdatabases zoals bij het RIVM. Alle hebben als doel de kwaliteit en effectiviteit van de gezondheidszorg te verbeteren.

De projecten en het onderzoek naar health informatics of eHealth, die tot nu toe zijn ver-richt, waren vooral gericht op het bereiken van gezondheidseffecten om te streven naar kosten-reductie in de gezondheidszorg. Veelal staan hierin de technische aspecten en de haalbaarheid van de applicatie centraal. Minder aandacht gaat tot nu toe uit naar wettelijke consequenties en regelgeving op dit gebied. Hierin is een verbetering wenselijk, omdat juist regelgeving me-debepalend is om te komen tot samenwerking binnen afstandsbegeleiding. In deel 4 komt dit aspect nog uitgebreid aan bod.

6.3   Telehealth

Telehealth is eveneens een overkoepelende term, daar verstaat men veelal óf telemedicine óf te-lecare onder. De Britten vatten onder telehealth soms ook wel telehomecare: de zorg op afstand thuis. Zorg op afstand dan wel telemonitoring, is het op afstand volgen van de gezondheids-conditie van de patiënt door telefonisch contact (telefonisch consult) of door videoverbinding, dan wel door het lezen en analyseren van data afkomstig van de patiënt op een computer en het eventueel geven van een follow-up op deze gegevens. In de literatuur wordt er naast telemonito-ring eveneens gesproken van telehealth, telecare of telemedicine. Waarbij telemedicine gezien kan worden als genezing op afstand. Telemedicine wordt wél exclusief gebruikt voor zorg op afstand tussen patiënten en specialisten.

Telemedicine

De Wereld Gezondheidsorganisatie WHO definieert telemedicine als:

"The delivery of health care services, where distance is a critical factor, by all health care professionals using information and communication technologies for the exchange of valid information for diagnosis, treatment and prevention of disease and injuries, research and evaluation, and for the continuing education of health care providers, all in the interests of advancing the health of individuals and their communities."[31]

Met telemedicine wordt veelal afstandbegeleiding dan wel behandeling bedoeld voor de kli-nische zorg door artsen, terwijl men met de term telecare wil aanduiden dat meerdere type professionals, zoals apothekers, verpleegkundigen en paramedici betrokken zijn bij de zorg/ behandeling op afstand. Telemedicine dient voor het verlenen van klinische ondersteuning en het overkomen van geografische barrières, het omvat gebruik van informatietechnologie en is bedoeld om de gezondheidsconditie te verbeteren.

6.4 DSS

Een DSS is onderdeel van een kwaliteitsmanagementsysteem.

DSS (decision support system)

De meeste kwaliteitsmanagementsystemen zijn nog gebaseerd op controle achteraf. Voor de zorg is de ISO9001-norm, die in de industrie wordt gebruikt, omgezet in de NEN-EN15224-norm. Deze sluit aan op de implementatie van Clinical Governance. De National Health Service heeft al in 2001 de term Clinical Governance geïntroduceerd met als doelstelling de kwaliteit van het medisch handelen te verbeteren. Clinical Governance moet ervoor zorgen dat de bestaande medische- en ziekenhuiscultuur veranderen, aldus van der Mierden in Zorgvisie.[32] De rol van ICT in de zorg, de health informatics, maakt het mogelijk om te anti-ciperen op gebeurtenissen in de zorg, bijvoorbeeld om het aantal fouten te minimaliseren.

Theorie over samenwerking

Noks Nauta

7.1   Welke theorieën?

Theorie over 'samenwerken' is niet beperkt tot één vakgebied. We zouden eigenlijk per definitie moeten putten uit diverse vakgebieden, zoals de arbeids- en organisatiekunde, de sociale psychologie, maar ook uit de economie en bedrijfskunde.

Voor het begrijpen en verbeteren van samenwerking in teams presenteren we eerst kort enkele basistheorieën vanuit de arbeids- en organisatiekunde, die naar onze mening veel inzicht geven in samenwerkingsprocessen. Ze zijn verdeeld in theorieën op organisatieniveau en theorieën op persoonlijk en op teamniveau. De theorieën worden zeer beknopt beschreven. Voor nadere informatie raadplege men handboeken en internetsites.

Daarna gaan we nader in op wat er bekend is uit onderzoek naar samenwerken in teams in het algemeen en uit onderzoek naar samenwerken in teams in de zorg.

7.2   Theorieën op organisatieniveau

- **Organisatievormen/-structuren volgens Mintzberg**

Henry Mintzberg heeft op basis van een aantal criteria (waaronder de grootte van het bedrijf, de markt, het soort product of dienst), zeven organisatietypen onderscheiden. Zijn indeling wordt nog steeds gezien als inzichtgevend in het kijken naar organisaties. Deze zeven typen organisaties zijn[33]:
1. Ondernemersorganisatie: startende onderneming, geen of weinig afdelingen.
2. Machineorganisatie: bureaucratie, routine, regels, voorbeeld: Macdonald.
3. Professionele organisatie, hoog opgeleide top, voorbeeld: ziekenhuis.
4. Gediversifieerde organisatie: divisies als zelfstandige onderdelen, business units.
5. Innovatieve organisatie: op afstemming gericht, creatief, voorbeeld: reclamebureau.
6. Idealistische organisatie: ideologie staat voorop, voorbeeld: kerk, klooster.
7. Politieke organisatie: geen dominant onderdeel, machtsspelletjes, voorbeeld: slecht draaiende organisaties.

In de zorg zien we van oudsher vooral 'professionele organisaties' en de vraag is of die structuur nu nog wel passend is voor het doel en of men in die structuur goed kan samenwerken.

- **Organisatieculturen volgens Harrison**

Voor organisatiecultuur bestaan diverse omschrijvingen. Het gaat om hoe mensen in een organisatie met elkaar omgaan en dan concreter om een geheel van geschreven en vooral ongeschreven regels, normen en ook waarden en de uitingen daarvan, zoals gedrag en rituelen.

Harrison heeft op basis van een vragenlijst vier soorten organisatieculturen gevonden[34]:
1. Machtscultuur: machtsverschillen zijn bepalend.
2. Rolcultuur: regels bepalen hoe het gaat.
3. Taakcultuur: de missie van de organisatie staat voorop.
4. Persoonscultuur: persoonlijke ontwikkeling van de medewerkers is leidend.

Een organisatiecultuur is effectief wanneer deze passend is bij bijvoorbeeld het doel van de organisatie en de mensen die er werken. Werknemers kunnen zich in meerdere of mindere mate prettig voelen bij een bepaalde organisatiecultuur. Afdelingen kunnen onderling ook verschillen in cultuur.

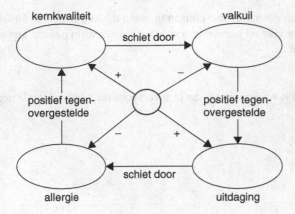

kernkwaliteit

valkuil

schiet door

+ −

positief tegen-
overgestelde

positief tegen-
overgestelde

− +

schiet door

allergie

uitdaging

▣ Figuur 7.1 Kernkwadrantenmodel van Ofman.

In het kader van beter samenwerken kan het van belang zijn om de cultuur van een afdeling of organisatie in kaart te brengen, omdat die een grote rol speelt in verbetermogelijkheden en -strategieën. In ▶ hoofdstuk 10 gaan we dieper in op het aspect 'cultuur' bij samenwerken in de zorg.

■ Kennismanagement

Dit begrip is door Weggeman geïntroduceerd.[35] Weggeman meent dat in organisaties waar veel professionals werken, het leiderschap daarop moet aansluiten: je moet kenniswerkers faciliteren in plaats van hun werkprocessen te plannen en te controleren.

In de zorg werken veel kenniswerkers. In het kader van samenwerken is de theorie van Weggeman daarom belangrijk. Hoe zorg je al faciliterend dat professionals beter samenwerken?

7.3 Theorieën op persoonlijk en teamniveau

■ Kernkwadranten

Daniël Ofman heeft een model ontworpen dat ervan uitgaat dat iedereen kernkwaliteiten heeft. Vaak herken je die pas wanneer iemand 'doorschiet' in die kwaliteit of wanneer iemand last heeft van bepaald (ook vaak doorgeschoten) gedrag bij iemand anders.

In het model (zie ▣ figuur 7.1) is zichtbaar hoe het verband is met valkuilen, uitdagingen en allergieën.[36]

Op persoonlijke basis kan door het gebruik van dit model soms duidelijk worden wat er misgaat in de samenwerking tussen mensen. Het geeft inzicht in iemands persoonlijke kwaliteiten, valkuilen, uitdagingen en allergieën en kan daarmee een basis zijn voor een gesprek met een samenwerkingspartner. In het kader van samenwerken is het van belang dat men de eigen allergieën en valkuilen herkent en deze kan ombuigen tot kernkwaliteiten en uitdagingen. Dan wordt de samenwerking met anderen constructief in plaats van destructief.

■ Group Think

Janis (1971) beschreef dat teams slechter kunnen gaan presteren wanneer er sprake is van een cultuur waarbij mensen, doordat men meent eensgezind te moeten zijn, niet durven te vertellen wat ze werkelijk zien of denken. Door dit fenomeen ontstaan soms ernstige ongelukken.[37]

Op basis van deze theorie zijn diverse aanbevelingen te geven die kunnen voorkómen dat dit fenomeen optreedt.[38] Mensen die op het eerste gezicht niet in een team passen, kunnen toch een wezenlijke functie vervullen.

■ **Teamrollen (Belbin)**

Belbin bestudeerde al vanaf 1969 teams en zag dat in succesvolle teams de volgende negen rollen vervuld moeten zijn:[39]

1. plant;
2. brononderzoeker;
3. bedrijfsman;
4. vormer;
5. monitor;
6. zorgdrager;
7. groepswerker;
8. voorzitter;
9. specialist.

De negen rollen zijn in principe complementair. Ze vullen elkaar aan en versterken elkaar, maar ze kunnen ook tegenstrijdig zijn en rivaliseren. Individuen hebben op basis van persoonlijke kenmerken meestal twee of drie voorkeursrollen. Met betrekking tot samenwerken in teams kan worden gezegd dat bij het ontbreken van mensen die een bepaalde rol kunnen vervullen, het team minder goed functioneert. De eigen voorkeursrollen kunnen door middel van een online test worden vastgesteld. Een team kan zo bewust zoeken naar aanvulling door iemand met een ontbrekende rol, waarmee het team beter kan gaan functioneren.

Deze verschillende theorieën zijn bruikbaar om samenwerkingsproblemen te helpen analyseren en er constructief mee om te gaan. In deel 2 wordt aan de hand van concrete voorbeelden verduidelijkt hoe verbeteringen in de samenwerking kunnen worden aangepakt.

7.4 Gevolgen van beter samenwerken

Het onderzoek naar de gevolgen van samenwerken kent een aantal knelpunten. Die liggen vooral op methodologisch gebied: Hoe maakt men helder welke interventies men pleegt om beter samen te werken? Hoe definieert men samenwerken en uitkomstparameters en op welke termijn meet men die? Ook is het vaak niet mogelijk om met een controlesituatie te werken. Omdat we niet precies weten wat de uitkomsten kunnen zijn, en op welke termijn die dan meetbaar zijn, blijft onderzoek naar gevolgen van samenwerken in de zorg vaak steken bij kortetermijnonderzoek. Vaak onderzoekt men dan uitkomstparameters die economisch interessant kunnen zijn, zoals verzuim[40] of het aantal opnames[41,42], waarvan zelden gunstige uitkomsten werden gevonden.

Butt et al. menen op basis van literatuuronderzoek dat er geen evidence is voor de effecten van 'partnership', waaronder zij het samenwerken tussen instellingen voor zorg en maatschappelijk werk verstaan.[43] Interprofessioneel samenwerken is echter als kwaliteitsproces wel eerst nodig om uiteindelijk (dat duurt jaren) effecten op gezondheid te bereiken. Dickinson meent dat de positieve effecten weliswaar niet hard te maken zijn, maar omgekeerd kan een tekort aan effectief partnership wel degelijk een kwestie van leven of dood betekenen.[44] In ▶ hoofdstuk 27 staat een praktijkvoorbeeld, waarin het gaat over dit soort samenwerking.

Bij onderzoek naar de gevolgen van samenwerken is het dus waarschijnlijk te vroeg om effecten te verwachten op gezondheid en kosten. We zullen het voorlopig vooral van sociaalwetenschappelijk onderzoek moeten hebben, waarbij het proces van samenwerken in kaart wordt gebracht, hoe men dat gunstig kan beïnvloeden en wat men hiervan kan verwachten op basis van kennis over samenwerkingsprocessen. Voor het meten van het proces van samenwerking is bijvoorbeeld de WIZDIZ bruikbaar[21] (zie ▶ H. 4).

Hieronder nog enkele korte beschrijvingen van onderzoek naar samenwerken: een Cochrane review en enkele recente onderzoeken naar pilots voor 'integrated care' in het Verenigd Koninkrijk.

Cochrane review over impact van interventies voor interprofessioneel samenwerken[45]

In een Cochrane review over interprofessioneel samenwerken beoogden de reviewers de impact vast te stellen van interventies om interprofessioneel samenwerken in de zorg te verbeteren en vergeleken deze met situaties zonder interventies op de volgende primaire uitkomsten: tevredenheid van de patiënt en/of effectiviteit en efficiency van de verleende zorg. Secundaire uitkomstmaat was de mate waarin interprofessionele samenwerking was bereikt. Slechts vijf studies werden geïncludeerd. Er lijkt wel een gunstig effect van samenwerken op de uitkomsten van de zorg, maar ook deze auteurs concluderen dat dit soort onderzoek erg lastig is, onder andere vanwege de kleine groepen en problemen met conceptualisering. Zij concluderen tevens dat voor betere evidence over de effecten van enerzijds interventies met betrekking tot interprofessioneel samenwerken in de praktijk en anderzijds de uitkomsten daarvan op het gebied van de zorg, cluster randomised studies nodig zijn met een expliciete focus op interprofessioneel samenwerken en de metingen daarvan. Daarbij zouden ook kwalitatieve studies nodig zijn om inzicht te krijgen in hoe de interventies invloed hebben op het samenwerken en hoe verbeterde samenwerking bijdraagt aan veranderingen in uitkomsten.

Onderzoek naar effecten van 'horizontale' samenwerking[41]

Een zeer recent onderzoek is gepubliceerd vanuit RAND[1]. In het Verenigd Koninkrijk zijn projecten bestudeerd die twee jaar duurden en waarbij medische en sociale zorg is geboden aan ouderen en mensen met chronische aandoeningen, dementie en andere psychische aandoeningen of middelenmisbruik. De meeste pilots waren 'horizontaal' georganiseerd, waarbij samenwerking plaatsvond tussen eerstelijnszorg, wijkverpleging en sociale diensten (en niet zozeer 'verticaal' waarbij eerste en tweede lijn samenwerken).

Wanneer casemanagers de zorg voor oudere patiënten met kans op ziekenhuisopname coördineerden, verminderde het aantal polikliniekbezoeken met 22% en het aantal geplande opnames met 21%, waarbij de totale kosten 9% afnamen. Het aantal acute opnames werd niet minder.

Van het zorgpersoneel meende 54% dat de zorg was verbeterd ten opzichte van het jaar ervoor. De verbeteringen betroffen vooral procesmatige veranderingen, zoals het meer gebruiken van plannen en nieuwe rollen voor het personeel.

---

1   De 'RAND corporation' bestaat sinds 1948 en is een onafhankelijke, non-profit organisatie, gewijd aan het bevorderen van wetenschappelijke, onderwijskundige en liefdadige doelen voor het openbare welzijn.
▶ www.rand.org

De patiënten rapporteerden echter geen verbeteringen in de zorg. Het ging daarbij over de volgende uitkomsten:

- of men vond dat hun meningen en voorkeuren werden meegenomen door de sociale diensten of de zorgverleners;
- of men vond dat ze door de arts werden betrokken bij de beslissing over hun zorg;
- of men meende dat ze de verpleegkundige van hun keuze konden zien.

De onderzoekers menen zelf dat de uitkomst, dat er bij patiënten geen verbetering te meten was, deels te maken had met het feit dat het vooral om verandering bij de professionals ging en deels omdat het nog te vroeg zou kunnen zijn om op deze korte termijn de impact van de pilots vast te stellen. Ook kan hebben meegespeeld dat men in sommige pilots de beoogde veranderingen moeilijker vond dan men vooraf had gedacht.

Belemmerende en bevorderende factoren voor integrated care[46]

In een onderzoek naar belemmerende en bevorderende factoren voor integrated care werden 213 interviews uitgevoerd in het kader van 16 'integrated care' pilots. De factoren lagen op het gebied van leiderschap, organisatiecultuur, informatietechnologie, betrokkenheid van artsen en beschikbaarheid van middelen. Van bijzonder belang voor het leveren van 'integrated care' bleken activiteiten met persoonlijke relaties tussen leiders van verschillende organisaties, de schaal van de geplande activiteiten, goed bestuur en financiën, steun voor het personeel in nieuwe rollen en stabiliteit van organisatie en personeel.

De gegeven voorbeelden van onderzoek laten opnieuw zien dat samenwerken een complex proces is, dat kennis (vanuit diverse vakgebieden, waarbij de onderwijskunde zeker niet vergeten moet worden!) over dat proces van belang is bij verbeterprojecten en dat bij verbeterprojecten op vele fronten tegelijk moet worden gewerkt. Opvallend is ook dat persoonlijke relaties van belang zijn. In enkele voorbeelden in deel 3 vinden we dat terug (zie ▶ H. 32 en 36).

Voor het interpreteren van de resultaten van onderzoek naar het verbeteren van samenwerken maakt het dus nogal wat uit of men onderzoek doet naar het proces van (beter) samenwerken of naar de effecten van beter samenwerken. Onderzoeken naar samenwerkingsprojecten dienen dan ook kritisch bekeken te worden.

Samenwerken bij richtlijnontwikkeling

Ruth Hammelburg

8.1   Inleiding

Samenwerking in de zorg gebeurt niet alleen in de zorg rond de patiënt, maar ook in het kader van richtlijnontwikkeling. Multidisciplinaire richtlijnen worden ontwikkeld in teams van professionele experts met inbreng van patiëntvertegenwoordigers. Om tot een optimaal resultaat te komen is goede communicatie en samenwerking vereist. Hoewel de verantwoordelijkheid voor het stimuleren van de samenwerking en het in goede banen leiden van het ontwikkelproces bij alle betrokkenen ligt, hebben de voorzitter en de projectleider specifieke taken om dit proces te bewerkstelligen. Wanneer de werkgroepleden elkaars expertise beter waarderen, komt ieders inbreng beter tot zijn recht. Een goede voorbereiding op het richtlijnproject bevordert een goede (interprofessionele) samenwerking en vermindert conflictsituaties in latere fasen. Goed plus adequaat project- én procesmanagement zijn hierbij van belang. In deel 2 (▶ hoofdstuk 22) wordt hierop nader ingegaan.

8.2   Belemmeringen

Belemmeringen bij het samenwerken in deze setting zijn bijvoorbeeld de statusverschillen (sociaal geneeskundigen en huisartsen ervaren dat klinisch specialisten vaak de boventoon voeren). Dikwijls wordt er ook onvoldoende aandacht besteed aan het proces dat in zulke groepen plaatsvindt omdat deze mensen vaak sterk op de inhoud zijn gericht. In ▶ hoofdstuk 21 komen enkele concrete werkvormen aan bod die hierbij toegepast kunnen worden en die zijn ontwikkeld vanuit de kennis over belemmeringen.

8.3   Praktische tools

Om het samenwerken in richtlijngroepen te bevorderen is er binnen het Haringproject van IQ Healthcare, waarbij 'tools' zijn geschreven voor richtlijnontwikkelaars, in Tool nummer 3 expliciet aandacht besteed aan het proces van samenwerken. Daarin wordt de communicatie over taken, rollen, verantwoordelijkheden en belangen als essentieel voor het proces genoemd.[47]

In deel 2 (▶ hoofdstuk 21) worden praktische suggesties met concrete werkvormen gegeven om het (multidisciplinaire) samenwerken in richtlijngroepen te bevorderen.

Samenwerken in teams

Chantal Savelsbergh en Noks Nauta

9.1   Wat is een team?

Samenwerken in de zorg gebeurt vaak (maar niet altijd, zoals hiervoor is uitgelegd) in de vorm van teams. In de literatuur zijn diverse definities voor teams te vinden. De gemeenschappelijke kenmerken van die definities zijn:

- een team wordt gevormd door twee of meer individuen;
- die individuen zijn van elkaar afhankelijk om een gezamenlijk doel te realiseren.

Met dit laatste kenmerk wordt bedoeld dat het voor een individueel lid van dat team niet mogelijk is om dat doel te realiseren, daarvoor zijn anderen nodig. De oorzaak hiervoor kan zijn dat het doel te omvangrijk is om binnen de gestelde tijd alleen te klaren. Het kan ook zijn dat er te veel en verschillende kennis en vaardigheid nodig is waarover niet één individu beschikt.

Over teams wordt vaak gesproken alsof het iets concreets is, iets dat je kunt vastpakken. Je kunt de individuen die deel uitmaken van een team wel identificeren en het doel waaraan ze werken benoemen, maar het team zelf wordt gevormd door onzichtbare banden tussen de individuen en hun interactie. En daar komt samenwerken in beeld. De banden van een team groeien namelijk naarmate de onderlinge interactie tijdig, betrouwbaar, conform afspraak of verwachting, gericht op het gezamenlijke belang en wederkerig is. Maar die banden ontstaan niet vanzelf. In teamsporten wordt bijvoorbeeld veel aandacht besteed aan training van het samenspel. Men oefent diverse interacties buiten de wedstrijd, waardoor de spelers vaardig worden en elkaar leren kennen op de sterke en zwakke plekken.

9.2   Functioneren van teams

Divers onderzoek[48,49] heeft zich gegeven op de factoren die een relatief sterke invloed hebben op het kweken van de juiste teambanden, zodat een team goed presteert en samenwerkt. Deze factoren betreffen zowel de teamomgeving, het teamontwerp, het teamproces als de normen en waarden van het team.

De invloed van de teamomgeving komt voort uit de partijen rondom het team, zoals de opdrachtgever of het hoger management, maar ook vanuit teams waarmee samengewerkt wordt. Een voorbeeld van negatieve invloed kan zijn dat het team zelf niet mag beslissen over issues en het management er een zeer trage besluitvormingscyclus op na houdt.

Zitten teamleden bij elkaar, of ver uiteen? Zijn teamtaken zodanig verdeeld dat er veel of weinig onderlinge afstemming nodig is? Dit zijn allemaal teamontwerp keuzes die invloed hebben op het functioneren van teams.

Belangrijke procesinvloedfactoren zijn doelhelderheid, leiderschapsgedrag en lerend vermogen van het team. Een voorbeeld van een helder gezamenlijk doel in de zorg is de effectieve bewaking van de gezondheid van een patiënt op een intensive care. Bij leiderschapsgedrag gaat het erom dat de leider enerzijds taakgericht werkt en die helderheid van het te bereiken doel helpt scheppen, anderzijds ook aandacht geeft aan de personen en hun onderlinge interactie, de meer persoonsgerichte leiding. Dus niet alleen 'dit zijn onze taken en rolverdeling' maar ook 'hoe gaan we met elkaar om'. Een van de sterkste invloeden vanuit de leider vormt 'het goede voorbeeld'. Lerend vermogen van een team is de mate waarin een team in staat is gezamenlijk te leren door te experimenteren, exploreren en reflecteren op goede en slechte prestaties en ervaringen. Welk gedrag het hier betreft en hoe een team dit gedrag kan trainen, daar komen we in ▶ hoofdstuk 19 in deel 2 op terug met concrete ideeën.

Gedeelde normen en waarden zijn een belangrijke factor voor een goed functionerend team. Daarvoor moeten deze normen en waarden expliciet gemaakt worden. Ook als er niet over gesproken wordt, hebben ze toch nog invloed. Sterker nog, de kans dat de invloed vanuit de individuele verschillen in normen en waarden een negatief effect zal krijgen op het samenspel wordt er juist groter door. In deel 2, ▶ hoofdstuk 19 gaan we hier ook nader op in.

9.3 Noodzaak van teamwork

Teams en teamwork zijn niet voor elk soort werk en voor elke organisatie een levensvoorwaarde. Het brengt namelijk ook afstemmingskosten met zich mee. Voor sommige groepen binnen organisaties is teamwork echter wel een noodzaak. De aard van hun werk (het soort 'spel' dat zij spelen) en de omstandigheden en voorwaarden (het 'speelveld' de 'spelregels' en de 'tegenstander') hebben op die noodzaak grote invloed. Zo is zorgteamwerk op een spoedeisende hulp beslist noodzakelijk om levens te redden.

Wat kunnen teams bijdragen aan het reilen en zeilen van een organisatie? Mohrman en Cohen geven in hun boek *Designing team-based organizations*[50] een helder verslag van een serieus onderzoek binnen een groot aantal vooraanstaande bedrijven. Op basis daarvan geven we hier een vrije interpretatie van de meerwaarde die teams kunnen hebben:

— Het prestatie-effect van individuen verhogen; dat is vooral het geval waar de omvang en of de specialisatiegraad van de opgave te groot is voor een individu.

— Het leereffect van individuen vergroten; dat is vooral het geval waar het werk een hoog professioneel gehalte heeft en het aanleren van belangrijke competenties onder directe begeleiding in de praktijk moet plaatsvinden.

— De motivatie van individuen op peil houden; dat is vooral het geval waar het werk met regelmatige tegenslagen gepaard gaat of onder hoge druk of bedreigende omstandigheden wordt uitgevoerd.

— De synergie tussen individuen verhogen; dat is vooral het geval waar de onderlinge taakafhankelijkheid simultaan is (zoals in een chirurgisch team).

— De doelen van de organisatie verbinden aan die van de individuen; dat is vooral het geval waar de afstand tussen individu en de strategie van de organisatie groot is.

— Een gezonde mentale werkomgeving creëren; die behoefte is overal aanwezig; teams kunnen ertoe bijdragen dat individuen zich gesteund voelen door hun directe collega's en dat teamleden zelf zorgen voor een stimulerende werksfeer.

— Continuïteit in het werk, de werkwijze en de werkmoraal vergroten; ook deze behoefte is overal aanwezig.

Bij het kiezen voor teamwork is het zinvol de vraag te stellen: Waarom kiezen we voor teamwork en is het ook mogelijk om de klus te klaren door individuen onafhankelijk van elkaar? Als dat laatste zo is, dan kan het werk ook individueel geklaard worden. Soms wordt ook dan gekozen voor teamwork vanwege de verhoogde arbeidssatisfactie en verlaagde kwetsbaarheid voor uitval in teams, bijvoorbeeld bij saai en repeterend of juist erg specialistisch werk. Het betekent dan wel dat het werk zodanig verdeeld moet worden dat de teamleden elkaar nodig hebben.

Een vergelijking tussen teams in de zorg en sportteams[51]

Keidel beschrijft kenmerken van enkele teamsporten, baseball (honkbal), football (Amerikaans rugby) en basketball. Volgens onze en Keidel's inzichten en ervaringen is het zo dat elk team in een zorgorganisatie niet één maar meerdere sporten tegelijk speelt. Keidel formuleert zijn visie als volgt: Elk team in een organisatie moet zich soms organiseren als een baseballteam, soms als een footballteam en soms als een basketballteam. Afhankelijk van de sport die het bedrijft.

Er zijn wel belangrijke verschillen tussen een sportteam en een team in de zorg. De teams in een zorgorganisatie spelen niet onafhankelijk van elkaar een eigen competitie, maar moeten vaak werken met de uitkomsten van andere teams. Soms zijn ze medespelers van elkaar en, soms ook, tegenstanders van elkaar.

In deel 2 (▶ hoofdstuk 19) gaan we verder in op de vraag hoe een team kan leren goed te worden in zijn eigen 'sporten'.

9.4   Wetenschappelijk onderzoek naar teamfunctioneren

Het wetenschappelijk onderzoek naar het functioneren van teams heeft tot nu toe veel verrassende en relevante resultaten opgeleverd. Hier een kort overzicht van wat we uit onderzoek weten over factoren met invloed op het teamsamenspel, waarbij we ons beperken tot die onderzoeksresultaten die vooral voor de samenwerking in en tussen teams in zorgorganisaties relevant lijken.

De invloeden op de effectiviteit van teamfunctioneren worden in de literatuur[52] grofweg ingedeeld in invloeden uit:

- de externe omgeving, zoals de organisatie en zijn markt;
- het teamontwerp, dat wil zeggen de teamsamenstelling, de organisatie eromheen en het taakontwerp;
- het teamproces dat ontstaat door interactie tussen de teamleden of met externen;
- het normen- en waardensysteem van het team.

Onderzoek gericht op teamontwerp is favoriet, omdat de teamsamenstelling, het taakontwerp en de organisatie rondom het team rechtstreeks gemanipuleerd kunnen worden. Het taakontwerp kan bijvoorbeeld voor meer of mindere mate van onderlinge afhankelijkheid tussen teamleden zorgen.

Het 'langs elkaar heen werken' kan gebeuren wanneer teamleden voor het uitvoeren van hun taak ten behoeve van de teamopdracht onafhankelijk van elkaar zijn. Onderlinge afstemming en interactie zijn daardoor minder frequent nodig. Uit onderzoek blijkt echter dat frequente interactie juist leidt tot een betere teamprestatie.[53] Voor specialisten in een maatschap is het dus nuttig om regelmatig contact te hebben om de kwaliteit van hun werk zo hoog mogelijk te houden.

De team- en individuele doelen komen in een team bij elkaar. De samenhang tussen team- en individuele doelen moet transparant zijn en de doelen moeten elkaar niet tegenwerken, anders is concurrentie in plaats van samenwerking in het team het gevolg.[54]

Een team zou een gedeeld mentaal model moeten hebben.[55] In zo'n model deelt men definities en uitgangspunten over de essenties van de taak, de teamrollen en de situatie. Het beste is als dat expliciet gebeurt, wat juist voor een team met mensen van verschillende disciplines een uitdaging is. Men weet dan te weinig van elkaars vakgebied en heeft aannames die men niet toetst. We zien dat er dan bijvoorbeeld geen controle is op conflicten binnen een behandelplan. Het dossier klopt dan wel op losse onderdelen, maar met de patiënt gaat het daarmee niet automatisch goed. Daartoe moet men communiceren en komen tot een gedeeld mentaal model.

Teams ontwikkelen een eigen taal. Ze hebben dezelfde roddels en aan een paar woorden genoeg om elkaar te begrijpen. Teamroddel en -taal stimuleren het wij-gevoel/de banden in teams ofwel de sociale cohesie en hebben daardoor een positieve invloed op het groepsresultaat.[56] Andere voorbeelden die sociale cohesie en daarmee een beter teamresultaat bevorderen zijn vermaak en spel. Teamleden ontdekken wat zij aan gemeenschappelijke kenmerken hebben. Zo nu en dan iets ondernemen buiten de werksituatie is daarom gerechtvaardigd in het belang van het teamresultaat. Ook activiteiten waardoor teamleden elkaars sterke en zwakke punten kunnen ontdekken blijken cohesie tot stand te brengen.

Het fysiek dicht bij elkaar zitten van teamleden ('co-location') heeft een hieraan verwant positief effect op teamfunctioneren. Het geeft teamleden de mogelijkheid frequent face-to-face af te stemmen en 'koffie te drinken'. Het team wordt letterlijk meer als eenheid gezien, zowel door de teamleden zelf als de omgeving. Teamleden delen meer informatie met elkaar en kunnen elkaar in geval van nood makkelijker bijstaan. Interessant is dat dit co-location effect veel groter is dan het effect van meer onafhankelijkheid van het team.[57] In ▶ hoofdstuk 11 komt dit element terug.

Een volgend interessant onderzoeksresultaat is dat conflicten in een team niet per definitie negatief blijken uit te werken op het teamresultaat. Ze zijn juist nodig om de kwaliteit of kwantiteit van het teamresultaat omhoog te stuwen. Of een conflict een positief of een negatief effect heeft, wordt bepaald door de wijze waarop met een conflict wordt omgegaan. Allereerst moet een conflict worden erkend en besproken met de bedoeling het op te lossen. Het is zaak dat teamleden dit zien als een gemeenschappelijke verantwoordelijkheid en zich daarbij houden aan de door henzelf opgestelde grondregels van het team. Juist conflictmijdend gedrag leidt tot onderhuidse en onuitgesproken irritaties. Confronteren blijkt dus beter voor het functioneren van een team dan inslikken. De wijze van conflicthantering maakt het verschil.

Wanneer teamleden echter in een relationeel conflict verzeild geraakt zijn, blijkt het beter om hun onderlinge afhankelijkheid juist te verlagen in plaats van hen nog meer op bij elkaar op de lip te laten zitten. Het gevolg kan namelijk zijn dat zij er zelf ontevreden door worden en wellicht besluiten het team te verlaten. Het teamresultaat wordt er echter niet beter van.

Functionele diversiteit in teams wordt vaak gestimuleerd vanwege de verschillende perspectieven en vaardigheden die dit biedt. Het heeft echter ook het nadeel van de noodzaak tot meer coördinatie en beheersing. De populariteit van multidisciplinaire teams is niet zonder reden. Het brengt werknemers met verschillende achtergrond bijeen die nodig zijn voor een taak. Maar er is dus ook een keerzijde. Ze blijken niet altijd even succesvol en kennen veel onproductieve conflictsituaties en verloop. Organisaties moeten niet bang zijn voor deze nadelen en durven experimenteren met diversiteit in teams. Met als doel om te ontdekken wat werkt in deze situatie voor een bepaalde taak.[58] Onbegrip vanuit diversiteit in achtergrond zou men daarbij constructief moeten aanpakken.

In deel 2 (▶ hoofdstuk 19) gaan we onder andere nader in op hoe teams in de praktijk leren en geven we concrete voorbeelden hiervan.

Bedrijfscultuur en samenwerking

Wiebe Jan Lubbers en Ruth Hammelburg

10.1   Belang van cultuur

Cultuur is belangrijk bij samenwerking en als dat miskend wordt kunnen er botsingen ontstaan tussen groepen binnen een organisatie of tussen organisaties. Dit is duidelijk als je beseft dat sommige personen introvert of juist extravert zijn en dat dit voor organisaties ook geldt, wat aangeeft dat de houding van mensen op de werkvloer bepalend is voor de cultuur. En omgekeerd. Als binnen een organisatie het stelselmatig op prijs wordt gesteld dat medewerkers met initiatieven komen zullen de medewerkers meer extravert worden. Wat dan eerst inhoudelijke verschillen lijken, zijn soms meer cultuurverschillen. Het is dus raadzaam aandacht te hebben voor cultuur. Hieronder gaan we in op wat meer subtiele kenmerken van cultuur. We sluiten af met een aantal adviezen of aandachtspunten. In deel 3 (▶ hoofdstuk 36) is er aandacht voor een ander niet-inhoudelijk aspect van de samenwerking, de onderstroom en bovenstroom.

10.2   Definities

Een praktische definitie van 'cultuur' is dat het een geheel is van ongeschreven normen en waarden in een organisatie en het daaruit voortvloeiende gedrag.

Harrison maakt onderscheid tussen machtscultuur, rolcultuur, taakcultuur en persoonscultuur (zie ▶ paragraaf 7.2).[34] Schein[59] maakt in *The Corporate Culture Survival Guide* een andere indeling met drie niveaus: artifacts (visible organizational structures and processes), espoused values (strategies, goals, philosophies) en underlying assumptions (unconscious, taken for granted beliefs, perceptions, thoughts, feelings). Hieronder worden ook een definitie van Sanders en Neuijen en in een schema de dimensies van cultuur naar Sanders en Neuijen[60] genoemd.

Het aspect cultuur kan zich ook afspelen op verschillende niveaus. Het speelt zich af op het niveau van het individu, het niveau van een afdeling, het niveau van een bedrijf en om het ingewikkelder te maken brengt ook elke professie een eigen cultuur mee. In een ziekenhuis is de cultuur van de artsen een andere dan die van de verpleegkundigen.

In samenwerking is de cultuur belangrijk omdat die, soms heftig, kan botsen tussen de verschillende groepen. In onderstaand kader staat een definitie van hoe cultuur opgevat kan worden volgens Sanders en Neuijen.

> **Bedrijfscultuur[60]**
> Bedrijfscultuur is de 'gemeenschappelijke verstandhouding':
> - verstandhouding houdt in dat het niet direct zichtbaar is, het zit in de hoofden van mensen en kan afgeleid worden uit hoe mensen zich gedragen;
> - gemeenschappelijk wil zeggen dat deze ideeën gedeeld worden door iedereen of ten minste door een belangrijke subgroep.

Een nieuwe medewerker merkt altijd wat de cultuur is, soms al bij het binnenkomen. "Zo gaan die dingen bij ons."

◻ **Tabel 10.1** Dimensies van cultuur[60]

Dimensie	Toelichting
1) procesgericht versus resultaatgericht	productiebedrijf versus elke dag is een nieuwe uitdaging
2) mensgericht versus werkgericht	enerzijds wordt rekening gehouden met persoonlijke omstandigheden, anderzijds is er de houding van 'het werk moet af'
3) organisatiegebonden versus professioneel	de identiteit van de werknemer wordt bepaald door de onderneming of juist door het beroep, de professie
4) open versus gesloten	de organisatie staat open voor nieuwkomers en buitenstaanders of het kost heel wat tijd om er eindelijk bij te horen
5) strak versus los	enerzijds veel discipline en controle, hoog kostenbewustzijn en strakke vergadertijden, anderzijds niet zo streng en er worden ook veel grappen over gemaakt
6) pragmatisch versus normatief	resultaten voor de klant zijn belangrijker dan procedures tegenover het correct toepassen van procedures, waarbij ook hoge ethische normen gelden. Deze dimensie heeft invloed op de klantgerichtheid

10.3 Drie benaderingen van aspecten van cultuur

Hieronder worden drie benaderingen van aspecten van cultuur beschreven. In het boek van Cameron en Quinn[61] is een uitgebreide opsomming te vinden van mogelijke modellen. De drie hieronder genoemde modellen zijn gekozen omdat ze heel verschillend zijn. Het eerste model van Sanders en Nuijen laat heel mooi verschillende dimensies van een bedrijfscultuur zien. Ook voor de gezondheidszorg kun je je afvragen hoe een organisatie scoort op deze dimensies. Het tweede model is de kwaliteitscultuurladder en deze laat beeldend zien dat in het streven naar kwaliteit je een verschillende houding kunt hebben, van reactief tot proactief. Ook dit instrument kan in de gezondheidszorg toegepast worden. Het derde model, het gatenkaasmodel van James Reason[62], laat mooi zien dat om veiligheid te bereiken er juist verschillende voorwaarden naast elkaar moeten staan. Dit kun je voor kwaliteit ook in gedachten houden.

Sanders en Neuijen noemen een zestal dimensies van cultuur van bedrijven (of afdelingen, teams).[60] Bedrijven en afdelingen bevinden zich voor elk van deze aspecten meer aan de ene of meer aan de andere kant. Deze dimensies zijn ook in de gezondheidszorg terug te zien. Zie ◻ tabel 10.1.

Deze dimensies bestaan naast elkaar.

Het tweede model is dat van de steeds hogere stappen. Zoals er in de kunst ook wel eens gezegd wordt dat er 'hogere cultuur' is, wordt soms bij kwaliteitsbeleid ook een model gehanteerd waarin de opeenvolgende stappen steeds een hoger niveau hebben. Zie ◻ figuur 10.1 voor de 'kwaliteitscultuurladder', die ook overgenomen is in de NHG-praktijkwijzer *Kwaliteit en veiligheid*. Organisaties kunnen zich hieraan toetsen. Dit model wordt soms ook gebruikt om 'veiligheidscultuur' te beschrijven. Dan zijn deze stappen bijvoorbeeld geschikt om te beschrijven op welke stap van de veiligheidsladder zich bijvoorbeeld de triage van een huisartsenpost bevindt. De pijl omhoog geeft de toename in kwaliteit aan, en kan ingevuld worden met bijvoorbeeld 'in toenemende mate geïnformeerd', 'toenemend vertrouwen', 'toenemende verantwoording'.

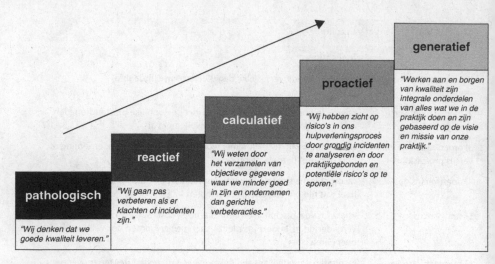

■ **Figuur 10.1** 'Kwaliteitscultuurladder'.

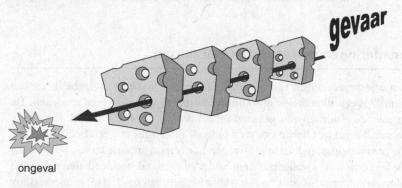

■ **Figuur 10.2** Het gatenkaasmodel van James Reason.[62]

Deze ■ figuur 10.1 is een bewerking naar de ladder die in de NHG-praktijkwijzer *Kwaliteit en veiligheid* staat en origineel door Parker en Hudson in *Understanding your culture* is gebruikt.[63]

Sanders en Neuijen geven aan dat bij cultuur verschillende dimensies spelen. De kwaliteitscultuurladder geeft aan dat er soms 'stappen in kwaliteit van de cultuur' zijn.

Een derde manier om cultuur te benaderen is het 'gatenkaasmodel' van James Reason (zie ■ figuur 10.2) Dit model wordt met name bij de veiligheidscultuur gebruikt. Een ongeval gebeurt meestal omdat er meerdere dingen misgaan.

Bij een ongeval worden niet alleen meerdere fouten gemaakt, maar meestal vindt dit ook op meerdere niveaus plaats. Er zijn mankementen in de opleiding, problemen op de werkvloer, technische fouten, organisatorische fouten, toevalligheden in de omgeving die de uitkomst beïnvloeden (zie ook het kader in ▶ paragraaf 16.1 over luchtvaart). Vertaald naar de gezondheidszorg kan er bijvoorbeeld gedacht worden aan de ICT-problemen die interfereren met samenwerking. Als brieven niet aankomen is het moeilijker op één lijn te zitten met de collega die dezelfde patiënt in een andere setting heeft gezien.

10.4 Gevolgen van 'cultuur' voor samenwerking

Bij samenwerking in het belangrijk in te tunen op elkaars cultuur en de vanzelfsprekendheden die daarin verborgen zitten. Een groot deel van de investering bij samenwerking draait om deze zaken, of het nu gaat om het samen maken van een richtlijn voor verschillende beroepsgroepen of samen een gebouw inrichten. In feite zou allereerst de vraag gesteld moeten worden welke organisatie en welk team zijn eigen cultuur besproken heeft en misschien wel beschreven heeft. Wat er in samenwerking gebeurt is dat verschillende 'bedrijfsculturen' botsen, maar dat er ook deels 'professionele culturen' botsen. Daarnaast botsen natuurlijk ook belangen (persoonlijk of van groepen) wat niet hiermee verward moet worden. Hoewel professionals in hoge mate inhoudelijk gemotiveerd zijn gaat het soms om de centen.

Wat ook in andere delen van dit boek besproken wordt is dat er bij samenwerking altijd een 'integrale' blik moet zijn. Het lukt professionals soms maar erg matig om zich in te leven in professionals van een andere groep. Een specialist heeft er soms geen idee van welk soort problemen er zijn op het spreekuur van de huisarts. Een huisarts kan zich vaak maar moeilijk verplaatsen in de moderne verloskundige. Transmurale intervisie of gezamenlijke, niet alleen inhoudelijke, nascholing kunnen aan een beter wederzijds begrip bijdragen (zie ook ▶ H. 18).

Bij het begin van samenwerking is het van belang om deze verschillen eerst boven tafel te krijgen. Alleen al het benoemen van allerlei wederzijdse beelden kan erg verhelderend zijn bij het vinden van een gemeenschappelijke noemer. Hoe dit werkt bij richtlijnontwikkeling wordt beschreven in deel 3 (▶ hoofdstuk 31).

10.5 Aandachtspunten

Samenvattend is er een tweetal aandachtspunten te noemen. Binnen het kader van dit boek zijn met name belangrijk:

- Wees je bewust van je eigen cultuur, als individu en als team, en neem eens tijd en ruimte om deze te bespreken en te beschrijven, dus maak de cultuur in de vorm van waarden, normen en gedrag expliciet.
- Neem in het kader van samenwerkingstrajecten bewust de tijd en ruimte om cultuurverschillen en wederzijdse beelden met elkaar te bespreken.

Sociaalpsychologische factoren bij samenwerken

Noks Nauta

11.1   Wat zijn sociaalpsychologische factoren?

Psychologische en met name sociaalpsychologische factoren zijn van groot belang bij (multidisciplinair) samenwerken en vaak nog sterk onderbelicht. Vanwege het grote belang van inzicht in deze factoren bij het verbeteren van het proces van samenwerking volgt hier een uitleg daarvan.

Het gaat om:

- persoonlijke factoren;
- identiteit en status;
- verantwoordelijkheden;
- afhankelijkheid;
- vertrouwen.

11.2   Persoonlijke factoren

Mensen verschillen in hun sociale oriëntaties, in de manier waarop ze rekening houden met anderen. Bioloog Frans de Waal stelt dat ons biologische lichaam een heleboel oude evolutionaire mechanismen heeft die juist zijn ingesteld op samenwerking en elkaar helpen goede sociale betrekkingen te onderhouden. Maar is dat ook zichtbaar?

Je kunt sociale oriëntaties op twee assen indelen: de ene as is de mate waarin ze de eigen groep bevoordelen, de andere is de mate waarin mensen de andere groep bevoordelen. Dit wordt bijvoorbeeld onderzocht in experimenten, waarbij men (aan de hand van opdrachten) punten aan de eigen groep en aan de andere groep geeft. In ◘ figuur 11.1 staan in een assenstelsel de sociale oriëntaties.

Mensen die hoog scoren op de sociale oriëntatie 'coöperatie', zullen in het algemeen het beste samenwerken, omdat ze de maximale opbrengst voor beide partijen beogen.

> **Samenwerkingsattitude**[65]
>
> Hansson et al. hebben 261 medische studenten (eerste- en laatstejaars) van twee universiteiten bevraagd op hun samenwerkingsattitude (het ging om de samenwerking van artsen en verpleegkundigen) met behulp van de Jefferson Scale of Attitudes toward Physician-Nurse Collaboration. Er was geen verschil in samenwerkingsattitude tussen eerstejaars en tussen de laatstejaars van beide universiteiten. Er was ook geen verschil tussen mensen die wel of niet eerdere ervaring hadden met werk in de zorg. Er was wel een significant verschil tussen vrouwen en mannen ten gunste van de vrouwen.

Naast die persoonlijke voorkeuren met betrekking tot samenwerken is er ook gedrag dat men in groepen vertoont. Daarover gaat de sociale-identiteitstheorie.

11.3   Identiteit en status

De sociale-identiteitstheorie gaat ervan uit dat mensen identiteit nodig hebben. Die hebben ze nodig voor hun zelfgevoel. Die identiteit ontlenen ze bijvoorbeeld aan hun beroep of aan een andere groep.

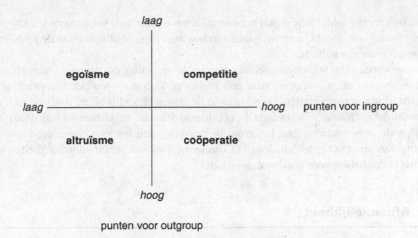

○ **Figuur 11.1** Sociale oriëntaties, ingedeeld naar het toekennen van punten aan de ingroup en de outgroup (aangepast naar Bourhis et al.[64]).

Mensen willen graag een positieve identiteit.[66] Die kan men verwerven door zich af te zetten tegen een andere groep, bijvoorbeeld door zichzelf (de eigen groep) beter te vinden dan een andere groep met wie men zich vergelijkt: meer competent, meer ervaren, beter presterend. Het gevolg is dat men de eigen groep gaat voortrekken ('ingroup favoritism'), zich gaat conformeren aan de normen van de eigen groep ('ingroup') en vervolgens zowel zichzelf als de leden van de andere groep meer in termen van stereotypen beschrijft. Zo ontstaan samenwerkingsproblemen met de leden van de andere groep. Er hoeft daarbij echter geen materieel belang te zijn. Het streven naar een positieve identiteit is op zich al voldoende om de eigen groep hoger te gaan waarderen. Er ontstaan zo eerder concurrentie en vijandigheid dan coöperatie en waardering.

Het verband met status is als volgt: groepen die hoger in de 'pikorde' staan, willen deze status bevestigen. Groepen met een lagere plaats proberen zich minimaal aan de hogere groep gelijk te achten of beter te zijn ('upward drive').

Wanneer we dit in de gezondheidszorg toepassen, dan zien we daar van oudsher al een sterke 'pikorde'. In het Medische Profielenboek[67] is dit zichtbaar. Het boek bestaat uit hoofdstukken per specialisme waarin gebruik is gemaakt van vragenlijstgegevens binnen de beroepsgroepen. Onder andere is aan de respondenten de vraag gesteld naar hun status binnen de medische wereld. Per groep heeft men de eigen score op status aangegeven. De neurochirurgen staan bijvoorbeeld hoog en de sociaal geneeskundigen laag.

Bij samenwerken tussen mensen uit groepen met verschillende status zijn dus problemen te verwachten. Samenwerken is moeilijk omdat het volgende mechanisme meespeelt: de hogere statusgroep streeft ernaar de hogere status te behouden. De lagere statusgroep streeft ernaar de eigen status te verhogen.

11.4 Verantwoordelijkheden

Verantwoordelijkheid kan gedefinieerd worden als de mate waarin rekenschap voor een resultaat (outcome) wordt of kan worden genomen. Vertegenwoordigers van beroepsgroepen in de zorg menen van zichzelf dat ze bepaalde verantwoordelijkheden hebben ten aanzien van de patiënt. Bij verantwoordelijkheid gaat het enerzijds om een formele verantwoordelijkheidsverdeling: wie mag wat doen. Daarnaast gaat erom hoe men de verdeling voelt in de praktijk. Het is in die zin meer een attitude.

Helaas worden die verantwoordelijkheden en de verdeling daarvan zelden expliciet gemaakt en dan communiceert men daar ook niet over. Verantwoordelijkheidsverdeling heeft een verband met statushiërarchie: wie hoger in de statushiërarchie staat, vindt zichzelf meer verantwoordelijk (Nauta[26] bevestigde dit in onderzoek onder huisartsen en bedrijfsartsen).

Bij goede samenwerking gaat het erom in hoeverre men het met elkaar eens is over de verdeling van verantwoordelijkheden.[26] Communicatie over verantwoordelijkheden en de verdeling is van belang voor goed samenwerken.

11.5   Afhankelijkheid

Bij samenwerken is men wederzijds afhankelijk van de ander met wie men samenwerkt, omdat het resultaat van samenwerken mede bepaald wordt door hoe de ander zich gedraagt en welke informatie deze geeft. Als de wederzijdse afhankelijkheid sterk is, kunnen er conflicten ontstaan over de verdeling en coördinatie van het werk.[68]

Als men zich in een samenwerkingsrelatie te onafhankelijk opstelt, kan men niet aan het gemeenschappelijke doel werken. Men is dus in een goede samenwerking afhankelijk van elkaar en van elkaars kennis en informatie. De vraag is echter of dat in de praktijk zo wordt ervaren.

Afhankelijkheid en status kunnen ook weer met elkaar botsen. Degene met de laagste status in een samenwerkingsrelatie voelt zich vaak meer afhankelijk van (de kennis en informatie van) de ander, degene met de hoogste status voelt zich juist niet afhankelijk.

11.6   Vertrouwen

Over vertrouwen bestaat inmiddels heel wat literatuur, bijvoorbeeld vanuit de organisatiekunde.[69] Vertrouwen heeft te maken met 'risico'. Vertrouwen is te definiëren als 'een situatie waarin men positieve verwachtingen heeft over de motieven van de ander met betrekking tot jezelf in risicovolle situaties'.[70]

Bij het samenwerken van huisartsen en bedrijfsartsen ziet de huisarts bijvoorbeeld als gevaar dat de bedrijfsarts medische informatie doorgeeft aan de werkgever (wat niet strookt met het medisch beroepsgeheim). Een bedrijfsarts ziet bijvoorbeeld als risico dat bij verwijzing van een werknemer naar een huisarts, deze bij behandeling en advisering onvoldoende rekening houdt met factoren op het werk.

In de literatuur wordt onderscheid gemaakt tussen verschillende soorten vertrouwen. Voor het bestuderen van samenwerking zijn er twee gekozen: vertrouwen in het werk van de ander: knowledge-based trust (KBT) en vertrouwen in de communicatie van de ander. Dit laatste wordt in de literatuur identification-based trust (IBT) genoemd.[71] Knowledge-based trust is gebaseerd op het gedrag (de taken) van de ander. Als je dus voldoende weet van wat de ander doet, van het vak van de ander, dan kun je die ander vertrouwen. Identification-based trust is gebaseerd op een meer persoonlijke band met de ander. Als je weet hoe de ander communiceert, hoe de ander met patiënten omgaat en bijvoorbeeld met het medisch beroepsgeheim, dan kun je zo iemand vertrouwen.

Vertrouwen kun je niet afdwingen en niet vastleggen in convenanten. Vertrouwen moet namelijk groeien. En vertrouwen groeit weer, juist door met elkaar contact te hebben. Lewicki en Bunker[71] beschrijven het als volgt: 'Terwijl de partijen meer over elkaar te weten komen, gaan ze zich steeds meer identificeren met de behoeften, de voorkeuren, en prioriteiten van de leden van de andere groep en gaan ze hen steeds meer zien als leden van hun eigen groep. Identificatie leidt tot het zoeken naar meer informatie, die weer een bredere basis gaat vormen voor knowledge-based trust en voor meer dimensies waarop de partijen zich met elkaar gaan identificeren. Veel productieve relaties blijven echter steken in het stadium van de knowledge-based trust. Werkrelaties bijvoorbeeld zijn vaak knowledge-based trust relaties. De identification-based trust ontwikkelt zich soms niet vanwege diverse redenen: ofwel de partijen missen tijd en energie om te investeren voorbij de knowledge-based trust ofwel de partijen willen geen diepergaande relatie.'

In een zich verder ontwikkelende relatie zal eerst de knowledge-based trust ontstaan en later, als het goed gaat, de identification-based trust. In een onderzoek naar samenwerken van huisartsen en bedrijfsartsen blijken de twee soorten vertrouwen inderdaad voor te komen.[72,73]

Sociaalpsychologische factoren zijn voor een groot deel een concrete invulling van het begrip 'cultuur' (zie ▶ H. 10). Nadere explicitering ervan kan bijdragen aan betere samenwerking. Een recent ontwikkeld en gevalideerd instrument om interprofessionele samenwerking te meten[25] bevat onder andere ook 'vertrouwen'.

Juridisch perspectief op samenwerken

Diederik van Meersbergen

12.1   Juridisch perspectief

Aan samenwerking in de zorg zitten verschillende juridische kanten en in het nieuws is daar regelmatig aandacht voor. Zo bleek bijvoorbeeld toen een Raad van Bestuur een internist op non-actief stelde omdat de samenwerking met de overige leden van de maatschap als gevolg van onenigheid ernstig was verstoord.[74] Dit soort voorbeelden illustreert dat samenwerking van groot belang wordt geacht in de gezondheidszorg.

Bij samenwerking is het van belang dat de competenties, deskundigheidsgebieden en taken van zorgverleners goed op elkaar zijn afgestemd. In ▶ hoofdstuk 5 is een aantal factoren beschreven met betrekking tot het steeds complexer worden van de zorg. Deze factoren leiden ertoe dat een stijgend aantal zorgverleners bij de behandeling van een patiënt betrokken is. Dit wordt versterkt doordat de medische beroepen verder specialiseren, taken en bevoegdheden tussen beroepen verschuiven (taakherschikking) en er nieuwe beroepen ontstaan (zoals de physician assistant en de klinisch technoloog). Door het toegenomen aantal beroepen en specialismen is het belang van samenwerking groter geworden. Als er meer beroepsbeoefenaren betrokken zijn bij de behandeling van een patiënt ontstaat namelijk het risico dat de zorg versnippert en dat het overzicht over een behandeling verloren raakt. Dit vraagt om een duidelijke verdeling van taken en verantwoordelijkheden.

In dit hoofdstuk wordt op een aantal juridische aspecten van samenwerking in de zorg ingegaan. In dat kader zijn verschillende wetten en bepalingen van belang, in het bijzonder de Wet op de beroepen in de individuele gezondheidszorg (Wet BIG) en de Kwaliteitswet zorginstellingen (Kwz). Deze wetten hebben primair tot doel de kwaliteit van de gezondheidszorg te bewaken en te bevorderen. Allereerst wordt hierna in hoofdlijnen ingegaan op de Wet BIG. Die wet is in het kader van samenwerking relevant omdat daarin verschillende beroepen in de gezondheidszorg worden geregeld. Aan de orde worden gesteld registratie, titelbescherming, deskundigheidsgebieden, CanMEDS-competenties en voorbehouden handelingen. Ook wordt ingegaan op taakherschikking. Daarna wordt ingegaan op de Kwz en de daaruit voortvloeiende verplichting om bij samenwerking een duidelijke verantwoordelijkheidsverdeling te beleggen. Daarbij wordt kort ingegaan op de *Handreiking Verantwoordelijkheidsverdeling bij samenwerking in de zorg*. Deze Handreiking vormt een uitwerking van de Kwz. Als laatste wordt in deze bijdrage kort ingegaan op de juridische gevolgen van onvoldoende samenwerking.

12.2   De Wet BIG

Bij samenwerking is het van belang dat beroepsbeoefenaren op de hoogte kunnen zijn van elkaars deskundigheid. Op grond van de Wet BIG is voor een aantal beroepen dat deskundigheidsgebied geregeld. De wet is op 1 december 1997 in werking getreden en beoogt een regeling te geven voor de beroepen die in de individuele gezondheidszorg werkzaam zijn.[75] Zodoende wordt getracht de kwaliteit van de beroepsuitoefening te bewaken en te bevorderen. Om dat te bereiken is in de Wet BIG een aantal middelen opgenomen. Zo worden verschillende beroepen en specialismen daarvan onderscheiden en worden eisen gesteld aan de opleiding van die beroepen. De wet beschrijft daarnaast deskundigheidsgebieden en kan aan beroepen een bevoegdheid toekennen om bepaalde handelingen te verrichten. In het hiernavolgende wordt ingegaan op de registratie en titelbescherming van beroepen en de daarbij behorende deskundigheidsgebieden evenals de regeling van voorbehouden handelingen. Aansluitend wordt ingegaan op taakherschikking.

- **Opleiding, registratie en titelbescherming**

De Wet BIG kent een stelsel van constitutieve registratie, dat betekent dat registratie in het BIG-register het recht oplevert om de daarbij behorende beroepstitel te gebruiken. De ratio hiervan is dat de patiënt erop kan vertrouwen dat degene die de titel gebruikt een opleiding, die aan bepaalde kwaliteitseisen voldoet, heeft genoten. Er zijn acht registers in het leven geroepen voor de beroepen arts, tandarts, apotheker, gezondheidszorgpsycholoog, psychotherapeut, fysiotherapeut, verloskundige en verpleegkundige. Om in het register ingeschreven te kunnen worden moet een bepaalde opleiding zijn afgerond. Op grond van de wet worden eisen gesteld aan die opleiding. Voor de opleiding tot arts gebeurt dat op grond van artikel 18 Wet BIG in het Besluit opleidingseisen arts.[76] In dat besluit zijn de opleidingseisen uit het Raamplan artsopleiding verwerkt.[77] De eindtermen van de opleiding zijn daarin als competenties geformuleerd. Een competentie is de bekwaamheid om een professionele activiteit in een specifieke authentieke context adequaat uit te voeren door de geïntegreerde aanwezigheid van kennis, vaardigheden en professioneel gedrag.

Eenmaal in het BIG-register ingeschreven mag de daarbij behorende titel gebruikt worden. Voor alle genoemde beroepen is bovendien een deskundigheidsgebied beschreven. Dit gebeurt in, of op grond van de artikelen 18 t/m 33 Wet BIG. Dat deskundigheidsgebied is belangrijk in het kader van samenwerking. Aan de hand daarvan kan beoordeeld worden wat van een beroepsbeoefenaar verwacht mag worden en welke rol in een zorgproces toebedeeld kan worden. Een inschrijving in het BIG-register is niet meer onbeperkt geldig maar verloopt na vijf jaar (art. 8 Wet BIG). Na die vijf jaar moet men zich opnieuw registreren. Voor de beroepen verpleegkunde, verloskunde en fysiotherapie is herregistratie op 1 januari 2009 in werking getreden. Voor de overige artikel 3-beroepen is dit op 1 januari 2012 ingevoerd. Het criterium om in aanmerking te komen voor herregistratie is werkervaring en nascholing. In het Besluit periodieke registratie Wet BIG en de Regeling periodieke registratie zijn deze criteria nader uitgewerkt.[78]

De wet maakt het ook mogelijk om titels van specialismen wettelijk te erkennen. Op grond van de artikelen 14 t/m 17 Wet BIG kan de minister specialistentitels – die door beroepsorganisaties zijn toegekend – wettelijk erkennen. Op deze wijze zijn er specialismen van artsen (33 specialismen), tandartsen (2 specialismen), apothekers (1 specialisme), gezondheidszorgpsychologen (2 specialismen) en verpleegkundigen (5 specialismen). Binnen het beroep van arts zijn er ook profielregistraties. De volgende profieltitels zijn op dit moment door de KNMG erkend: spoedeisende-hulparts, arts tuberculosebestrijding, forensisch arts, arts indicatie en advies, arts infectieziektebestrijding, arts beleid en advies, jeugdarts, arts medische milieukunde, arts Internationale Gezondheidszorg en Tropengeneeskunde en verslavingsarts. Elk specialisme en elk profiel kennen ook weer een eigen deskundigheidsgebied.

De opleidingen tot profielarts en specialist zijn volgens de CanMEDS-competenties ingericht. De CanMEDS zijn ontwikkeld door het Royal College of Physicians and Surgeons of Canada en bestaan uit zeven competenties:[79,80]

- medisch handelen;
- communicatie;
- samenwerking;
- kennis en wetenschap;
- maatschappelijk handelen;
- organisatie;
- professionaliteit.

- **Opleidingstitels**

Op grond van artikel 34 van de Wet BIG is ook een aantal paramedische beroepen geregeld. Het gaat om: diëtist, logopedist, ergotherapeut, mondhygiënist, oefentherapeut, orthoptist, podotherapeut, apothekersassistent, radiodiagnostisch laborant, radiotherapeutisch laborant, tandprotheticus, verzorgende individuele gezondheidszorg, optometrist en huidtherapeut. Na het met goed gevolg afronden van een opleiding mag de bij die opleiding horende titel worden gevoerd. Ook deze beroepen kennen een deskundigheidsgebied, maar hebben geen openbaar raadpleegbaar register zoals de artikel 3-beroepen. Er is wel een Kwaliteitsregister Paramedici, waarin beoefenaars van tien paramedische beroepsgroepen zich vrijwillig kunnen registreren.

- **Voorbehouden handelingen**

Het uitgangspunt van de Wet BIG is dat iedereen handelingen op het gebied van de individuele gezondheidszorg mag verrichten. Op dit uitgangspunt is een uitzondering gemaakt voor de zogenoemde voorbehouden handelingen. Deze handelingen mogen alleen op eigen gezag worden verricht door in de wet aangewezen beroepsbeoefenaren. In artikel 36 Wet BIG zijn de handeling en de zelfstandig bevoegde beroepsbeoefenaren weergegeven. Het gaat om: heelkundige handelingen, verloskundige handelingen, endoscopieën, katheterisaties, injecties, puncties, narcose, handelingen met gebruikmaking van radioactieve stoffen of toestellen die ioniserende stralen uitzenden, electieve cardioversie, defibrillatie, elektroconvulsieve therapie, steenvergruizing, handelingen ten aanzien van menselijke geslachtscellen en embryo's, gericht op het anders dan op natuurlijke wijze tot stand brengen van een zwangerschap en het voorschrijven van UR-geneesmiddelen. Artsen zijn bevoegd alle handelingen te verrichten. Tandartsen en verloskundigen zijn slechts voor bepaalde handelingen zelfstandig bevoegden en slechts voor zover die handelingen worden verricht binnen hun deskundigheidsgebied. Daarnaast kunnen ook andere beroepsbeoefenaren (tijdelijk) bevoegd gemaakt worden, zie daarover hierna onder 'taakherschikking'. In de Wet BIG is de bevoegdheid om voorbehouden handelingen te verrichten gekoppeld aan de voorwaarde van bekwaamheid (art. 36, lid 15): bevoegd mits bekwaam. Een zelfstandig bevoegde beroepsbeoefenaar is ook zelf verantwoordelijk voor het uitvoeren van de handeling.

Voorbehouden handelingen kunnen ook in opdracht worden verricht. Dit gebeurt altijd in de vorm van een samenwerking tussen de opdrachtgever (vaak de arts) en de opdrachtnemer. Die laatste kan een Wet BIG geregelde beroepsbeoefenaar zijn, maar dat is niet noodzakelijk. Uit artikel 35 volgt dat opdrachtnemers een voorbehouden handeling mogen verrichten als zij een opdracht van een zelfstandig bevoegde hebben gekregen, zij bekwaam zijn en handelen overeenkomstig de eventueel door de opdrachtgever gegeven aanwijzingen. In artikel 38 Wet BIG is bepaald dat zelfstandig bevoegde beroepsbeoefenaren slechts een opdracht mogen geven indien zij overtuigd zijn van de bekwaamheid van de opdrachtnemer, en zij in gevallen waarin dat redelijkerwijs nodig is, aanwijzingen geven over het verrichten van de handeling en toezicht houden op het verrichten van de handeling. Daarnaast moeten zij ervoor zorgen dat de mogelijkheid tot tussenkomst voldoende is verzekerd.

De opdrachtgever is verantwoordelijk voor de beslissing om een opdracht te geven en invulling te geven aan de hiervoor genoemde wettelijke vereisten (bekwaamheid, toezicht en tussenkomst). De opdrachtnemer is verantwoordelijk voor het bekwaam uitvoeren van de handeling. Daarbij moet hij of zij zich ook aan de wettelijke vereisten houden. Gaat er wat mis in de uitvoering en heeft de opdrachtgever aan zijn of haar verantwoordelijkheden voldaan, dan wordt hij of zij daar niet verantwoordelijk voor gehouden.

■ **Taakherschikking**

Taakherschikking is het structureel herverdelen van taken tussen beroepsbeoefenaren.[81] Hierbij worden de meer routinematige handelingen overgelaten aan bijvoorbeeld verpleegkundigen zodat artsen zich meer op specialistische handelingen kunnen toeleggen. Dit alles in een poging de zorg toegankelijk en betaalbaar te houden. Het gaat per definitie om een proces waarbij meerdere beroepsbeoefenaren betrokken zijn. Bij taakherschikking wordt dus in de regel samengewerkt.

Na een jarenlange discussie over taakherschikking is op 1 januari 2012 een nieuw artikel aan de Wet BIG toegevoegd (art. 36a).[82] Op grond daarvan kunnen voorbehouden handelingen tijdelijk toegekend worden aan nieuwe beroepsbeoefenaren. Dit artikel is uitgewerkt in twee AMvB's: voor de verpleegkundig specialist (VS) en voor de physician assistant (PA). Er wordt nog gewerkt (april 2013) aan een AMvB voor klinisch technologen. Gedurende de tijdelijke regeling vallen deze beroepen onder het wettelijk tuchtrecht voor wat betreft het verrichten van de aangewezen nieuwe handelingen.

De bevoegdheid om zelfstandig voorbehouden handelingen te verrichten is in omvang beperkt en geldt alleen voor de handelingen die zijn aangewezen en voor zover die handelingen binnen het deskundigheidsgebied van de PA of VS worden verricht. De VS kent vijf erkende specialismen met elk een eigen deskundigheidsgebied. De PA wordt opgeleid in een van de medisch specialismen. De zelfstandige bevoegdheid wordt verder beperkt door de eis dat het moet gaan om handelingen met een beperkte complexiteit, die routinematig worden verricht en waarvan de risico's goed zijn te overzien. Ook moeten de handelingen worden uitgeoefend volgens landelijke richtlijnen, standaarden en daarvan afgeleide protocollen.

De regeling bepaalt niet expliciet welke voorbehouden handeling in een concrete zorgsituatie door een PA of een VS mag worden verricht en waar de grenzen liggen. Er wordt slechts een globaal kader aangereikt. Het hangt zodoende van de omstandigheden en de lokale situatie af welke handelingen daadwerkelijk onder de nieuwe bevoegdheid van een PA of een VS vallen. Daar zullen dus afspraken over gemaakt moeten worden tussen de betrokken beroepsbeoefenaren en de instelling.[83]

Taakherschikking leidt tot meer zelfstandige zorgverleners rondom de patiënt. Het belang van goede samenwerking en regievoering bij patiëntenzorg wordt daardoor alleen maar groter. Dit geldt te meer nu de betrokken beroepsbeoefenaren zelfstandige bevoegdheden krijgen om behandelbeslissingen te nemen. Ze zijn dan dus ook zelfstandig verantwoordelijk voor het verrichten daarvan. Er is geen sprake meer van een opdrachtconstructie maar er geldt een eigen zelfstandige verantwoordelijkheid.[84] Om de nieuwe wettelijke regeling voor taakherschikking in de praktijk te implementeren hebben de beroepsorganisaties V&VN, NAPA en KNMG een *Handreiking Taakverdeling en Taakherschikking* opgesteld.[85] In deze Handreiking worden drie stappen onderscheiden die bij het implementeren van de wettelijke regeling voor taakherschikking doorlopen kunnen worden. Die stappen moeten gezet worden door de betrokken beroepsbeoefenaren gezamenlijk en afhankelijk van de wijze waarop de zorg is georganiseerd, mede door de instelling of het samenwerkingsverband. Er rust dus een gezamenlijke verantwoordelijkheid op artsen, verpleegkundig specialisten en physician assistants om de Handreiking te gebruiken. Het is de bedoeling dat de Handreiking lokaal of regionaal nader uitgewerkt wordt. De wijze waarop dat gebeurt, is afhankelijk van de wijze waarop de zorg lokaal is georganiseerd.

12.3   De Kwaliteitswet zorginstellingen

Een andere wettelijke regeling die relevant is in het kader van samenwerking is de Kwaliteitswet zorginstellingen (Kwz). Deze wet is op 1 april 1996 in werking getreden en is gericht op het handhaven en verbeteren van de kwaliteit van de gezondheidszorg. De wet stelt daartoe een aantal globale eisen aan zorgaanbieders met betrekking tot onder meer het leveren van verantwoorde zorg, de organisatie van de zorg en het aanleggen van kwaliteitssystemen. De wet is gericht op instellingen.[1] De wet richt zich daardoor onder meer op ziekenhuizen, verpleeghuizen, bloedbanken, thuiszorgorganisaties, ambulancediensten en huisartsengroepen. Zelfstandig werkzame beroepsbeoefenaren vallen niet onder de Kwz, maar onder de kwaliteitsbepaling (artikel 40) van de Wet BIG.

Artikel 2 Kwz bepaalt dat de zorgaanbieder verantwoorde zorg moet aanbieden. Dat wil zeggen zorg van een goed niveau, die in ieder geval doeltreffend, doelmatig en patiëntgericht wordt verleend en die afgestemd is op de reële behoefte van de patiënt. De zorgaanbieder is daarnaast verplicht de zorg zodanig te organiseren, de instelling zowel kwalitatief als kwantitatief zodanig van personeel en materieel te voorzien en zorg te dragen voor een zodanige verantwoordelijkheidstoedeling, dat dit leidt (of redelijkerwijs moet leiden) tot verantwoorde zorg. Deze verplichting voor instellingen, om te zorgen voor een verantwoordelijkheidstoedeling, was in 2007 voor de Inspectie voor de Gezondheidszorg aanleiding om de KNMG te verzoeken een regeling op te stellen over het hoofdbehandelaarschap. Uit onderzoek van de inspectie[86] was gebleken dat zich hierbij problemen en lacunes voordeden die de kwaliteit en veiligheid van de zorg bedreigden. Dit verzoek heeft uiteindelijk geleid tot de *Handreiking Verantwoordelijkheidsverdeling bij samenwerking in de zorg*.[16] Daarin zijn dertien aandachtspunten opgenomen, niet alleen over directe samenwerking bij een patiënt, maar ook over volgtijdelijke samenwerking (in ▶ hoofdstuk 15 staan deze punten kort genoemd in een kadertekst). Volgens de Handreiking is sprake van samenwerking als er meer dan één zorgverlener bij de cliënt betrokken is. Het kan bijvoorbeeld gaan om samenwerking tussen artsen binnen eenzelfde instelling, maar ook om samenwerking tussen arts en verpleegkundige, of een andere zorgverlener (zie ▶ H. 4 voor definities en termen over samenwerking). Bij samenwerking moet ook gedacht worden aan samenwerking tussen bijvoorbeeld voorschrijver en apotheker. Ook tussen deze hulpverleners moet voldoende afstemming plaatsvinden opdat de kwaliteit van zorg gegarandeerd kan worden. De aandachtspunten die in de Handreiking benoemd zijn, kunnen worden gezien als kernaspecten van samenwerking in het zorgproces. Zo moet het volgens de Handreiking voor de patiënt te allen tijde duidelijk zijn welke zorgverlener het aanspreekpunt is voor vragen, wie de inhoudelijke (eind)verantwoordelijkheid heeft en wie belast is met de coördinatie van de zorgverlening. Ook is bepaald dat zorgverleners die deelnemen aan een samenwerkingsverband alert moeten zijn op de grenzen van de eigen mogelijkheden en deskundigheid. Belangrijk daarbij is dat de zorgverleners ook geacht worden op de hoogte te zijn van de kerncompetenties van de andere betrokken zorgverleners. Kern van samenwerking moet zijn dat zorgverleners die samenwerken duidelijke afspraken moeten maken over de verdeling van taken en verantwoordelijkheden.[2]

---

1   In artikel 1 lid 1 sub b Kwz is 'instelling' gedefinieerd als een organisatorisch verband dat strekt tot de verlening van zorg. In sub a van dat artikel is vervolgens 'zorg' gedefinieerd als: 1. zorg zoals omschreven bij of krachtens de Zorgverzekeringswet en de Algemene Wet Bijzondere Ziektekosten en 2. hulp waarbij handelingen worden verricht als bedoeld in artikel 36 van de Wet op de beroepen in de individuele gezondheidszorg, die niet vallen onder zorg als bedoeld onder 1.
2   Zie in dit verband de aandachtspunten 1, 6 en 7 van de Handreiking[16].

12.4   Juridische gevolgen van onvoldoende samenwerking

In de vorige paragrafen is een aantal belangrijk juridische regels geschetst die bij samenwerking in de gezondheidszorg van belang zijn. Uitgangspunt van die regels is dat de zorg van goede kwaliteit moet zijn. In dat kader kan uit de besproken wettelijke regelingen worden afgeleid wie, waarvoor verantwoordelijk is. Zo moet de instelling op grond van de Kwz verantwoorde zorg bieden en is een zelfstandig bevoegde beroepsbeoefenaar verantwoordelijk voor het correct verrichten van een voorbehouden handeling. In de praktijk betekent dit dat beroepsbeoefenaren die samenwerken, moeten zorgen voor afspraken over die samenwerking. Uit die afspraken moet de verantwoordelijkheidsverdeling tussen hen voortvloeien.

Het gebeurt regelmatig dat er – ondanks samenwerkingsafspraken – iets niet goed gaat. In die gevallen kunnen artsen door patiënten (en in sommige gevallen ook door anderen, bijvoorbeeld de Inspecteur voor de Gezondheidszorg) voor de rechter worden gedaagd. Deze moet dan oordelen of de betreffende arts in dat specifieke geval voldoende kwaliteit geleverd heeft of dat die kwaliteit – bijvoorbeeld door onvoldoende samenwerking – onder de maat was. In dat kader kunnen tegen artsen verschillende soorten procedures gestart worden. Bekende voorbeelden zijn de civiele procedure, tuchtrechtelijke procedure en strafrechtelijke procedure. Ze hebben elk hun eigen kenmerken. Zo draait het in een civiele procedure om het vergoeden van de financiële schade die de patiënt beweert te hebben geleden. Het tuchtrecht is bedoeld als middel om de kwaliteit van de beroepsuitoefening te bewaken en te bevorderen. Het is dus niet bedoeld als middel om tegemoet te komen aan de (financiële) genoegdoening van de patiënt. Het strafrecht ten slotte omschrijft welke gedragingen in welke omstandigheden en onder welke voorwaarden strafbaar zijn en welke sancties dan opgelegd mogen worden.

In de afgelopen jaren zijn diverse strafzaken voor de rechter verschenen waarin samenwerking tussen beroepsbeoefenaren aan de orde kwam. Een bekende zaak in dit verband is die van baby Charlotte Floor.[87] Zij overleed in maart 2001 als gevolg een operatie die door een (kinder)cardioloog was uitgevoerd (zie ook ▶ paragraaf 3.1). De cardioloog had bij die operatie een collega moeten betrekken, maar deed dat niet vanwege een conflict met die collega. Dit conflict had daarom grote gevolgen voor de kwaliteit van de zorg op de afdeling. In die zaak verliep overigens de samenwerking met de verkoeverkamer ook niet goed, wat heeft bijgedragen aan het fatale verloop, aldus de Rechtbank in die zaak.

Een andere strafzaak waarin samenwerking tussen beroepsbeoefenaren mede een rol speelde is de zaak tegen een gynaecoloog in Hoorn. Door een opeenstapeling van fouten liep een bevalling noodlottig af. Zo besluit de gynaecoloog om tijdens een risicobevalling naar huis te gaan, zonder expliciete afspraken te maken met het verpleegkundig en verloskundig personeel. Volgens de rechtbank had het op de weg van de medisch eindverantwoordelijke gelegen om die afspraken wel te maken. Hij wordt uiteindelijk veroordeeld voor zwaar lichamelijk letsel door schuld met betrekking tot het overleden kind.[88]

Maar ook in het tuchtrecht hebben diverse zaken gespeeld waarin samenwerking aan de orde was. Het tuchtrecht gaat uit van 'persoonlijke verwijtbaarheid'. Dat betekent dat alleen geklaagd kan worden over het gedrag van een individuele beroepsbeoefenaar, niet over een groep of maatschap.[3] Bij klachten waar de samenwerking met andere professionals ook aan de orde is, moet per individu gekeken worden welke rol en taken verwacht konden worden in die samenwerking. In dat kader is discussie ontstaan over de taken van de hoofdbehandelaar en de medebehandelaar. Bij die discussie gaat het onder meer om de vraag wie bij samenwerking

---

3   Er gaan overigens stemmen op om dit te veranderen.

de regie en de coördinatie van het zorgproces heeft. Het Centraal Tuchtcollege heeft zich daarover in 2008 uitgesproken in een zaak tegen een kno-arts die een spina bifida patiëntje had behandeld. Het Centraal Tuchtcollege geeft in die zaak een uitgebreide algemene beschouwing over de inhoud van het hoofdbehandelaarschap en overweegt: 'De hoofdbehandelaar is, naast de zorg die hij als specialist ten opzichte van de cliënt en diens naaste betrekkingen heeft te betrachten, belast met de regie van de behandeling van de cliënt door hemzelf en andere specialisten en zorgverleners tijdens het gehele behandelingstraject. Dit traject bestaat uit de voorbereiding van de operatie (de preoperatieve fase), de operatie zelf (de peroperatieve fase) en de nazorg na de operatie (de postoperatieve fase).'[89] De taken van de hoofdbehandelaar gaan volgens datzelfde tuchtcollege echter niet zo ver dat deze verantwoordelijkheid draagt voor de door andere specialisten uitgevoerde verrichtingen die zijn gelegen buiten het terrein waarop de hoofdbehandelaar als specialist werkzaam is. Voor die verrichtingen zijn en blijven die andere specialisten zelf ten volle verantwoordelijk. Deze uitspraak, maar ook andere uitspraken die hierop volgden[4], zijn de basis geweest voor de *Handreiking Verantwoordelijkheidsverdeling bij samenwerking in de zorg*. Uiteindelijk kan die Handreiking gebruikt worden als toetssteen (professionele standaard) door de rechter.

Deze voorbeelden illustreren welke juridische gevolgen er aan onvoldoende samenwerking verbonden kunnen worden. De ultieme consequentie van (het niet maken van afspraken over) samenwerken is ingegeven door het soort procedure dat gevoerd wordt. De civiele rechter kan een schadevergoeding toekennen. De tuchtrechter kan maatregelen opleggen, variërend van een waarschuwing, tot een doorhaling in het BIG-register. Die laatste maatregel heeft tot gevolg dat de bij de inschrijving in dat register behorende beroepstitel niet meer gevoerd mag worden. De strafrechter ten slotte kan in sommige gevallen straffen of maatregelen opleggen, zoals een boete of een gevangenisstraf. Bovendien kan als bijkomende straf een beroepsverbod voor maximaal vijf jaar opgelegd worden.

12.5   Tot slot

Zoals aangegeven, wordt samenwerken in de gezondheidszorg steeds belangrijker. Die samenwerking zal naar verwachting ook in toenemende mate met verschillende professionals gezocht moeten worden. Dit komt onder meer door taakherschikking en het ontstaan van nieuwe beroepen. Er zijn verschillende wetten die, met het oog op de kwaliteit van zorg, proberen de samenwerking tussen beroepsbeoefenaren in de zorg te stimuleren en te reguleren. De normen uit die wetten zijn echter algemeen geformuleerd. In richtlijnen van de beroepsgroep zijn ze nader ingevuld. Maar uiteindelijk moet het zorgproces door de beroepsbeoefenaren zelf zodanig worden ingericht dat een goede samenwerking daarmee gegarandeerd is. Dit betekent voor sommigen een cultuuromslag.

---

4   Zie voor meer zaken in dit verband: B. Crul, D.Y.A. van Meersbergen, W.P. Rijksen, 'Dokters voor de rechter. Tien jaar tuchtuitspraken in Medisch Contact', Reed Business Amsterdam, 2011.

Dilemma's bij samenwerking

Noks Nauta

13.1   Inleiding

Na de diverse invalshoeken waarmee we naar samenwerken hebben gekeken, sluiten we dit deel 1 af met de ethische invalshoek. Ook al voldoe je aan wettelijke regelingen en houd je je aan beroepscodes, dan nog kunnen er ethisch gevoelige situaties optreden, die we ook dilemma's kunnen noemen.

Een dilemma is een situatie waarin verschillende opties mogelijk zijn, en waarbij in elke optie één of meer waarden worden gesteund, maar ook één of meer waarden geschonden. De beslissing over welke keuze dan in die situatie de beste is, verdient een zorgvuldige afweging. Hoe transparanter je het keuzeproces maakt, des te beter is ook communicatie hierover mogelijk.

Dilemma's in samenwerking komen bijvoorbeeld voor wanneer zorgverleners het niet met elkaar eens zijn over de diagnose of de behandeling van een patiënt die bij beiden in zorg is. Individuele zorgverleners of partijen (praktijk, maatschap) menen dan vanuit hun eigen gezichtspunt passend te handelen en vinden tegelijk de aanpak van de ander niet passend. Die situatie van interdoktervariatie of interpraktijkvariatie komt voor en het terugdringen daarvan zou zorgkosten kunnen reduceren.[90]

Er zijn tegenwoordig al vele multidisciplinaire richtlijnen, door meerdere beroepsgroepen tegelijk opgesteld. Helaas zijn er ook richtlijnen die met elkaar in strijd zijn, zoals trombose-profylaxe bij invasieve ingrepen. Dit leidt tot lastige keuzes en echte dilemma's. Implementatie van elkaar overlappende en deels bijtende richtlijnen vraagt afstemming van de gehele keten op lokaal niveau[91], uiteraard rondom de patiënt.

Huisartsen zien wel mensen op het spreekuur bij wie de specialist nog geen brief heeft gestuurd over de bevindingen. Je hebt die wel nodig voor je consult. Wat doe je dan? Laat je je irritatie aan de patiënt blijken (want je vindt dat de specialist de brief al had moeten schrijven) of blijf je loyaal aan je collega? Hier botsen de waarden kwaliteit en loyaliteit.

Een specialist kan een behandeling voorstellen die de huisarts juist niet zou adviseren. Beiden kunnen hele valide argumenten hebben, maar de uitkomst is anders. Een chirurg wil opereren, terwijl een internist een conservatieve behandeling adviseert. Daar botsen de waarden kwaliteit van zorg, eigen professionaliteit en autonomie. Ook zien we soms lastige situaties in de samenwerking tussen curatieve zorgverleners en arbozorgverleners. Daar botsen dan onder andere de waarden eigen professionaliteit, werken is gezond, de arts als advocaat van de patiënt.

Wanneer dit over de rug van de patiënt gaat, kan deze hiervan in de war raken en het vertrouwen in zorgverleners verliezen ofwel gaan shoppen.

Wanneer meerdere zorgverleners voor dezelfde patiënt werken, en er geen duidelijkheid over de regie is, kunnen er dilemma's ontstaan. Goed afstemmen en samenwerken is ook weer een manier om bevredigend en effectief met een eventueel ontstaan dilemma om te gaan. In het kader van dit boek kunnen we dit thema slechts kort bespreken. Dat doen we door twee praktijkvoorbeelden te schetsen en deze kort te bespreken.

13.2   Twee voorbeelden

Wat is de beste behandeling?

Johan is 33 jaar en werkt als administratief medewerker. Hij is wel vaker somber. Maar deze keer duurt de episode erg lang. Hij gaat naar zijn huisarts om advies te vragen. De huisarts adviseert Johan om contact op te nemen met de praktijkondersteuner ggz (poh-ggz) voor enkele gesprekken. Hij legt uit dat dit volgens de huisartsenstandaard de beste aanpak is. Al bij het eerste gesprek meent de poh-ggz dat de verschijnselen bij Johan zo ernstig zijn dat hij misschien wel een tijd antidepressiva zou kunnen gaan gebruiken en ze verwijst Johan terug naar de huisarts. Johan schrikt hiervan, hij wil helemaal geen medicijnen. Hij gaat weer naar zijn huisarts en hij vertelt dat hij verbaasd is over wat de poh-ggz zei. De huisarts is ook verbaasd. Johan raakt hiervan nogal in de war.

Rugklachten en werk

Sandra, een 42-jarige vrouw, werkzaam in een kantine, heeft al een paar dagen erg veel last van haar rug. Ze heeft zich niet ziek gemeld, maar overweegt dat wel. Ze gaat eerst bij de huisarts langs en krijgt het advies: bewegen en pijnstillers. Sandra vraagt ook of ze wel kan werken en de huisarts zegt dat dat gewoon kan. Sandra begrijpt dit niet. Ze meent namelijk dat haar rugklachten juist door het werk zijn ontstaan, met name wanneer ze zware karren moet duwen, met zware bladen lopen en veel moet staan. Daarom gaat ze naar de bedrijfs-arts. Die vraagt na wat Sandra precies doet en vertelt dat ze een aantal taken nu beter niet kan doen en geeft die adviezen door aan de leidinggevende. Sandra uit haar verbazing en vertelt dat de huisarts juist zei dat ze gewoon aan het werk kon blijven.

13.3 Omgaan met dilemma's

Erkennen van het dilemma is de eerste stap en een open contact tussen de zorgprofessionals hierover is van groot belang. Dit vormt vaak een probleem. Richtlijnen, die immers de stand van zaken op een bepaald terrein bundelen, geven lang niet altijd één richting als de beste. Verder zijn er per geval altijd omstandigheden die maken dat de ene zorgverlener meer de ene en een andere zorgverlener meer de andere kant opgaat. De transparantie bij het maken van keuzes is daarom essentieel.

In de casus 'Wat is de beste behandeling' is er sprake van verschil in inzichten tussen pro-fessionals onderling. Voor veel patiënten is dat lastig uit te leggen. Vooral patiënten die zelf minder geneigd zijn om informatie te zoeken en voor patiënten die menen dat er maar één juiste behandeling is, is dit lastig. Het kan de relatie tussen patiënt en professional behoorlijk verstoren. Dit pleit ervoor om enerzijds tussen professionals onderling open te communiceren over de inzichten en de adviezen die men aan de patiënt geeft mét de afwegingen erbij. Tegelijk moet die afweging dan ook aan de patiënt duidelijk worden gemaakt. Patiënten kunnen dan heel goed begrijpen dat er sprake is van een keuze die gemaakt moet worden, waarbij elke keuze voor- en nadelen heeft en waar de patiënt zelf ook over mee kan denken en praten. Shared Decision Making[27] (zie ook ▶ paragraaf 5.3) is dan zeer op zijn plaats.

In de casus 'Rugklachten en werk' is er sprake van twee professionals die elk hun eigen vakgebied beheersen, maar niet elkaars vak kennen. Deze beroepsbeoefenaren hebben een verschillende expertise en vullen elkaar aan. De patiënt zou niet in verwarring moeten worden gebracht door verschillen in visie.

Wanneer een huisarts met een bedrijfsarts heeft gesproken, of liever nog, heeft meegelopen in de praktijk van een bedrijfsarts ('bij elkaar in de keuken kijken'), dan zal deze zelf geen uit-spraken doen over werk en adviseren om contact met de leidinggevende en/of de bedrijfsarts op te nemen. De bedrijfsarts kan dan op basis van de kennis over de werkplek adviseren over eventuele aanpassingen in het werk. Wanneer de bedrijfsarts zich heeft verdiept in de werkwijze van huisartsen, zal deze weer meer begrip hebben van de aanpak van de huisarts en dit aan de patiënt kunnen uitleggen.

Voorkómen van dilemma's zal niet altijd kunnen. Het signaleren van ethisch gevoelige situaties is als eerste van belang. Het daarna goed afstemmen en samenwerken zal leiden tot het niet (verder) escaleren of de-escaleren van deze situaties. Communiceren over dilemma's zal ook weer bijdragen aan transparantie in de zorg.

13

Deel 2 Leren samenwerken, praktische tools

Leren samenwerken, kan dat?

Ruth Hammelburg

14.1   Wát moeten we leren als het gaat over samenwerken?

Bij samenwerking in de zorg ontbreekt het vaak aan duidelijke communicatie over en weer en ontstaan er knelpunten bij de overdracht. Het proces van samenwerken zoals het naar elkaar leren luisteren, bewust worden van elkaars taken, oog hebben voor elkaars expertise en ruimte bieden aan elkaar zijn essentieel voor goed teamwerk en samenwerking in de zorg. Het willen verbeteren hiervan is een belangrijke reden om dit boek te schrijven.

Er zijn vele aspecten van invloed op de samenwerking. We noemen bijvoorbeeld verschillen in cultuur tussen werken in een huisartsenpraktijk en werken in een ziekenhuis. Ook zien we verschillen tussen situaties waar mensen monodisciplinair denken tegenover die waar mensen multidisciplinair denken.

In dit deel 2 gaan we in op het 'leren' samenwerken. We gaan ervan uit dat voor veel professionals in de zorg goed samenwerken wel een wens is, maar dat lang niet iedereen dat van nature ook goed kan en goed doet. Daarom maken we zo concreet mogelijk wat er dan geleerd zou moeten worden.

Om te beginnen moet er draagvlak zijn dat inderdaad samenwerking belangrijk is. Tegelijk moet er in opleidingen en nascholing aandacht zijn voor samenwerken en zijn er praktische tools nodig. Ook blijkt het van belang dat de noodzaak wordt ondersteund door bijvoorbeeld juridisch vastgelegde opleidingseisen. Daarmee kunnen professionals hierop formeel worden aangesproken. Het management van zorginstellingen speelt eveneens een belangrijke rol.

14.2   De basis voor leren samenwerken

Sinds 1 januari 2012 geldt 'samenwerken' als een van de zeven kerncompetenties binnen de medische opleidingen: 1 Medisch deskundige, 2 Communicator, 3 Academicus, 4 Beroepsbeoefenaar, 5 Samenwerker, 6 Organisator, 7 Gezondheidsbevorderaar.

In ▶ hoofdstuk 12 ging Van Meersbergen in op de juridische kanten van de CanMEDS-competenties. Tot nu toe is in de medische (vervolg)opleidingen relatief weinig aandacht geschonken aan het leren samenwerken. Helaas zien we dat gebrekkige samenwerking kan leiden tot mindere kwaliteit van de zorg en problemen in de veiligheid van patiënten. Maar al is zo'n competentie juridisch vastgelegd, daarmee verander je de praktijk niet meteen.

Draagvlak creëren bij professionals is vaak een begin van verandering. Daarom vinden we de *Handreiking Verantwoordelijkheidsverdeling bij samenwerking in de zorg*[1] van 1 februari 2010 een prima initiatief. Maar de implementatie daarvan verloopt nog moeizaam. Paul Rijksen, oud-directeur van de KNMG schrijft hierover in ▶ hoofdstuk 15. De KNMG staat hier nog steeds achter en werkt er hard aan om de implementatie een nieuwe impuls te geven.

Deze Handreiking biedt veel aandachtspunten voor de praktijk, maar in de praktijk is daarnaast juist ook behoefte aan praktische tools. De Handreiking gaat vooral over verantwoordelijkheid en regie in de samenwerking. Niet zozeer over het proces en toepassen van samenwerken. En hier zit nu juist het kernprobleem. Daarom moet er in de praktijk een stap verder gegaan worden.

---

1   De Handreiking wordt onderschreven door KNMG, V&VN, KNOV, KNGF, KNMP, NIP, NVZ, NFU, ggz Nederland en NPCF.

14.3   Zoektocht naar het gebruik van modellen voor samenwerken

Als hulpmiddel voor beter samenwerken bestaan er verschillende modellen en checklists. Zonder uitputtend te zijn nemen de auteurs van ▶ hoofdstuk 16 u mee in een zoektocht naar het gebruik van een aantal van die modellen. Een vergelijking met de veiligheid is zinvol, veel kan worden geleerd uit de lessen van de luchtvaart. Daar staan ook levens op het spel, wanneer men niet goed samenwerkt. Een andere waardevolle vergelijking wordt gemaakt met de muziek: waarom en wanneer klinken alle instrumenten samen als 'muziek' en in harmonie? Wat is daar voor nodig? En zijn er ook neurobiologische aspecten bij het samenwerken? Een interessante insteek die tot nadenken stemt.

14.4   Opleiding en nascholing

Zoals al in de inleiding van dit boek is gezegd, in de gezondheidszorg zal men in de nabije toekomst steeds meer te maken krijgen met langdurig chronisch zieke c.q. oude mensen. Daarbij hoort ook het fenomeen comorbiditeit. De vraag is nu: Hoe moeten nu bij een patiënt met multipele aandoeningen de tot op heden monodisciplinair opgeleide professionals gaan samenwerken en/of multidisciplinair gaan samenwerken, wanneer zij daar niet toe zijn opgeleid?

Tot nu toe is in de medische (vervolg)opleidingen relatief weinig aandacht geschonken aan het leren samenwerken. Daar is sinds januari 2012 een einde aan gekomen, omdat vanaf die datum 'samenwerken' tot een van de CanMEDS-competenties van het curriculum is gaan behoren. Op grond daarvan dient er in de opleiding en nascholing aandacht aan te worden besteed.

Om de rol van 'Samenwerker' goed te kunnen vervullen moet men:
- zorgen voor overdracht en afstemming met verantwoordelijke behandelaar;
- gezamenlijk beslissen (bij besluitvorming de mening van anderen accepteren en overwegen);
- kennis en informatie delen;
- respect hebben voor andere leden zorgteam/teamspeler;
- zich bewust zijn van de eigen taak en die van de andere beroepsbeoefenaren.

Het aanleren daarvan vormt een uitdaging en naar onze ervaring zijn hier nog ruime mogelijkheden tot verbetering. In dit deel van het boek komen veel praktisch bruikbare mogelijkheden aan bod om zo te stimuleren dat men aan de slag gaat.

Verheugend is dat recent een *Handreiking Estafette in het ziekenhuis* en een trainingsmodule voor arts-assistenten is gepubliceerd door de Nederlandse Internisten Vereniging (NIV) en het CBO ter verbetering van de dienstoverdracht. De dienstoverdracht is een belangrijke schakel voor elke vorm van patiëntenzorg, ongeacht het specialisme. Een goede dienstoverdracht bespaart tijd en voorkomt fouten bij de behandeling.[92]

Monique Bekker beschrijft in ▶ hoofdstuk 17 vanuit haar eigen deskundigheid en ervaringen als trainer van docenten in de zorg over onderwijs, training en andere mogelijkheden voor beter leren samenwerken.

Chris Rietmeijer gebruikt in de deskundigheidsbevordering (nascholing) van huisartsen een methode van Begeleide Intervisie, waarbij de nadruk wordt gelegd op bewustwording van de eigen rol en die van de andere beroepsbeoefenaren. Dit komt de samenwerking daarna ten goede. Zijn ervaringen daarmee staan in ▶ hoofdstuk 18.

Op afdelingen en in teams zijn soms weer andere mechanismen dan 'aan het bed'. Hoe kunnen zorgprofessionals daar beter leren samenwerken? Chantal Savelsbergh en Noks Nauta bespreken dit in ▶ hoofdstuk 19. Ze melden ook wat er aan wetenschappelijke onderbouwing voor is en geven concrete voorstellen voor beter leren samenwerken op afdelingen en in teams (zoals goed aannamebeleid, afspraken over samenwerking, functioneringsgesprekken, leren feedback geven en teambuilding).

Vervolgens wordt in ▶ hoofdstuk 20 een voorbeeld gegeven van een model van betere samenwerking in teamverband, afkomstig uit de VS. Hierbij worden artsen getraind samen te werken met maar één doel: het belang van de patiënt. De individuele zorgprofessionals die nauw samenwerken in teamverband leren hier vanuit een gemeenschappelijk denkkader samen te werken op basis van optimale kennis, vaardigheden en attitude. Het gaat om het voldoende op de hoogte zijn van elkaars rollen, het werken vanuit een gezamenlijk denkkader en werken vanuit gedeeld leiderschap en aanspreekgedrag. Ook zijn zij in staat om – ongeacht hun eigen grenzen of mandaat – op te komen voor het gemeenschappelijk doel: de patiënt. Dit model wordt beschreven door Wouter Keijzer, vanuit zijn ervaringen binnen het CBO.

Een overzicht van enkele praktisch bruikbare werkvormen, die men kan inzetten bij multidisciplinaire bijeenkomsten wordt in ▶ hoofdstuk 21 gegeven door Noks Nauta en Ruth Hammelburg, die deze werkvormen grotendeels zelf ontwikkelden en toepasten.

14.5   Het management van zorginstellingen

Wanneer de professionals zelf willen samenwerken, kan het management van zorginstellingen dat ondersteunen. En dat zou ook juist goed zijn. Gabriëlle Verbeek bespreekt in ▶ hoofdstuk 22 welke invloed het management kan hebben op de samenwerking van de zorgprofessionals. Zowel bevorderend als belemmerend. Hier worden drie voorbeelden van organisaties geschetst: aanbodgerichte organisatie, vraaggerichte organisatie en vraaggestuurde organisatie. Bottom-up zal worden beschreven waar voor de patiënt de beste samenwerking bestaat/ontstaat.

14.6   Samenwerken bij richtlijnontwikkeling

Bij multidisciplinaire richtlijnontwikkeling speelt weer een andere dynamiek dan bij het samenwerken aan het bed of in teams. Ook worden hier tegenwoordig patiënten(organisaties) bij betrokken. Wat speelt er in deze bijeenkomsten en hoe kan de multidisciplinariteit effectief en naar tevredenheid worden ingezet? Ruth Hammelburg en Noks Nauta bespreken dit in ▶ hoofdstuk 23 vanuit enkele richtlijntrajecten, waarbij zij zelf nauw betrokken waren. Essentieel hierin is de bewustwording van het eigen takenpakket, maar ook van het takenpakket van de andere beroepsbeoefenaren. Hierdoor kunnen ook nieuwe en betere samenwerkingsafspraken worden gemaakt. Dit leidt tot continuïteit van zorg en tot betere kwaliteit van zorg voor de patiënt.

14.7   Samenvattend: sleutelbegrippen in deel 2

Samenvattend noemen we de volgende sleutelbegrippen, die in dit deel 2 aan de orde komen:
- brede blik;
- coördinator;
- regie in de samenwerking;
- verantwoordelijkheid/hoofdbehandelaar;

- cultuurverschillen;
- bewustwording;
- taakafbakening/taakherschikking;
- overdracht van gegevens;
- proactief;
- respect;
- vertrouwen;
- communicatie met de patiënt;
- ketenzorg.

De KNMG-Handreiking Verantwoordelijkheidsverdeling bij samenwerking in de zorg

Paul Rijksen

15.1   Inleiding

Samenwerking in de zorg is van alle dag. Ook toen het aantal solistisch werkzame beroepsbe-oefenaren vele malen groter was dan nu, had de patiënt voor zijn of haar hulpvraag al veelal met meer dan één hulpverlener te maken. Sinds enige tijd doet zich echter onmiskenbaar een aardverschuiving in de zorg voor. De zorg wordt steeds complexer, de met de vergrijzing op-tredende comorbiditeit neemt toe, terwijl het aantal beroepsbeoefenaren dat vanuit verschil-lende disciplines bij de zorgverlening en de behandeling van een patiënt is betrokken, gestaag groeit. Ontwikkelingen zoals het verder doorvoeren van functiedifferentiatie en het ontstaan van meer subspecialismen en nieuwe beroepen dragen daaraan bij. Tegelijkertijd overstijgt de zorg ook steeds meer de muren van de verschillende zorginstellingen en voorzieningen. In het licht van deze ontwikkelingen neemt de betekenis van een goede samenwerking tussen hulp-verleners vanzelfsprekend toe. Zeker, op vele plaatsen van samenwerking is het gebruikelijk om werkafspraken te maken. Afgezien van het feit dat het daarbij echter nog al eens ontbreekt aan de mate waarin de in elk geval voorziene situaties concreet worden geregeld, komt het te vaak voor dat afspraken in het geheel niet tot stand komen. Het lijdt geen twijfel dat zonder een duidelijke vastlegging van taak- en verantwoordelijkheidsverdeling en zonder adequate onderlinge afstemming van werkzaamheden, een verantwoorde zorg niet gegarandeerd is. Dat daarbij de onderlinge communicatie een essentieel onderdeel vormt, behoeft niet te worden toegelicht. In de praktijk van de zorgverlening gaat het echter te vaak mis en zijn er te veel voorbeelden van situaties waarin de onderlinge informatie-uitwisseling en de verdeling van rollen en verantwoordelijkheden te wensen overlaat met als gevolg dat de patiëntbehandeling wordt geschaad. In ▶ hoofdstuk 3 staan hiervan al enkele schrijnende voorbeelden. Maar er zijn er meer. Zo oordeelde het Centraal Tuchtcollege in maart 2009 'dat het in het onderhavige geval van het begin af aan heeft ontbroken aan een duidelijke gezamenlijke systematische aanpak en heldere regie van de noodzakelijke zorg voor een risicopatiënte'.[93] Het Regionaal Tuchtcollege Groningen oordeelde in november 2008: 'verweerder (een kno-arts) had klager, maar ook de betrokken collega-artsen, duidelijk moeten maken wie de regie over het verdere verloop van de behandeling had en dit goed met klager en zijn collega's moeten communice-ren. Vooral in een situatie als de onderhavige, waarin er sprake was van twee ziekenhuizen en verschillende artsen, is communicatie met de patiënt, maar ook met collega-artsen, essentieel. Voor zowel patiënt als betrokken artsen moet duidelijk zijn wie de regie heeft over de verdere behandeling'.[94]

Het was tegen deze achtergrond dat de KNMG met negen andere organisaties[1] de *Handrei-king Verantwoordelijkheidsverdeling bij samenwerking in de zorg* in 2010 het licht deed zien.[16] In dit document worden drie cruciale functies gedefinieerd: de inhoudelijke verantwoordelijk-heid voor de zorg, de zorgcoördinatie en het aanspreekpunt voor patiënten. De Handreiking bevat dertien concrete aandachtspunten bij afspraken over verantwoordelijkheden.

> Dertien concrete aandachtspunten bij afspraken over verantwoordelijkheden (ingekort)
> (bron: KNMG: Handreiking Verantwoordelijkheidsverdeling bij samenwerking in de zorg):
> 1. Duidelijkheid voor de cliënt over wie aanspreekpunt is, wie inhoudelijke (eind)verant-woordelijkheid heeft en wie belast is met coördinatie van zorgverlening.
> 2. Alle betrokken zorgverleners beschikken over een gezamenlijk en up-to-date zorg- of behandelplan.

---

1   V&VN, KNOV, KNGF, KNMP, NIP, NVZ, NFU, ggz Nederland, NPCF.

3. Garantie dat de rechten van de cliënt op de juiste wijze worden nagekomen.
4. Zorgverleners checken steeds dat ze over de relevante gegevens beschikken en dragen zorg voor intercollegiale uitwisseling van informatie.
5. Relevante gegevens worden in het dossier aangetekend, bij voorkeur geïntegreerd, anders worden er afspraken gemaakt over hoe de informatie te verkrijgen is.
6. Duidelijke afspraken over verdeling van taken en verantwoordelijkheden.
7. Alert zijn op grenzen eigen mogelijkheden en deskundigheid en zo nodig tijdig verwijzen. Op de hoogte zijn van kerncompetenties van andere betrokken zorgverleners.
8. Indien opdrachtrelatie tussen zorgverleners: voldoende instructies.
9. Overdracht van taken en verantwoordelijkheden vindt expliciet plaats.
10. Voorzie in controlemomenten (overleg, evaluatie).
11. Betrek de cliënt of diens vertegenwoordiger expliciet bij zorg- of behandelplan. Bespreek met de cliënt ervaringen met betrekking tot samenwerkingsverband.
12. Leg afspraken over aard en in inrichting van samenwerking en betrokkenheid schriftelijk vast.
13. Bij incidenten/fouten: openheid naar de cliënt, melden op afgesproken centraal punt, aanspreken van de zorgverlener die in de ogen van een of meer collega's niet voldoet aan normen voor verantwoorde zorg.

Al vrij snel na de publicatie bleek dat er nogal verschillend werd gedacht over de Handreiking. De een sprak over 'een helder geschreven stuk met belangrijke aandachtspunten', terwijl de ander de Handreiking neersabelde door deze te kwalificeren als 'een jammerlijke poging kwaliteit te bevorderen door elke zorgprofessional vooral de weg te wijzen naar handboei en schavot'.[95] Op voorhand beloofde de implementatie al een pittig proces te worden. Op zich geen verrassing omdat het moeten regelen, beschrijven dan wel veranderen van in de praktijk al lang gebruikelijke processen vaak op weerstand stuit, zowel in als buiten de gezondheidszorg. Een zware verantwoordelijkheid, voor en van het veld. Drie jaar na de vaststelling van de Handreiking kan dit worden bevestigd. Geconstateerd moet immers worden dat de implementatie te wensen overlaat. Welke verklaringen kunnen worden aangevoerd voor deze stagnerende exercitie en welke opties zijn voorhanden om dit met het oog op de kwaliteit van zorg bedoelde hulpmiddel te laten werken?

15.2 De Handreiking en de praktijk

In algemene zin geldt dat de Handreiking met een stevig inhoudelijk imagoprobleem te kampen heeft. Tussen enerzijds de bedoeling van de Handreiking en anderzijds de praktijk van de werkvloer gaapt een forse kloof. Van een aansluiting bij de realiteit van de praktijk zou onvoldoende sprake zijn, en wel in het bijzonder omdat de Handreiking een beschrijving bevat van de ideale samenwerkingsrelatie.[96] Dit bezwaar laat zich nog meer gelden in het besef dat vele hulpverleners hun dagelijkse wijze van samenwerking niet als probleem ervaren. 'We hebben toch afspraken gemaakt? Het gaat hier goed. Wat moeten we dan nog meer?' zijn veel gehoorde uitspraken. De 'sense of urgency' ontbreekt daarmee veelal. Dit blijkt niet anders te zijn in situaties waarin daadwerkelijk de gebreken van adequate samenwerkingsafspraken voelbaar zijn. Ook het feit dat een tuchtrechtelijke toetsing boven het hoofd van een hulpverlener hangt in geval hij of zij de Handreiking niet nakomt, of anders gesteld: indien hij of zij niet voldoet aan al lange tijd geldende eisen van goed hulpverlenerschap, brengt geen verandering in deze situatie.

Een andere mogelijke verklaring voor de achterblijvende implementatie vormt het feit dat de Handreiking volgens de praktijk een te hoog abstractieniveau zou hebben. De eigen werksituatie wordt niet herkend in de Handreiking en dus wordt ook de relevantie van naleving niet of onvoldoende beseft. Dit bezwaar wordt nog eens versterkt vanwege het feit dat het document als een juridisch document wordt ervaren. De Handreiking wordt niet gezien als een document dat de praktijk ondersteunt en kwalitatief bevordert en waarvan de wieg ook in de praktijk van het veld heeft gestaan, maar als een van buiten komend instrument dat zich laat vergelijken met een wettelijke verplichting. De sommige stugge en in juridische termen vervatte formuleringen versterken dit gevoelen.

Tot slot kampt de implementatie van de Handreiking met het probleem van de reikwijdte van het document. In feite worden alle aspecten van zorg en zorgorganisaties in de volle breedte bestreken, van het meest operationele microniveau tot en met een strategisch, abstract macroniveau. Het brede toepassingsgebied leidt er soms toe dat zelfs een begin van implementatie ontbreekt, omdat men niet weet waar men moet beginnen en de verantwoordelijkheid daarvoor vervolgens ook gemakkelijker bij anderen dan bij zichzelf wordt neergelegd.

15.3   Hoe verder?

Om na te gaan hoe aan genoemde bezwaren tegemoet gekomen kan worden, wordt op enkele daarvan in meer oplossingsgerichte wijze ingezoomd.

Het gaat om de volgende punten:
- Aansluiting bij de doelgroep met betrekking tot formulering en toonzetting.
- De concrete situaties waarvoor de Handreiking is bedoeld.
- Intrinsieke motivatie bevorderen in plaats van een formele of juridische reden.
- Aandacht voor de hiërarchische verhoudingen in de zorg.
- Erkenning van elkaars expertise.
- Erkenning van situaties waar al goed wordt samengewerkt.

Hier een nadere toelichting.

Vanwege de ervaren kloof tussen de taal en de geest van de Handreiking en de praktijk is het, gelet op de noodzakelijke implementatie, zinvol te beseffen dat in het algemeen een boodschap het best begrepen wordt als deze qua formulering en toonzetting aansluit bij de taal en de cultuur van de ontvangende doelgroep. Dat geldt niet minder voor de Handreiking. Het veld ervaart de Handreiking als een document dat te zeer in een juridisch kostuum gegoten is en niet de taal en de geest van de praktijk van de zorg weerspiegelt. De oplossing voor dit probleem ligt daarmee als het ware voor het oprapen: bezie in overleg met het veld welke onderdelen op problemen van herkenning stuiten en herschrijf deze zodanig dat ze wel landen.

Voorts is het met het oog op een goede implementatie van belang dat in één oogopslag duidelijk is voor welke concrete situaties de Handreiking is bedoeld. Waarschijnlijk dient deze voorwaarde ertoe te leiden dat de huidige Handreiking op onderdelen verschillende 'vertaalversies' zal krijgen; artsen ervaren immers andere problemen en moeten dus ook andere oplossingsmogelijkheden aangereikt krijgen dan bijvoorbeeld verpleegkundigen of verzorgenden. Juist ook daarom is de input vanuit de praktijk van de zorg onmisbaar en dient een eventuele vertaalslag samen met het veld gemaakt te worden. Maar nog verder: wat op de ene plaats werkt, behoeft dat niet op de andere te doen. Vermoedelijk zullen dus ook per regio verschillende aanvliegroutes gevolgd moeten worden om het doel te bereiken.

Een andere kunst die bedreven zal moeten worden is het overtuigd aannemelijk maken aan zorgverleners dat de Handreiking geen document is dat om formele of juridische redenen moet worden gevolgd, maar meer een op de kwaliteit van zorg gericht hulpmiddel is. Een instrument dat gericht is op de bevordering van de kwaliteit van de zorg en voor de beroepsbeoefenaar een hulpmiddel vormt om het belang van de patiënt te dienen, geeft immers als regel meer energie dan een document of formele regel die moet worden nagevolgd op straffe van sancties. Vele op samenwerking gerichte projecten zijn vaak succesvol, juist omdat zij tot stand komen vanuit het initiatief van samenwerkende en elkaar stimulerende deelnemers.

Indien motivatie leidt tot organisatorische afspraken die ook een organisatorische inbedding krijgen, is een belangrijke randvoorwaarde voor resultaat ingevuld. Projecten die van bovenaf worden opgelegd, zijn daarentegen juist om die reden minder succesvol. Het veronderstelt wel dat hulpverleners bereid zijn om tijd te investeren in situaties van overleg en afstemming, maar ook bereid zijn zich open op te stellen, informatie uit te wisselen en in de eigen keuken te laten kijken.

De zeker niet minst belangrijke voorwaarde en helaas nu nog te vaak een te forse barrière voor een succesvolle implementatie, raakt aan de nog veelal bestaande hiërarchische verhoudingen tussen hulpverleners (zie hiervoor ook ▶ H. 11).

Samenwerking en de bereidheid daarover afspraken te maken, impliceert wel het erkennen van elkaars expertise. Zonder die erkenning ontbreekt immers de basis voor effectieve samenwerkingsafspraken. In het bijzonder zal dit een rol spelen in situaties waarin de coördinatie in handen ligt van een andere discipline, bijvoorbeeld de huisarts of verpleegkundige als coördinator in een behandelingstraject waar ook een medisch specialist bij betrokken is.

Een ander aandachtspunt vormt de voorwaarde dat de Handreiking wordt gezien als kwaliteitsinstrument dat bestaande goede praktijken in stand laat en niet afserveert als ondermaatse zorg. Wellicht moet in die context sprake zijn van een zeker 'downgraden' van het document. In diverse situaties zal immers al gewerkt worden in lijn met de Handreiking, terwijl waarschijnlijk in nog meer situaties sprake is van ten minste een beschrijving van taken, verantwoordelijkheden en bevoegdheden en wellicht ook rollen zijn toebedeeld. De goede zaken uit de praktijk kunnen behouden worden en behoeven niet – zoals toch vaak wordt gehoord – op hun kop gezet te worden.

Het werken conform de aandachtspunten uit de Handreiking kan ook gestimuleerd en gefaciliteerd worden door bijvoorbeeld bij de statusvoering (patiëntendossier) een veld in te ruimen waarin de hulpverlener informatie moet opnemen over een of meer onderdelen van de Handreiking en over de toedeling van rollen. Maar laten ook organen als de Cliëntenraad en Klachtencommissie putten uit de Handreiking.

15.4 Tot slot

Van belang voor een structurele inbedding van de Handreiking is een ontwikkeling die ertoe leidt dat aspecten van samenwerking, communicatie en onderlinge afstemming tot de vaste bagage van een hulpverlener gaan behoren. Je moet er niet over hoeven na te denken, het moet vanzelfsprekend zijn dat je in het kader van samenwerking afspraken maakt. Daarom dient ook in de verschillende opleidingscurricula in de zorg hiervoor royaal aandacht te bestaan.

Het is van belang om zowel in de basis- als in de vervolgopleiding plaats in te ruimen voor de Handreiking en deze niet als afzonderlijk onderwerp te behandelen, maar te zien als een rode draad en inherent onderdeel van het functioneren van beroepsbeoefenaren. Ik zou in de opleidingen aandacht willen voor samenwerken in het algemeen en de Handreiking kan daarbij als hulpmiddel dienen (zie ▶ hoofdstuk 40, waar Wigersma verder ingaat op dit punt).

Ook kan men verder lezen in een in opdracht van de KNMG verrichte inventarisatie over de implementatie.[2]

2   Implementatie Handreiking Verantwoordelijkheidsverdeling', 2010, Baanders, consultancy met zorg (een in opdracht van de KNMG verrichte inventarisatie.

Zoektocht naar het gebruik van modellen voor samenwerken

Wiebe Jan Lubbers en Ruth Hammelburg

16.1   Inleiding

In dit hoofdstuk schetsen we aan de hand van een voorbeeld een zoektocht van een huisarts die wil gaan samenwerken. Hiermee willen we laten zien wanneer en hoe modellen met betrekking tot samenwerking toepasbaar zijn.

> **Casus hartfalen**
>
> Om het relaas te verlevendigen introduceren we hier uit de praktijk van huisarts Kasvi een patiënt, mevrouw Malli, 59 jaar, sinds negen jaar bekend met COPD Gold 2 (een chronische longziekte) en bij wie recent ook tekenen van hartfalen geconstateerd zijn.

Als eerste stap in samenwerking is inspiratie, 'iets groters' nodig.[97,98] Inspiratie wordt uit verschillende bronnen geput. Samenwerken komt net als 'veranderen' voort uit een gevoel van urgentie.[99,100]

> **Casus hartfalen – vervolg 1**
>
> Huisarts Kasvi bedacht dat de praktijk de COPD-ketenzorg nu goed op orde had, maar dat de samenwerking wat betreft patiënten met hartfalen achterbleef. Zij besprak dit met de praktijkverpleegkundige. Deze maakte haar kenbaar dat het toch wel wat veel zou worden als samenwerking wat betreft patiënten met hartfalen er nog bij zou komen. De cardioloog met wie ze het besprak was niet enthousiast.

Professionals gaan uit van hun professionaliteit bij het samenwerken. Professionals willen controle over hun eigen werk en zijn dus efficiënt in de zin van zelfsturend maar lastig in die zin dat controle vaak moeizaam is.[33,101]

Het voorbeeld in het volgende tekstkader laat zien hoe belangrijk het is in het kader van veiligheid 'samen te werken' en te leren elkaar erop aan te spreken wanneer de veiligheid in het gedrang komt. Veiligheid is in de luchtvaart een conditio sine qua non. Samenwerking daarom ook. Opvallend was de toespraak van Mr. Tjibbe Joustra, voorzitter Onderzoeksraad voor Veiligheid op het NHG-congres 2013.

16

> **Speak up! Kwaliteit en veiligheid in de militaire luchtvaart**
>
> Ongevallen zijn nooit uit te sluiten. Machines kunnen falen en mensen maken fouten. De Koninklijke Luchtmacht doet er alles aan om risico's zo veel mogelijk te verminderen. Hoe stelt de luchtmacht kwaliteit en veiligheid van haar vliegoperaties zeker?
>
> We doen dit allereerst door mensen goede opleiding en training te geven. Dit geldt zowel de monteurs op de grond als de vliegende bemanningen. Na hun opleidingen dienen mensen zich steeds weer te certificeren om hun bevoegdheden te houden en volgen ze aanvullende opleidingen om zich voor hogere bevoegdheden te kwalificeren. De opleidingen zelf zijn ook weer gecertificeerd aan de hand van kwaliteitseisen vastgelegd in de militaire luchtvaarteisen.
>
> Ook het onderhoud aan vliegtuigen en helikopters is streng geregeld. Monteurs mogen uitsluitend werkzaamheden uitvoeren waarvoor zij bevoegd zijn, ze moeten strikt volgens 'maintenance procedures' werken die zijn vastgelegd in 'maintenance manuals'. Ook is er een strak regime van merken (labeling) en documentatie van reservedelen en gereedschap-

pen. Dit om zeker te stellen dat er alleen maar luchtwaardige reservedelen worden gebruikt en dat uitsluitend met gecertificeerde en goed gekalibreerde gereedschappen wordt gewerkt. Alle werkzaamheden worden elektronisch vastgelegd en supervisie op dit alles vindt plaats door het controleren van het uitgevoerde werk door een certificeringsbevoegde supervisor. Eerst dan wordt een vliegtuig of helikopter vrijgegeven voor gebruik. Daarnaast wordt het onderhoudsproces getoetst zowel door interne audits als door audits van de Militaire Luchtvaart Autoriteit. Ook voor vliegende bemanningen geldt eenzelfde soort systematiek. Crews werken met checklists, dienen jaarlijks een vliegtest te ondergaan en er vindt ook hier strikte supervisie plaats door vlieginstructeurs en examinatoren.

Hoe goed een veiligheids- en kwaliteitssysteem ook is, het valt of staat met de rol van het individu. Iedere luchtmachtmedewerker dient veiligheid goed 'tussen de oren' te hebben en zich te realiseren dat kwaliteit en veiligheid alleen maar te bereiken is in nauwe samenwerking met collega's en leidinggevenden (één team, één taak). Daarom propageert de luchtmacht een cultuur die openstaat voor veiligheid. Het motto hierbij is: 'Speak up!'. Monteurs en vliegende crews worden aangeleerd en aangemoedigd om, indien zij twijfelen aan de veiligheid, zich hier onomwonden over uit te spreken. Leidinggevend personeel wordt geleerd hiervoor open te staan, dit aan te moedigen en dit te accepteren. Zo wordt bijvoorbeeld jonge vliegers aangeleerd dat zij ervaren gezagvoerders kunnen en moeten aanspreken indien zij zelf vinden dat een situatie onveilig is of kan worden. Alleen door op deze manier samen te werken houdt de luchtmacht haar operaties effectief en veilig!

THW (Theo) ten Haaf is Commodore-vlieger. In zijn werk vliegt hij helikopters, in zijn vrije tijd zweefvliegtuigen.

De laatste jaren is er ook in de zorg steeds meer aandacht voor het uit de luchtvaart afkomstige Crew Resource Management.[102]

Casus hartfalen – vervolg 2

Huisarts Kasvi bedacht dat ze toch patiënten met decompensatie zelf wil behandelen. "Als ik alleen maar die patiënten wil behandelen waar er veel van zijn kan ik wel ophouden. Ik wil gewoon mevrouw Malli – met tekenen van beginnend hartfalen – goed kunnen behandelen. Ik ken haar al twintig jaar en wil het dus ook niet doorschuiven."

In de praktijk is een heel scala te vinden van motieven om te willen samenwerken, van een ongebreideld enthousiasme tot een afgemeten zakelijke overweging. In verandering en samenwerking heeft ook iedereen zijn eigen rol.

Er is natuurlijk een veelheid aan managementboeken die behulpzaam kunnen zijn bij het ontwikkelen van samenwerking maar de meeste passen niet bij de scope van dit boek. Er zijn de internationale managementgoeroes.[98,100,103] Over geneeskunde en samenwerking daarbinnen schreef Floyd D. Loop een interessant boek[104], over 'middenmanagement', vaak vervuld door professionals, schreef Elshout[105], over ziekenhuizen Léon Lodewick[106], over patiëntgerichtheid Fred Lee[107] en er zijn natuurlijk ook boeken over concepten als 'Planetree'.[108]

Bij het hanteren van samenwerking kunnen modellen erg nuttig zijn als er tenminste steeds weer terugkoppeling naar gezond verstand is.

> **Casus hartfalen – vervolg 3**
>
> Waar blijft mevrouw Malli nou met haar nieuwe hartfalen in al deze modellen. Waarschijnlijk wordt het duidelijker wanneer we naar het volgende schema voor de keuze van modellen gaan.

16.2   Wanneer welk model?

Twee dingen lijken altijd belangrijk bij de keuze van een model. Dat zijn allereerst visie en doel en niet onbelangrijk de randvoorwaarden en facilitatie. Je kunt ook zeggen: wat willen we bereiken, hoe willen we het bereiken, wat is daarvoor nodig en is het (SMART = specifiek, meetbaar, acceptabel, realistisch, tijdgebonden) haalbaar.

> **Casus hartfalen – vervolg 4**
>
> Dokter Kasvi pakte het, met in haar achterhoofd mevrouw Malli, voortvarend aan. Samen met het streekziekenhuis wilde ze transmurale afspraken maken voor hartfalen. Nadat zij dit eerst in de huisartsenkring had besproken, kreeg ze die mee en na enig aarzeling wilden ook de cardiologen wel eens overleggen. Ze zagen al te veel patiënten naar elders verdwijnen.

De keuze van het samenwerkingsmodel hangt af van de setting en van de fase. Binnen de scope van dit boek hebben we het over samenwerking rond het maken van ketenafspraken en ook over patiëntgebonden samenwerking. Veel samenwerking heeft ook te maken met de manier waarop de zorg georganiseerd is in eerste en tweede lijn. In dit boek gaat het vooral om samenwerking zoals hierboven zojuist omschreven.

> **Tien ingangsvragen om in de betreffende situatie bij het best passend model uit te komen (bron: Bremekamp: *Eerste hulp bij samenwerken*):**[109]
>
> 1. Wij willen met een aantal partijen een samenwerkingsverband opstarten, hoe organiseren wij dit?
> 2. Het samenwerkingsverband is opgericht, de partners zijn enthousiast, maar in de praktijk heeft iedere partner steeds meer oog voor zijn eigen belangen en lijken onze doelen heel verschillend. Hoe gaan wij met elkaar door?
> 3. Het lijkt wel of iedere afdeling in onze organisatie eigen samenwerkingspartners heeft; leveren die relaties eigenlijk wel iets op en hoe kunnen wij focussen op de waardevolste relaties?
> 4. Hoe kunnen wij ons beter positioneren in een netwerk en hoe moeten wij dat aanpakken?
> 5. Onze samenwerking loopt al een tijd en wordt steeds intensiever, hoe komen wij tot nieuwe passende afspraken en een betere besturing en governance?

16

6. Met een aantal van mijn samenwerkingspartners zijn de conflicten erg hoog opgelopen, terwijl wij wel met elkaar een besluit moeten nemen, hoe moeten wij verder?
7. Wij willen samenwerken met elkaar en inhoudelijk zijn wij er wel uit; welke stappen moeten wij doorlopen en hoe moeten wij dit in een vorm gieten?
8. Wij werken al een tijd samen en merken dat het niet meer zo lekker loopt; wat is er aan de hand en hoe kunnen wij het beste verder?
9. Wat is nu eigenlijk de meerwaarde van het samenwerkingsverband voor de betrokken partijen en werken wij eigenlijk wel goed samen?
10. Hoe kunnen wij ons bekwamen in het aangaan en onderhouden van samenwerkingsrelaties aangezien onze strategie van ons vraagt dat wij dat goed kunnen?

Bij elke soort samenwerking en bij elke fase in die samenwerking is het goed dit soort vragen steeds weer voor ogen te houden. In dit boek gaat het vooral om de vragen 7, 8 en 9. Wij verwijzen hier ook naar een recente (voorjaar 2014) uitgave van onder andere ZonMw, de *Samenwerkingsgids*, waarin ervaringen zijn gebundeld van samenwerking bij zorginnovatieprojecten.

Casus hartfalen – vervolg 5

In het voorbeeld van de casus werd er een werkgroepje gevormd van twee huisartsen en twee cardiologen.

Om bijvoorbeeld aan te sluiten bij de bovengenoemde motieven van samenwerking en de kernkwaliteiten van de teamleden volgens Daniel Ofman[36], zijn ook de teamrollen van Meredith Belbin[39] (zie ▶ paragraaf 7.3) van belang. Er zijn actierollen (zorgdrager, vormer, bedrijfsman), verstandelijke rollen (plan, waarschuwer, specialist) en mensgerichte rollen (groepswerker, onderzoeker, coördinator). Te veel of te weinig van een bepaalde rol kan het proces verstoren of zoals Wietze Eizenga in het interview in ▶ hoofdstuk 3 zegt: "je moet niet allemaal hetzelfde soort mensen hebben". Het alleen noemen van de knelpunten en de mogelijke modellen die hierbij een oplossing kunnen geven is natuurlijk niet voldoende, een samenvatting in een paar bladzijden geeft ons meestal ook niet de oplossing voor een praktisch probleem. Wel kan een voortdurende evaluatie ons op weg helpen.

Casus hartfalen – vervolg 6

De eerste bijeenkomst van de werkgroep was erg leuk maar liep een beetje vast in enthousiasme en soms waren er ook rare tegenstellingen voelbaar. Snappen die huisartsen nou wel iets van dat hart? Snappen die cardiologen nou wel iets van een alledaagse patiënt die ook andere dingen heeft? Er was een cultuurverschil wat iedereen wel kende maar nu ook erg merkte.

Veel projecten en samenwerkingsverbanden lukken niet of onvoldoende en dat roept de vraag op waar het knelpunt zit, in de visie of in de facilitatie. Maar je kunt je ook afvragen of de projecten wel SMART zijn of je kunt jezelf nog specifieker een van de tien vragen hierboven stellen. Hieronder worden wat tools en aandachtspunten genoemd.

16.3   Intermezzo: het patiëntenperspectief

De samenwerking in de zorg is zo afwijkend van alle andere vormen van samenwerking dat dit gezichtspunt aandacht behoeft. Bij samenwerking tussen twee zorgverleners speelt namelijk ook de derde partij, de patiënt een rol. Steeds vaker wordt die patiënt ook formeel betrokken bij de samenwerking. Anno nu wordt het steeds vanzelfsprekender om de patiënt te betrekken bij het maken van standaarden en steeds meer zal er sprake zijn van een Individueel Zorgplan of van Zelfmanagement.

Hierboven is al genoemd dat er een model is om Disney een voorbeeld te laten zijn voor klantgerichtheid in de zorg[107] en dat er een ook in Nederland opkomend model van 'Planetree' is, waarbij niet alleen het welzijn van de patiënt maar ook dat van de werknemer belangrijk is.[108]

De patiënt ziet graag een aardige en deskundige hulpverlener. Binnen het kader van samenwerking moet de verwachting van de patiënt iets breder benoemd worden. Hij is ook van belang in de manier waarop we samenwerken.

Voor de patiënt die naar een team kijkt lijken drie dingen belangrijk[110]:

1. Showing experience.
2. Consensus in the team.
3. Patient empowerment.

Voor de patiënt is dus niet alleen een individuele deskundige en aardige hulpverlener van belang, maar ook de gezamenlijke uitstraling en hoe het samenwerken zichtbaar de patiënt helpt. Een uitstekende continuïteit van zorg en een goede overdracht (goede snelle brieven en zo nodig makkelijk een overleg of telefoontje, de 'warme' overdracht) horen daarbij.

In de toekomst zal de door de patiënt ervaren samenwerking steeds belangrijker worden.

Casus hartfalen – vervolg 7

In de casus vroeg de huisarts aan de patiënt wat ze ervan vond. Mevrouw Malli wilde inderdaad deskundige zorg en weten waar ze aan toe was. En, zo zei ze, ze zou het wel erg fijn vinden als de dokter met de cardioloog zou overleggen, of moest ze toch naar het ziekenhuis? Geen revolutionair nieuwe ideeën maar, dacht dokter Kasvi, misschien moeten we later toch eens met een vragenlijst nagaan wat de patiënten ervan vinden. Als het project eenmaal loopt …

16.4   Vragen bij effectief samenwerken

Nu kunnen we het voorbeeld van huisarts Kasvi heel ver doortrekken. Van belang is een aantal elementen te benoemen. Het is belangrijk te kijken welke visie de deelnemers van de samenwerking hebben en hoe ze deze communiceren met de andere partners van het samenwerkingsverband. In ► hoofdstuk 23 wordt besproken hoe de samenwerking bij richtlijnontwikkeling gaat, maar wezenlijk spelen bij een plaatselijke samenwerking dezelfde mechanismes. Het uitspreken van wederzijdse beelden is erg belangrijk.

Verder is het van belang te kijken wie er bij de samenwerking betrokken zijn. Soms kan ook de ziektekostenverzekeraar, de politiek, de wijk, de paramedicus erbij betrokken worden en steeds meer zal ook de patiënt erbij betrokken worden.

Van belang is ook te bespreken wat het doel is, zo precies mogelijk, zo SMART mogelijk. Hierbij is het ook van belang het project te beperken. Zie hiervoor in deel 3, ► H. 30, over landelijke transmurale afspraken (LTA) en ► H. 32 over de afspraken rond COPD in Noord-Holland.

In deze casus bijvoorbeeld zou het doel als volgt geformuleerd kunnen worden: het maken van een transmuraal zorgpad met echo voor patiënten met decompensatie voor 70% van de nieuwe patiënten in de regio. Maar misschien zou het resultaat ook wel een 'gezamenlijk consult' zijn (zie ► H. 26) of een vorm van bij elkaar meekijken.

Niet alle soorten van overleg, projecten, samenwerkingsverbanden zijn en blijven effectief en efficiënt. Ze moeten daarom worden geëvalueerd en zo nodig bijgesteld of beëindigd. Een voorbeeld van een evaluatiemodel geeft Bremekamp[109] met twaalf vragen die in kaart brengen of er sprake is van Vertrouwen, Goed Spel, Goed Instrumentarium en Goede Spelers.

Evaluatiemodel met twaalf vragen (bron: Bremekamp[109] p. 115)

- **Vertrouwen**
  - Vertrouwen: is er onderling vertrouwen en wordt het vertrouwensreservoir regelmatig gevuld?[1]
- **Goed spel**
  - Waarde creatie: wordt ervoor gezorgd dat het samenwerken voor alle deelnemers echt waardevol is?
  - Draagvlak en daadkracht: is er voldoende oog voor draagvlak bij de deelnemers en is er sprake van voldoende voortgang bij de besluitvorming?
  - Openheid en transparantie: worden verwachtingen en intenties open en eerlijk uitgesproken?
  - Onderhandelingsruimte: is er voldoende manoeuvreerruimte en willen partijen echt geven en nemen?
- **Goed instrumentarium**
  - Structuur: zijn er afspraken over wie wat doet, wat de rol- en verantwoordelijkheidsverdeling is, zowel bestuurlijk als uitvoerend?
  - Communicatie en identiteit: is het beeld, de toon en de uitstraling van het samenwerkingsverband intern en extern congruent met de doelen?
  - Procedure: is duidelijk wat de spelregels en omgangsvormen zijn om tot besluitvorming te komen?
- **Goede spelers**
  - Kennis en kunde: is er voldoende inhoudelijke, procesmatige en emotionele kennis en kunde om het samenwerkingsverband te laten slagen?
  - Interesse in mensen: denken partijen ook vanuit mensen en is er oprechte interesse in hun belangen en motieven?
  - Flexibiliteit: is er voldoende inhoudelijke en procesmatige flexibiliteit?
  - Verbindend leiderschap: wordt aan iemand het leiderschap gegund en is er sprake van verbindend leiderschap?

---

1   Op het thema vertrouwen is in ► paragraaf 11.6 uitgebreid ingegaan.

Casus hartfalen – vervolg 8

Op de evaluatiebijeenkomst van het project vonden de meeste dokters dit toch wat te abstract, maar ze zagen allemaal dat de zorg voor de hele groep van hartfalenpatiënten verbeterd was, ze werden eerder ontdekt en konden in meerderheid na een diagnostisch traject dichtbij huis behandeld worden. Bij ontregeling was er nu altijd een snelle weg, meestal overigens overleg, soms ook een kort bezoek of opname, maar dit laatste was minder vaak het geval dan eerder. Of toch niet? Er waren wel cijfers maar die waren moeilijk te interpreteren. In elk geval vond iedereen het project leuk en zinvol.

En mevrouw Malli? Ze is eenmaal naar de cardioloog geweest voor een echo en komt inmiddels ook weinig bij de huisarts. Ze heeft ontdekt wanneer het misgaat, ze houdt keurig haar gewicht bij en bespreekt haar moeilijkheden vooral met de praktijkverpleegkundige.

16.5   Twee basale overlegvormen: consultatie en multidisciplinair overleg

Er zijn veel soorten overleg. Twee vormen komen we vaak tegen in diverse varianten: consultatie en multidisciplinair overleg (MDO).

Consultatie is een een-op-eensituatie. Het gaat om kennisoverdracht, advies, en eigenlijk is tijdelijke verwijzing van een patiënt ook een vorm van consultatie. Een specialist in Groot-Brittannië heet ook een 'consultant'. Consultatie kan telefonisch zijn, face to face (iemand komt even je kamer binnen), per mail, consultatie kan geschieden door verwijzing van de patiënt, kan gebeuren door een gezamenlijk consult met de patiënt op papier of in levenden lijve.

Elementen die bij consultatie belangrijk zijn:

— een duidelijke consultvraag (nooit 'graag uw diagnose en advies …' maar specifiek);
— zo nodig met een urgentie erbij (spoed, semispoed, wachtlijst);
— met het verstrekken van voldoende duidelijke gegevens zonder overbodige gegevens;
— een duidelijk antwoord op de vraag zonder overbodige antwoorden en overbodige onderzoeken;
— probeer aan te sluiten op de vraag maar geef eventueel ook alternatieven aan;
— geef zo nodig verwijzingen naar protocollen en standaarden;
— in principe zijn verantwoordelijkheden duidelijk maar consultatie kan ook leiden tot onduidelijkheid over de regie;
— bij onduidelijkheid: pak de telefoon, praat met de consultvrager.

Er bestaat een specifieke richtlijn met betrekking tot de vraag wanneer bij een verwijzing van een huisarts naar een specialist bericht moet zijn en waaraan dat moet voldoen: de HASP (Richtlijn Informatie-uitwisseling tussen huisarts en specialist bij verwijzingen, zie bijvoorbeeld de NHG-site).

Bij multidisciplinair overleg (MDO) worden patiënten in een multidisciplinaire teamvergadering besproken. Dat kan leiden tot collectieve besluitvorming. Dat kan ook leiden tot de beperking van de individuele professionele autonomie. Soms hoort een MDO haast vanzelfsprekend bij een 'zorgstraat' waar de patiënt meerdere disciplines ziet, bijvoorbeeld bij de poli voor pediatrie, obstetrie en psychiatrie (POP-poli).

Soms heeft het MDO een besluitvormend karakter, soms wordt er alleen aan afstemming gedaan. Er zijn ook gevallen van MDO waar de professionals niet erg voor gemotiveerd zijn. Het is een voortdurend dilemma in de zorg om te overleggen of juist om 'zo weinig mogelijk te vergaderen'.

Elementen voor een goed MDO (hometeam, oncologiebespreking, regelmatig overleg met fysiotherapie, zorgstraten) zijn:

- afspraak over de bedoeling van het overleg;
- format van het overleg (frequentie, agenda van tevoren, vaste volgorde, manier van notuleren);
- manier van voorzitten en tijdsbewaking;
- inrichting en randvoorwaarden van de ruimte (een lunchbespreking is aantrekkelijker als er broodjes zijn);
- duidelijkheid over de deelnemers en aandacht aan wisselingen;
- regelmatige evaluatie (doel, format, frequentie, 'is het nog leuk en nuttig').

In de keuze van de structuur van overleggen spelen veel factoren een rol. Bij professionals is er met goede en verkeerde redenen een soort aangeboren afkeer voor overleg en 'vergaderen'.

Een goede keuze en variatie zijn essentieel. Het is de vraag of de manier van overleggen die nog veel voorkomt, namelijk vrijwel alleen ad hoc, nog wel realistisch is in deze tijd waarin steeds meer afgestemd moet worden en waarin de kwaliteit bewaakt moet worden.

Bij laagcomplexe zorg, alledaagse vragen, zal een zorgverlener vooral vraaggestuurd reageren, geruststellen, een simpel antwoord zoeken. Bij dit soort zorg heeft overleg in de samenwerking vooral de rol van afstemming van visie en beleid.

Bij hoogcomplexe zorg en chronische zorg heeft overleg een iets andere rol.

Casus hartfalen – vervolg 9

In het geval van deze casus van de organisatie van zorg rond hartfalen was het wat lastig om een goede vorm te vinden voor het overleg. Eerst vond iedereen dat 'als het nodig was het altijd wel kon'. Deze ad-hocvorm had toch wat nadelen, want soms was het al zover gekomen dat alleen opname nog mogelijk was en soms was er ook geen tijd voor overleg (zodat er uitgesteld werd of toch maar een opname georganiseerd). Het 'gezamenlijke consult' werd als erg leerzaam gezien maar kostte te veel tijd. Daarom werd gekozen voor een lunchbijeenkomst waar een aantal 'papieren patiënten' wordt gepresenteerd.

16.6 Tot slot een overweging

Dit hoofdstuk gaat over verbetermogelijkheden in de samenwerking aan de hand van modellen en checklists. Nog te weinig is hierin de regie en de coördinatie van zorg meegenomen. Hierin vallen nu soms nog gaten. Zou het ook niet veel beter en overzichtelijker zijn om de regie van alle opgenomen patiënten bij één soort dokter, de internist, te laten en van alle niet-opgenomen patiënten bij de huisarts. Die dan wel beiden weer moeten delegeren. Bij multidisciplinaire richtlijnen wordt soms gesproken over een 'coördinator', bij de zorg rond probleemgezinnen soms van een 'casemanager'. Hoe het ook heet, de regie en de overdracht moeten goed geregeld worden.

Afstemming van zorg en goed overleg kunnen bijdragen tot een goede samenwerking en integrale, effectieve en efficiënte zorg. Dat is de basisgedachte van het gehele boek. In onderhavig hoofdstuk is geprobeerd dit met voorbeelden uit de dagelijkse praktijkvoering te illustreren.

In het tekstkader 'Samenwerken in de muziek, een neuropsychologische benadering', wordt als illustratie van goed samenwerken door een neuropsycholoog een voorbeeld uit de muziek gegeven. Goed afstemmen en samenspelen in de muziek kan alleen maar als men naar elkaar kijkt, naar elkaar luistert en bewust is van zichzelf en de anderen met wie men samenspeelt.

Samenwerken in de muziek, een neuropsychologische benadering

De dirigent tikt af. Honderd mensen richten zich op hem. Eerste violen, tweede violen, blazers, hout en koper, bassen, celli. Mannen en vrouwen aan de leidraad van Mozart. Op de een of andere manier geeft de muziek hen de mogelijkheid verschillende klanken samen te laten smelten.

Samenwerken is het laten integreren van individuen tot een nieuwe functionele en doelmatige eenheid. Hiertoe dienen de betrokken breinen te synchroniseren. We maken hierbij gebruik van het feit dat ons brein bij temporele synchronisatie geen onderscheid meer kan maken tussen zichzelf en andere eenheden. Er ontstaat een nieuwe eenheid. Naarmate er meer zinvol wordt samengewerkt zijn de betrokken breinen meer complementair in activiteit. De betrokken hersenkernen bevinden zich met name in de diepe hersenkernen en hersenstam. Samenwerking heeft daarom een essentiële fysiologische en emotionele component. Dit kan positief uitwerken, een orkestmusicus die het ultieme gevoel van beleving krijgt doordat hij of zij opgenomen wordt door het geluid van het orkest. Het kan ook uitermate negatief uitwerken, immers, samenwerken met iemand die als negatief beleefd wordt leidt tot de constante neiging van het brein de synchronisatie te verbreken, emotioneel door fight-/flightgedrag, fysiologisch door activatie van systemen waarmee dit moet worden uitgevoerd (zoals tensie, ademhaling, hartslag, hormonaal).

De twee voorwaardelijke kernbegrippen zijn daarom synchronisatie en feed forward. Deze maken interpretatie (positief/negatief) van de synchronisatie mogelijk evenals evaluatie van de acties (feedback). Feed forward geeft richting aan motivatie. Deze kan, gezien de gelaagdheid van het brein, fysiologisch (hersenstam), emotioneel (basale ganglia/lymbische structuren) of cognitief (neocortex) zijn. Een essentieel verschil met het algemene idee dat heerst, is dat we dat als een bewuste actie uitvoeren. Het gebeurt via de wederzijdse inhibitie, bij ons net als bij vuurvliegjes en vissen. Laat musici willekeurig spelen, en er ontstaat onontkoombaar orde. Feed forward bepaalt vervolgens de inhoud van die orde. Het is daarom buitengewoon interessant na te denken hoe die functie vervuld wordt in de maatschap, op de afdeling, in de operatiekamer, bij het secretariaat en tijdens de vergadering. Welke tijdlijn geeft daar de mogelijkheid samen te smelten tot een nieuw geheel? Heeft eenieder wel hetzelfde doel voor ogen? Soms kan een vergadering eindeloos persoonlijk worden, argumenten worden gestoeld op de emotie van fight en flight. Het is vooral het ontkennen van de harde wetten van de neurologie en endocrinologie dat tot problemen leidt, in de muziek, het bedrijfsleven en het onderwijs.

G.J.F. (Gert-Jan) de Haas is neuropsycholoog, musicus en verbonden aan het Medisch Centrum Dansers en Musici (▶ www.mchaaglanden.nl/mcdm). Hij is actief lid van de Nederlandse Vereniging voor Dans- en muziek geneeskunde (▶ www.nvdmg.org).

16

Samenwerken en leren binnen onderwijs en training, hoe doe je dat?

Monique Bekker

17.1   Inleiding

Teams die goed kunnen samenwerken zijn productiever dan groepen die dat niet kunnen.[111] Aangezien samenwerken en leren goed samengaan is er binnen de sociale psychologie en de onderwijskunde veel onderzoek gedaan naar relevante methoden over samenwerken binnen onderwijs. Daarnaast is het belangrijk dat beroepsbeoefenaars in het medisch onderwijs al in een vroegtijdig stadium leren samenwerken. Eén van de te behalen competenties uit de CanMEDS-rollen, is de samenwerker. Met deze competentie kunnen studenten vanaf dag één van hun opleiding aan de slag. Een (onderwijs)methode die veel elementen van samenwerking in zich heeft is het zogenaamde 'samenwerkend leren'.[112] Dit samenwerkend leren vindt men bijvoorbeeld terug bij het leren in een studiegroep onder leiding van een tutor.

Samenwerkend leren is een onderwijsmethode waarbij het met en van elkaar leren centraal staat.[111] Het leren vindt plaats in kleinere groepen. Er is echter een groot verschil tussen samenwerkend leren en leren in (sub)groepjes.[113] Bij dit laatste bestaat namelijk het gevaar dat slechts enkele studenten het werk doen en dat anderen aanleunen. Er is dan sprake van 'meeliften'.[114,115] Dit komt veel voor in het onderwijs, maar eigenlijk in allerlei situaties waar wordt samengewerkt. De medisch student, maar ook zijn of haar docent, zal zich bewust moeten zijn van dit verschijnsel. Wanneer men later in een team functioneert zal namelijk een eigen inbreng zeer op prijs worden gesteld. Een beroepsbeoefenaar wiens inbreng onder de maat is, kan niet deelnemen aan bijvoorbeeld een teamoverleg.

Naast meeliften kan ook het zogenaamde 'suckereffect' zich voordoen in teams.[115] Dit treedt op als teamleden besluiten om zich minder in te zetten voor collega's, omdat zij het niet eerlijk vinden dat anderen minder zouden doen dan zijzelf. Als de bijdrage van één of meer groepsleden vermindert, zal de bijdrage van andere groepsleden ook afnemen en ontstaat collectieve improductiviteit.[116] Er zijn echter ook teamleden die zich juist meer inzetten en daardoor compenseren voor mensen die slechtere prestaties leveren. Zij moeten dan wel de overtuiging hebben dat deze slechter presterende groepsleden niet beter kunnen presteren. Wanneer de slechtere prestaties te wijten zijn aan een slechte inzet, worden de prestaties niet gecompenseerd.[115] Al deze verschijnselen kunnen al bij de start van de opleiding optreden. Hier kan de basis liggen voor aangeleerd gedrag wat zich blijft manifesteren in de latere werkkring. Een oplettende docent kan hier een link leggen met het latere beroep door een spiegel voor te houden. Een interessante vraag hierbij is: 'Ben jij als dokter bereid om te compenseren voor het gedrag van je collega's?'

17.2   Samenwerkend leren

Om bovenstaande problematiek op te merken en te voorkómen is de methode samenwerkend leren ontwikkeld. Bij samenwerkend leren is er namelijk meer nodig dan groepsleden enkel in groepjes plaatsen. Wat maakt deze methode nou zo bruikbaar?

Binnen samenwerkend leren werken groepsleden aan gezamenlijk gestelde doelen. Binnen deze situatie zoeken zij naar resultaten die wat opleveren voor henzelf maar ook voor de groep. Hier ligt al een belangrijke basis voor het latere samenwerken. Je hebt elkaar nodig om je werk goed te doen. Belangrijk hierbij is tevens dat men van elkaar leert. Er wordt pas gesproken van samenwerkend leren wanneer:

- iedereen er aan kan deelnemen;
- er aan een collectieve taak gewerkt wordt;

- de opdracht helder geformuleerd wordt;
- de groepsleden de taak kunnen uitvoeren zonder directe bemoeienis van de begeleider.

Daarnaast is het belangrijk dat elk groepslid binnen de groep kan leren, zijn gestelde leerdoel haalt en dat alles in een veilig klimaat plaatsvindt.[112] Omdat samenwerkend leren verder gaat dan groepsleden gezamenlijk aan een opdracht laten werken, dienen in de bijeenkomsten de volgende vijf essentiële elementen te zitten:

1. Er is sprake van positieve interdependentie (de een kan niet zonder de ander).
2. Ieder is even verantwoordelijk, niemand kan zich achter een ander verschuilen.
3. Groepsleden stimuleren en promoten elkaar.
4. Groepsleden dienen te beschikken over basale sociale vaardigheden of deze dienen aangeleerd te worden.
5. Groepsleden dienen hun eigen groepsprocessen te evalueren en enigszins vaardig te zijn om conflicten op te lossen wanneer er op langere termijn gebruik gemaakt wordt van samenwerkend leren.

Binnen de sociale psychologie staat dit model ook wel bekend als het jigsawmodel omdat het veel weg heeft van een puzzel die in elkaar gezet moet worden.[116] Een voorbeeld vindt men in de bachelor van VUmc. In deze opleiding werken studenten gezamenlijk aan studieopdrachten. In kleine groepen ontrafelen zij medische vraagstukken en komen tot een compacte samenvatting. Om de beurt presenteren de studenten de samenvatting aan hun medestudenten. Door de structuur van de opdrachten komt iedereen aan de beurt en kan niemand meeliften of ontsnappen. Uiteindelijk profiteert de hele groep van de inzet van de studenten. Daarnaast wordt er gewerkt aan veiligheid in de groep en het verbeteren van sociale en communicatieve vaardigheden. De tutor bewaakt het groepsproces. Deze opdrachten passen prima binnen samenwerkend leren en bereiden de student goed voor op latere samenwerking met collega's.[1]

17.3 Samenstellen van groepjes

Binnen samenwerkend leren is met name het samenstellen van de groepjes belangrijk. Niet alle begeleiders of docenten denken daar van tevoren echt over na. Veelal laten zij de studenten of groepsleden zelf kiezen. Een enkele docent werkt met 'aftellen'. Wanneer er echter bepaalde doelen behaald moeten worden kan het handiger zijn om als begeleider de groepjes zelf samen te stellen. Je kunt hier denken aan groepjes die samengesteld worden op basis van homogeniteit of heterogeniteit wat betreft geslacht, afkomst, studieresultaten, leeftijd enzovoort. Ook is het belangrijk hoe lang de groepjes bij elkaar zullen zijn.[113]

De groepsleden moeten inzicht krijgen in taak- en rolverdelingen. Zo kunnen zij effectiever werken en ook los van een docent. Verder dient de werkruimte functioneel te zijn voor samenwerken.[117] Tot slot, maar wel heel belangrijk is dat er basisregels voor samenwerking met de groep afgesproken worden. Groepsleden moeten enigszins op zichzelf en elkaar kunnen reflecteren en elkaar feedback kunnen geven. Dit kan alleen als er in de groepjes genoeg veiligheid is.[118] Wanneer de groepsleden competitief of soms zelf vijandig tegen elkaar zijn, zal de docent vroegtijdig opmerken dat de veiligheid wellicht niet aanwezig is. Wees als docent echter ook alert als de groepsleden te aardig zijn voor elkaar. Hoe eerder studenten leren dat zij

---

1   Zie de brochure *Competent met Compassie* ten behoeve van de opleiding Geneeskunde, VUmc, Amsterdam; 2012.

elkaar niet altijd in bescherming hoeven te nemen, hoe beter. Dit vergroot de kans op een open en eerlijke communicatie in het latere beroep.

In vrijwel alle onderzochte studies over samenwerkend leren bleek dat groepsleden beter presteerden in een setting van samenwerken dan in een competitieve of individuele setting.[116] Daarnaast bleken zij betere cognitieve vaardigheden te vertonen, vaker nieuwe ideeën en oplossingen te ontwikkelen en bleek een grotere transfer van wat er geleerd was naar nieuwe situaties dan het geval was in situaties met individueel of competitief leren. Tevens bleek samenwerkend leren relaties tussen studenten positief te bevorderen. Ook heeft samenwerkend leren een positieve invloed op zelfvertrouwen in allerlei opzichten. Tot slot bevordert het de onderlinge empathie en sociale samenwerking. Binnen het onderwijs blijkt samenwerken met studenten uit andere etnische groepen een effectieve manier te zijn om schoolresultaten onder allochtone studenten te verbeteren en om positieve relaties tussen allochtone en autochtone studenten te bevorderen.[119]

17.4   De docent

Wanneer de docent aan de slag wil gaan volgens het concept van samenwerkend leren is er een aantal belangrijke voorwaarden namelijk:
- Heeft de groep al ervaring met samenwerkend leren?
- Hoe moeilijk is de taak die zij moeten uitvoeren?
- Hoeveel tijd is er beschikbaar?
- Wordt er in grotere of kleinere groepen gewerkt?
- Hoe worden de groepen samen gesteld?

Het model vraagt ook investering van de docent of trainer. Zo zal deze verantwoordelijkheid bij de groepsleden moeten neerleggen voor zowel de inhoud als elkaars welzijn en hen daarop moeten aanspreken, individueel of als groep. Dit vraagt activerende studenten en een minder sturende docent.[120] Voor docenten in het medisch onderwijs zal dit soms lastig zijn omdat men letterlijk met de handen op de rug staat. De studenten doen het werk. De docent kan ondersteuning bieden bij het opstellen van gemeenschappelijke doelen zoals:
- verbeteren van kennis als het gaat om feiten en begrippen reproduceren en toepassen;
- verbeteren van conceptueel denken en oefenen met klinisch redeneren;
- realiseren van gelijkheid tussen leerlingen (gelijke deelname van verschillende rassen, status enzovoorts in de groep).

De docent dient een leeropdracht helder te structureren zodat de studenten zelf aan het werk kunnen. Belangrijk hierbij is dat iedereen zich realiseert dat de opdracht een gemeenschappelijk product is. Dit is dus iets anders dan dat iedereen zijn of haar 'deeltje' doet. Daarom is het belangrijk dat de opdrachten zo opgezet worden dat de studenten elkaar nodig hebben (positieve wederzijdse afhankelijkheid). Daarnaast is het belangrijk dat de docent aandacht besteedt aan de ontwikkeling van sociale en communicatieve vaardigheden en dat de interactie tussen groepsleden wordt gestimuleerd.[113] Het geven van feedback, bij voorkeur aansluitend bij datgene waar de studenten nog in kunnen groeien, is hierbij zeer waardevol.[117] De feedback wordt gegeven door de groepsleden zelf en door de begeleider.

17

17.5 Sociale vergelijking

Wanneer studenten onderwijs krijgen volgens samenwerkend leren zullen zij dagelijks met elkaars prestaties te maken krijgen en deze daardoor intensief met elkaar gaan vergelijken. Dit kan een positief effect hebben, gelegen in het feit dat het zwakkere studenten kan aanmoedigen.[121] Het nastreven van doelen die enigszins uitdagend zijn leidt namelijk tot betere prestaties.[122] Studenten kunnen hierdoor meer waarde gaan hechten aan leerprestaties. Daarnaast zijn er ook negatieve effecten van het werken in heterogene groepen. Zo bestaat het gevaar dat het niveau naar beneden wordt getrokken door juist te grote gerichtheid op de zwakkere groepsleden.[123] In de ideale groep zullen de studenten elkaar aanmoedigen en helpen. Ieder heeft zijn of haar kwaliteiten die helpen tot goede resultaten te komen.[124]

17.6 Het succes verklaard

Hoe kan verklaard worden dat samenwerkend leren zo veel goede resultaten biedt?
- Er vindt observatieleren plaats door het zien van voorbeeldgedrag als het gaat om effectieve leerstrategieën van medestudenten en docenten.
- Studenten integreren de hierboven beschreven nieuw opgedane informatie.
- Studenten ervaren meer structuur en organiseren daarom beter.
- Er vindt meer directe feedback plaats.
- Vaardigheden worden meer geoefend, herhaald en uitgebreid.
- Zelfregulatie van het leren wordt meer ontwikkeld bij studenten door activiteiten, zoals hulp zoeken en verantwoordelijkheid nemen voor de verdeling van opdrachten in kleinere taken, wat leidt tot meer haalbare doelen.

Daarnaast is er een aantal affectieve en motivationele factoren die deze resultaten ondersteunen, zoals:
- aandacht voor leren met elkaar;
- meer verantwoordelijkheid voor het eigen leren wat leidt tot verhoging van intrinsieke motivatie;
- elkaar steunen leidt tot toegenomen betrokkenheid bij opdrachten en langer volhouden wanneer het fout dreigt te gaan;
- normen van medestudenten die individuele inzet aanmoedigen;
- de afwezigheid van negatieve gevolgen bij klassikaal onderwijs zoals ordeverstoringen en ruis;
- de te behalen doelen zijn gericht op leren leren in plaats van doelen alleen gericht op prestatie;
- leren sluiten van compromissen.

De hier opgedane ervaringen zullen hopelijk leiden tot een open sfeer in de latere werkkring, waarbij men elkaar op een positieve wijze verder helpt en problemen op het gebied van samenwerken kunnen worden voorkomen.

17.7   Samenwerken en begeleiden

Tot slot is het van groot belang dat ook docenten en trainers bij het invoeren en handhaven van samenwerkend leren met elkaar samenwerken. De docent dient te beschikken over twee rollen, namelijk de ontwikkelaar en de begeleider. Goed ontworpen samenwerkingstaken waarbij meeliften lastig wordt kan niet zonder een goede begeleider. Organiseren van groepswerk kan als complex worden ervaren en kost tijd. Vertrouwen in de capaciteiten van de groepsleden kan hierbij helpen. Niet alle opdrachten dienen nabesproken te worden. Dit maakt groepsleden soms zelfs *afhankelijk*.[120,125] De docent leert hen te vertrouwen op eigen kunnen. Mogelijk kan de computer uitkomst bieden. Binnen de elektronische leeromgeving zijn programma's ontwikkeld die inzicht geven in inhoud en proces van groepswerk. Door inzicht te krijgen in het eigen functioneren in groepen en wijze van samenwerken, kan de student hierin groeien en kan voorkomen worden dat studenten die deze vaardigheden uiteindelijk niet hebben kunnen leren, hun carrière in het medisch beroep wellicht dienen te beëindigen.

17.8   Samenvatting

Beroepsbeoefenaars in het medisch onderwijs dienen al in een vroegtijdig stadium te leren samenwerken. Eén van de te behalen competenties uit de CanMEDS-rollen beslaat daarom de rol van samenwerker. Met deze competentie kunnen studenten vanaf dag één van hun opleiding aan de slag, mits er onderwijs wordt gegeven vanuit het concept samenwerkend leren. Samenwerkend leren wordt gezien als één van de krachtigste instructiestrategieën om het zelfstandig leren van studenten te ontwikkelen. Studenten leren aanzienlijk effectiever als zij zichzelf als groep ervaren dan wanneer zij zich zien als een verzameling individuen. In dit hoofdstuk wordt het succes van deze methode besproken, net als de organisatie van het onderwijs. Deze methode vereist veel voorbereiding en inzicht in individueel en groepsgedrag. Ook wordt er ingegaan op de benodigde sociale vaardigheden bij studenten en de invloed hiervan op het groepsproces. Tot slot worden er tips gegeven over hoe docenten samenwerking tussen studenten kunnen begeleiden.

Begeleide intervisie: leren samenwerken in de nascholing

Chris Rietmeijer

18.1   Inleiding

In samenwerking neem je jezelf mee. Er zijn altijd twee of meer spelers waarvan jij er een bent. Jij, met alles wat je bent en hebt en meeneemt uit je leven tot nu toe. Met je sterke en minder sterke kanten, met je overtuigingen en je gevoeligheden, je voorkeuren en je allergieën. En dan zijn er die anderen met hun eigen rugzakje. Actie-reactie. Er zijn veel modellen ontwikkeld om naar samenwerking te kijken. Die maken aannemelijk dat er heel veel mogelijk is, dat wij een heel repertoire tot onze beschikking hebben om samenwerking te optimaliseren, ook als het niet vanzelf gaat. De ander stimuleren, je eigen grenzen aangeven, feedback geven, ik-bood-schappen formuleren, motiveren, je kunt het allemaal leren. Modellen als de Roos van Leary, de Kernkwadranten van Ofman (zie ▶ H. 7) en Transactionele Analyse geven ons beeld en taal bij samenwerking. Er is dan ook een groot nascholingsaanbod op al deze gebieden. In deze trainingen en cursussen ligt de nadruk soms meer op vaardigheden, soms meer op attitude. Want zoals gezegd, in samenwerking neem je jezelf mee. Dat maakt het soms moeilijk. Vooral ook omdat je je vaak niet zo erg bewust bent van al je motieven en verwachtingen. Leren over samenwerking gaat dus niet alleen over communicatievaardigheden maar vooral ook over jezelf.

Begeleide intervisie gaat over bewustwording van dat zelf: Hoe verhoud ik mij als persoon en professional tot de eisen die mijn vak en de maatschappij aan mij stellen? Wat zijn mijn sterke en minder sterke punten in samenwerking? Het doel van begeleide intervisie is niet alleen deze bewustwording, maar vooral ook het hanteren van deze gedachten en gevoelens: integratie van denken, voelen en handelen. Keuzes maken en experimenteren met nieuw gedrag, en daar weer op reflecteren.[126,127]

In begeleide intervisie staan werkervaringen van de deelnemers centraal. Daarbij blijkt de ingebrachte thematiek heel vaak over samenwerking te gaan. Samenwerking met directe collega's, met collega's van andere disciplines en van andere instellingen. Ook in de relatie van de zorgverlener met zijn cliënt/patiënt zijn vaak samenwerkingsaspecten te herkennen. Hieronder volgen een beschrijving van de methode begeleide intervisie, enkele voorbeelden, modellen die gebruikt worden, en tot slot recente ontwikkelingen rond begeleide intervisie in het medische veld.

18.2   Begeleide intervisie, de methode

Een begeleide intervisiegroep bestaat uit zes tot acht personen met een intervisiebegeleider. Zij komen regelmatig, variërend van twee keer per maand tot enkele keren per jaar, bijeen. Een bijeenkomst duurt meestal anderhalf tot twee uur. Twee à drie deelnemers brengen beurtelings een werkervaring in waar zij een vraag bij hebben. Het bespreken van een inbreng duurt meestal een half uur tot drie kwartier waarin de deelnemers door het stellen van vragen helpen bij het helder krijgen van wat er precies is gebeurd, wat de gedachten en de gevoelens van de inbrenger daarbij zijn, en wat voor de inbrenger het probleem en de vraag is. Als dat allemaal helder is volgt er vaak een adviesronde waarin de verschillende deelnemers vertellen wat naar hun idee het probleem is en wat hun advies is. De inbrenger vertelt vervolgens welke adviezen voor hem of haar bruikbaar lijken en wat hij of zij nu van plan is. De intervisiebegeleider zal dan vaak nog vragen of dit zonder meer gaat lukken of dat er nog iets voor nodig is. Het kan bijvoorbeeld helpen om een voorgenomen stap eerst te oefenen in een kort rollenspel. In een volgende bijeenkomst wordt besproken wat er met de voornemens is gebeurd. Heeft de inbrenger een nieuwe ervaring opgedaan? Hoe kijkt hij of zij daarop terug? Is het niet gelukt het voornemen uit te voeren, wat is dan de vraag daarbij?

Intervisie is geen werkbegeleiding en ook geen intercollegiale consultatie. Bij dat laatste staat namelijk de oplossing van een probleem centraal: hoe doe *je* dat? Bij intervisie gaat het over hoe doe *ik* dat? Welke keuzes maak *ik* binnen de grenzen die een concrete casus, en in bredere zin beroep en maatschappij mij opleggen? Wat wil ik en hoe ben ik effectief? Zo draagt begeleide intervisie bij aan de professionele ontwikkeling van de personen die deelnemen.

> **Voorbeeld**
>
> Lara is internist in opleiding. In een avonddienst, nog tijdens de bezoekuren, ging ze op verzoek van de verpleging met een oude dame en haar zoon in gesprek. De vrouw was diezelfde dag nogal ziek opgenomen; er was van alles aan onderzoek gedaan en ze had nog helemaal geen uitslagen gekregen terwijl de dokter al naar huis was. Lara had hierover niks overgedragen gekregen. De zoon was ongerust en drong aan op onmiddellijke informatie over de toestand van zijn moeder. Lara was daarop gaan zoeken naar de uitslagen. Dat kostte haar veel tijd en ze kon maar weinig vinden en moest zoon en moeder uiteindelijk teleurstellen. Zoon boos, en los daarvan vond ze het een enorme afgang. Ze is dan ook woest op de collega die dit niet aan haar had overgedragen. Haar vraag in de intervisiegroep van aio's (artsen in opleiding tot specialist) is hoe ze dit nu aan haar collega moet vertellen zonder de werkrelatie te verstoren. In het gesprek dat tussen de aio's ontstaat blijkt dat er weliswaar veel begrip is voor Lara's boosheid, maar dat er ook enig begrip is voor de collega die in de hectiek van de dag niet tot een goede overdracht was gekomen. Doorpratend blijkt dat Lara nogal streng is voor anderen, en ook voor zichzelf. Dat herkent Lara wel, van jongs af aan heeft ze de lat heel hoog gelegd. Dat is er thuis zo ingeslopen. Ze weet het, ze vindt het verschrikkelijk als ze haar werk niet 100% kan doen. Dat verklaart haar boosheid op collega's die dat veroorzaken. Dit te bespreken levert haar veel op, zegt ze. Ze ziet dat haar heftige boosheid op deze collega niet voor iedereen vanzelfsprekend is. Dat ze wat milder voor zichzelf en daarmee voor anderen zou kunnen zijn. Ze besluit dat ze dat gaat próberen. Daarbij wil ze nog wel met de collega in gesprek maar doordat haar heftigheid er nu wat vanaf is heeft ze meer vertrouwen dat het gesprek de relatie niet zal schaden.

Dit voorbeeld illustreert hoe samenwerking raakt aan de eigen overtuigingen en gevoeligheden. In begeleide intervisie van aio's gaat het vaak over de interactie met patiënten of familie van patiënten, en minstens zo vaak over de interactie met verpleegkundigen of collega-aio's of supervisoren. De aio's brengen de casus vaak in om te spuien en aan de anderen voor te leggen hoe zíj dat nu zouden doen. De intervisiemethode schrijft voor dat die adviezen en tips niet meteen gegeven worden, maar dat eerst door het stellen van vragen wordt onderzocht wat precies de toedracht was, wat voor de aio het probleem was en wat zijn of haar vraag daarbij is. Dit is belangrijk omdat een schijnbaar eenduidig voorval voor verschillende mensen verschillende gedachten, gevoelens en dilemma's kan oproepen. Een collega van Lara had misschien tegen de patiënte gezegd dat zij geen gegevens heeft en dat ze goed begrijpt dat moeder en zoon zich zorgen maken maar dat ze toch tot de volgende ochtend zullen moeten wachten, en zij had er verder misschien niet meer bij stilgestaan. Weer een andere collega was misschien eens even rustig gaan zitten met moeder en zoon en had ze rustig 'ontvangen' in hun ongerustheid en daarmee zonder verdere informatie voor rust gezorgd, en was met een goed gevoel verdergegaan. Deze collega's hadden vanuit hun aanpak van zo'n situatie Lara kunnen adviseren het ook zo te doen, met vermoedelijk weinig opbrengst voor Lara. Adviezen en tips zijn dus pas adequaat als we weten wat het probleem is voor deze persoon en wat zijn of haar vraag erbij is. In de casus van Lara zou de verleiding voor de begeleider ook groot kunnen zijn om in antwoord op haar vraag de feedbackregels in herinnering te brengen en dit te gaan oefenen. Dat had waarschijnlijk ook geen kwaad gekund maar had vermoedelijk minder opgeleverd. De vragen en de reacties van haar collega's brachten het strenge stuk van Lara in beeld. Dat bleek voor haar een echte eyeopener en lijkt een belangrijke stap in haar ontwikkeling als professionele samenwerker.

18.3   Thema's die veel in intervisie van aio's worden besproken

Thema's die vaak in intervisie van aio's worden besproken en waar samenwerking bij veel van deze thema's een belangrijke rol speelt, zijn:
- conflicten met patiënten, verpleegkundigen, specialisten en collega-a(n)io's;
- eisende en/of agressieve patiënten of familie van patiënten;
- angst voor fouten;
- werkdruk; balans werk-privé;
- begeleiding van terminale patiënten, euthanasie;
- indrukwekkende casuïstiek;
- afgrenzen van verantwoordelijkheid;
- feedback geven en ontvangen;
- beoordeling.

18.4   Intervisiemodellen

Er bestaan verschillende intervisiemodellen. De incidentmethode is als standaardmethode al beschreven in ▶ paragraaf 18.2. Het is een stappenplan voor de bespreking van een inbreng. Het zorgt ervoor dat de groep voldoende stilstaat bij de betekenis van de inbreng voor de inbrenger, daarbij vooral vragen stelt, en niet voortijdig gaat adviseren. Een andere veelgebruikte methode is de roddelmethode. Daarbij zijn de eerste stappen hetzelfde als bij de incidentmethode. De fase van advisering is anders: de inbrenger gaat wat achteruit zitten of draait zich zelfs om en de andere deelnemers gaan, uiteraard respectvol, over de inbrenger en zijn of haar casus praten. Daarbij filosoferen zij over hoe het voor de inbrenger werkt en wat daar typisch voor hem of haar aan is enzovoort. Dit duurt enkele minuten en de inbrenger noteert wat hij of zij hoort. Hierna vertelt de inbrenger wat deze aan bruikbaars gehoord heeft en hoe hij of zij daarmee verder wil. Net als bij de incidentmethode zal de begeleider dan nog vragen of dat nu ook gaat lukken of dat daar nog iets voor nodig is. Dit is belangrijk omdat het nieuwe inzicht soms niet zo heel nieuw is. De inbrenger heeft mogelijk al vaker geprobeerd dit inzicht in praktijk te brengen maar dat is tot heden niet gelukt. Het is nu dus de vraag of het deze keer wél gaat lukken met dit inzicht iets te doen. Tot slot kan de bespreking worden afgerond met een discussie over de verschillende benaderingswijzen van de groepsleden en hoe dit in hun praktijk speelt. De Balintmethode[128] vertoont gelijkenissen met de roddelmethode.

Van de verschillende intervisiemethoden wordt vaak licht afgeweken, iedere intervisiebegeleider ontwikkelt een eigen stijl. Begeleiders maken ook vaak gebruik van één of meer interactiemodellen die in de inleiding zijn genoemd. Het is wel van belang een herkenbare methode te hanteren zodat de groep zich deze kan eigen maken en na verloop van tijd desgewenst onbegeleid verder kan.

18

18.5   Ontwikkelingen

In de *huisartsopleiding* krijgen de aio's al vele jaren ten minste één begeleid intervisietraject. Vaak is er sprake van een supervisietraject. Dit is enigszins vergelijkbaar met begeleide intervisie, maar veel intensiever. Kleine groepjes en ten minste twaalf bijeenkomsten.[129]

In veel *ziekenhuizen* is de laatste jaren gestart met begeleide intervisie voor a(n)io's[130,131,132]. De ervaringen zijn vrijwel altijd positief. A(n)io's zijn meestal blij met de mogelijkheid om ervaringen op een rustige en gestructureerde manier met hun collega's te bespreken, en er zo van te leren.

Praktiserende huisartsen zitten vaak in een vaste intervisiegroep die circa zes keer per jaar bijeen komt. Hieronder zijn ook veel Balintgroepen.[133]

Medisch specialisten beginnen dit ook te doen; vooralsnog zijn dit vooral opleiders die in een intervisiegroep hun opleiderschap bespreken. Praktijkondersteuners starten groepen, evenals andere paramedici.[134]

18.6   Geaccrediteerde nascholing

Intervisiebegeleiders zijn vaak huisartsen of medisch specialisten met een vervolgopleiding in supervisie/coaching, of gedragswetenschappers met eenzelfde aanvullende opleiding en veel ervaring in het medische veld. Afhankelijk van de registratie van de intervisiebegeleider geldt begeleide intervisie als geaccrediteerde nascholing voor huisartsen én (sinds 2013) medisch specialisten.[135,136] Deze accreditatie is uiteraard een belangrijke motor in de verdere verbreiding van begeleide intervisie en stimuleert ook gezamenlijke intervisie van huisartsen en medisch specialisten. Een recent voorbeeld hiervan is het project 'Dappere Dokters' in Amsterdam waarin aio's uit verschillende specialismen en de huisartsgeneeskunde samen intervisie doen rondom samenwerkingsvraagstukken.

Deze trend van steeds meer intervisie zal zich vrijwel zeker doorzetten. In een vak waarin je de hele dag met mensen omgaat, patiënten en collega's, is het prettig voor jezelf en de ander als je inzicht hebt in wat de ander bij jou oproept en wat jij bij de ander kunt oproepen. Zeker als je die inzichten effectief weet te hanteren. Dat geeft betere patiëntenzorg en betere samenwerking.

Leren samenwerken op afdelingen en in teams

Chantal Savelsbergh en Noks Nauta

19.1   Inleiding

In de zorg wordt op allerlei manieren en in allerlei vormen samengewerkt, van zeer nabij tot meer op afstand (zie ook ▶ paragraaf 5.1). In dit hoofdstuk bespreken we het proces van samenwerken op afdelingen en in teams. Ook hierbij is al variatie te zien: men kan van zeer nabij met elkaar samenwerken 'rond het bed', maar ook iets verder van elkaar af. Men werkt in dat geval in een team of op een afdeling, waarbij men elkaar niet frequent hoeft te zien, maar toch een verband heeft. Daarnaast bestaan er ook projectteams, bestaande uit mensen die op verschillende afdelingen werken en samen aan een (afdelingoverstijgend) project werken.

Voor goede samenwerking is het opbouwen van onderling vertrouwen nodig (zie ook ▶ paragraaf 11.6). Omdat men in de directe patiëntenzorg vaak op onregelmatige tijden werkt, zijn er mensen die wel op dezelfde afdeling werken, maar elkaar niet zo vaak persoonlijk zien en spreken. Zij zullen daardoor minder gemakkelijk een vertrouwensband opbouwen.

De kwaliteit van samenwerking is lastig meetbaar evenals de uitkomsten van verbeterprojecten op dit gebied (zie ook ▶ paragraaf 7.4). We zouden ter overweging willen geven dat de 'spelers' van het team, niet alleen individueel, maar ook als team, afgerekend zouden kunnen worden op de 'opbrengst' van hun team. Wanneer men een gezamenlijk doel stelt, moet men dat ook gezamenlijk willen bereiken.

Directies van zorginstellingen kunnen een rol spelen ter bevordering van samenwerking door uit te dragen dat alle medewerkers in teams werken en aan te spreken zijn op hun functioneren, ook als lid van hun team. De patiënt zou daarbij (en dat gebeurt ook steeds vaker) veel meer kunnen worden gezien als klant. Het serieus vragen naar en meenemen van de ervaringen van patiënten leidt tot invloed van de patiënt op de kwaliteit van zorg. Dat betekent veel meer proactief werken aan het aspect 'samenwerking'. Dit zal niet alleen de tevredenheid van patiënten en zorgverleners verhogen, maar ook de kwaliteit én de veiligheid van de zorg gunstig beïnvloeden.

In de paragraaf over teambuilding en teamleren komen onder andere acht dimensies aan de orde van teamleergedrag. Een team dat de ambitie heeft om sterker te worden kan hiermee aan de gang, niet alleen als instrument om te reflecteren op de stand van zaken, maar ook als instrument om leer- en oefenpunten te formuleren. Daarna geven we een overzicht van kenmerken van afdelingen in zorginstellingen en op basis daarvan de uitdagingen die daaruit volgen voor het samenwerken op afdelingen en in teams. Zo kan een team, dat problemen in het samenwerken ervaart, hier leerpunten uithalen. Tot slot geven we een aantal concrete werkvormen voor de start van een projectteam of voor het aannemen van nieuwe medewerkers. Het maken van afspraken over samenwerken evenals het constructief geven en ontvangen van feedback vormen daarin belangrijke onderdelen.

Veel van wat we hieronder schrijven is gebaseerd op arbeids- en organisatiekundige inzichten en ervaringen. Daarover is helaas lang niet altijd harde evidence voorhanden. Over teamleren geven we enkele referenties uit onderzoek, zonder daarin in dit kader uitputtend te kunnen zijn.

19.2   Teambuilding en teamleren

Mensen samenbrengen in een team blijkt zowel in de praktijk, als ook uit empirisch onderzoek[137,138] nog niet direct te leiden tot een soepel samenwerkend team. Teamwork is kennelijk iets dat geleerd moet worden. In projectteams vraagt de onbekendheid met de uitdaging waar men voor staat bovendien om een hoge mate van flexibiliteit en aanpassingsvermogen.

19

In het kader van teambuilding en teamleren is het van groot belang dat er een bewustwording ontstaat bij de medewerkers over wanneer alleen te werken/zelf verantwoordelijkheid te dragen of juist samen. Teambuilding is een blijvend proces.

Teams in de zorg kunnen zich ontwikkelen tot teams met een sterk prestatie- en leervermogen. Teamleren is volgens Edmondson[139] een continu proces van gezamenlijke actie en reflectie dat tot uiting komt in:

- collectief exploreren;
- reflecteren;
- fouten bespreken en analyseren;
- feedbackgedrag;
- experimenteren.

Edmondson[140] publiceerde onderzoek naar de stappen die nodig zijn om nieuwe/verbeterde werkprocessen te laten ontstaan in ziekenhuisteams. Vooral het werken aan een psychologisch veilige omgeving en bespreken van het gezamenlijke leerproces droegen volgens Edmondson bij aan de adoptie van de nieuwe werkprocessen.

Het merendeel van de bekende teambuildingprogramma's in bedrijven richt zich vooral op het teamproces, in mindere mate op de teamnormen en -waarden en veel minder (of nauwelijks) op de teamomgeving en het teamontwerp. Dat is in zekere zin logisch, want ontwikkeling of verbetering van die laatste drie componenten kan eenvoudig niet op een incidentele manier.

In veel gevallen wordt er gebruik gemaakt van outdooropdrachten of juist van lezingen en peptalks, dan wel van plezierige uitstapjes. Die activiteiten zijn beperkt van duur, waardoor de noodzakelijke herhaalde oefening niet of nauwelijks plaatsvindt. Goede resultaten kunnen alleen volgen bij het steeds weer toepassen van de principes op de werkvloer zelf.

Stott en Walker[141] wijzen, op grond van de vele onderzoekingen die hieromtrent zijn uitgevoerd, op de zeer beperkte effecten van de tot dan toe gebruikelijke vormen van teambuilding bij bedrijfsteams. Het belangrijkste positieve effect is eigenlijk niet meer dan dat de bestaande situatie dragelijk wordt gemaakt. In plaats daarvan stellen zij de volgende uitgangspunten voor teambuilding voor, die wij geheel ondersteunen:

- beschouw de vier factoren (omgeving, ontwerp, proces en normen & waarden) integraal;
- richt de ontwikkeling op stapsgewijze optimalisatie van deze factoren;
- gebruik een valide diagnose als uitgangspunt voor het ontwikkelingsplan;
- het bestaande ontwikkelingsniveau van het team is bepalend voor de verbeterambities;
- geef het team (geleidelijk) zoveel mogelijk verantwoordelijkheid voor de eigen ontwikkeling.

Savelsbergh, Van der Heijden & Poell[142] hebben een meetinstrument geconstrueerd dat het concept 'teamleergedrag' volgens de definitie van Edmondson operationaliseert in afzonderlijk te diagnosticeren gedragingen. Daarbij is zoveel mogelijk uitgegaan van bestaande en gevalideerde meetschalen voor de onderkende gedragsdimensies.[143-146] Een pilotstudie wijst uit dat teamleergedrag uiteenvalt in een achttal te onderscheiden gedragsdimensies (zie ▣ tabel 19.1). Deze acht dimensies worden in de tabel beschreven met concrete uitingen daarvan. Zo kunnen teams zelf nagaan op welke dimensies ze al teamleergedrag vertonen en ook afspreken met welke ze (verder) aan de slag willen gaan.

Teamleergedrag heeft natuurlijk implicaties voor leiderschapsgedrag. In het kader van dit boek gaan we hier niet nader op in, maar verwijzen we naar publicaties hierover. Wij vermelden hier nog dat er een significante en positieve invloed is van teamleergedrag op de individuele stressperceptie.[147,148] Een interessant boek over het belang van (gezonde) teams voor organi-

◻ Tabel 19.1   Teamleergedrag in acht dimensies met concrete uitingen van die dimensies

Dimensie	Betekenis	Komt tot uiting in
1. samen exploreren	vragend en nieuwsgierig zijn naar elkaars visie, mening en perspectief rondom een vraagstuk, aanpak of idee	stellen van open vragen vragend reageren op uitingen van een ander in het team vaststellen dat zaken nog onduidelijk zijn voorstellen doen om dingen uit te zoeken checken of ieder zijn of haar visie/mening/perspectief heeft kunnen uiten (ook als diegene dat niet heeft!)
2. gezamenlijke meningsvorming/aanpak bepalen	ja-en gedrag in plaats van ja-maar. Hiermee bedoelen we dat teamleden doorredeneren op elkaars idee/visie/perspectief en streven naar een gezamenlijk gedragen mening/visie/aanpak	luisteren naar elkaar en laten blijken dat gehoord is wat een teamlid zei door daarop aan te sluiten gezamenlijke zoeken naar een mening/idee in plaats van de tegenstelling voorstellen doen om uit diverse ideeën de kern en het beste te plukken en samen te smelten tot een geheel checken of de gezamenlijk geformuleerde visie/aanpak/idee past bij ieders eigen plaatje; en … niet alleen kijken naar de consequenties in het eigen team, maar voor het grotere geheel (met de blik naar buiten dus)
3. reflecteren op uitkomsten	samen feitelijk terugkijken naar 'wat hebben we bereikt?' en 'was dat wat we wilden bereiken?'	samen bespreken van een teamresultaat door het feitelijke teamresultaat in kaart te brengen en ieders beleving daarover met elkaar te delen en de vragen die dit oproept met elkaar te delen
4. reflecteren op het teamproces	samen feitelijk terugkijken naar 'hoe hebben we dit aangepakt?'	samen in kaart brengen van de feitelijke acties van het team en met welk doel die acties zijn gedaan en of dat doel bereikt is
5. fouten met elkaar delen	dingen die fout zijn gelopen delen in het team om herhaling te voorkomen	expliciet uitnodigen om eventuele 'missers' van de afgelopen week met elkaar te delen (wat ging er heel goed, wat ging er heel fout) en hier zonder oordeel of afwijzing op reageren belonen van het melden van een misser, aanmoedigen om samen te onderzoeken hoe deze misser voorkomen had kunnen worden
6. fouten met elkaar analyseren	voor dingen die fout zijn gelopen met elkaar zoeken naar de oorzaak en oplossing in plaats van zoeken naar de schuldige	eerst feitelijk de situatie en het proces waar de fout zich voordeed in kaart brengen door degene die de misser meldt gezamenlijk open vragen hierover te stellen
7. feedback halen op het team	als team regelmatig feedback ophalen op de prestaties en het functioneren van het team bij belangrijke 'stakeholders' van het team	expliciet benoemen van belangrijke stakeholders en aan elkaar vragen naar eventuele feedbackuitingen elkaar expliciet uitnodigen om (regelmatig) feedback te vragen op uitkomsten/acties van het team aan specifiek benoemde stakeholders uiten van gehoorde feedback op het team, het luisteren naar feedback op het team zonder deze te bagatelliseren

◘ Tabel 19.1	Vervolg	
Dimensie	**Betekenis**	**Komt tot uiting in**
8. experimen-teren	samen manieren bedenken om dingen anders aan te pakken als team (na een fout, een reflectie, feedback) en deze als een concreet experiment plannen	naast elkaar zetten van 'hoe hebben we het (altijd) gedaan en hoe zou het anders kunnen?' kiezen van een andere aanpak vormgeven aan een concreet experiment (wanneer, wie, wat uitproberen, hoelang, wanneer evalueren) samen uitproberen (en vervolgens weer reflecteren op de resultaten van het experiment)

Bron: Savelsbergh, Van der Heijden & Poell[142]

saties en de unieke bijdragen van een team aan het reilen en zeilen van een organisatie is het boek van Mohrman & Cohen[149] een helder verslag van een serieus onderzoek binnen een groot aantal vooraanstaande bedrijven. Een interessante manier om naar teams en de samenstelling te kijken vanuit de rollen in een team, is met behulp van de teamrollen van Belbin[39] (zie ▶ paragraaf 7.3).

19.3 Afdelingsteams van zorginstellingen, kenmerken en uitdagingen voor samenwerken

Afdelingsteams in de zorg hebben vanwege de aard en organisatie van het werk een aantal kenmerken die implicaties hebben voor samenwerken. Die kunnen ook worden gezien als uitdagingen. In ◘ tabel 19.2 beschrijven we een aantal kenmerken en geven daarachter aan wat die kenmerken in het kader van samenwerken aan uitdagingen betekenen.

Op basis van ◘ tabel 19.2 kun je als team nagaan welke kenmerken er bij het team aan de orde zijn – of welke juist niet – en afspraken met elkaar maken hoe je de uitdagingen met betrekking tot samenwerken aangaat.

19.4 Praktische adviezen voor het starten van een team, aannemen van nieuwe medewerkers, afspraken over samenwerken

Wanneer men een (project)team of een nieuwe afdeling start, kan 'samenwerken' als belangrijk en expliciet uitgangspunt vanaf het begin worden meegenomen. Wanneer een team het delen van kennis als belangrijk doel heeft, dan kan men dit zo concreet naar elkaar uitspreken.

Bij het aannemen van nieuwe medewerkers of bij het binnenkomen/nieuw participeren van nieuwe teamleden kan men nagaan of zij bereid zijn om samen te werken en hoe hun vaardigheden daarin zijn. Hiervoor is bijvoorbeeld een vragenlijst voor het meten van de samenwerkingsattitude (zie een overzicht van vragenlijsten voor het meten van de samenwerkingsattitude van artsen en verpleegkundigen in Dougherty & Larson[150]), zoals de Jefferson Scale of Attitudes toward Physician-Nurse Collaboration.[151] Andere mogelijkheden zijn het navragen hoe de samenwerking in eerdere banen verliep (STAR-methode, zie tekstkader), het voorleggen van een situatiebeschrijving (wat zou u in dit geval doen?) en een vorm van assessment waarin een samenwerkingsopdracht wordt gegeven.

◻ Tabel 19.2   Kenmerken afdelingsteams in de zorg en uitdagingen met betrekking tot samenwerken

Kenmerken afdelingsteams in de zorg	Uitdaging met betrekking tot samenwerken
onregelmatige diensten, men ziet elkaar niet altijd persoonlijk	overdrachtsmomenten mogelijkheden om elkaar te zien en te spreken
verschillende professies en disciplines	elkaar bevragen en elkaar vertellen wat je doet met elkaar meelopen casuïstiek bespreken
verschillen in verantwoordelijkheden en bevoegdheden	transparantie over verantwoordelijkheden en bevoegdheden heldere afspraken over wie wat doet en wie aan wie rapporteert feedback geven en ontvangen
professionals met per beroepsgroep en per individu eigen professionele uitgangspunten	professionele uitgangspunten, waarden en normen expliciteren
patiëntenzorg gaat voor alles, dagelijkse 'hectiek'	regelmatig tijd nemen voor reflectie met het team

STAR-methodiek

De STAR-methodiek (situatie, taak, actie, resultaat) kan worden toegepast om in het kader van een sollicitatiegesprek eerdere (samenwerkings)ervaringen in kaart te brengen. Er wordt gevraagd een specifieke (samenwerkings)situatie uit het verleden te beschrijven, te vertellen wat men toen feitelijk deed en wat het effect was.

Ook kan men een (fictieve) situatie in de nieuwe afdeling schetsen en daarbij vragen hoe de beoogde medewerker zou reageren.

Met behulp van de 360°-feedbackmethode kan men ook feedback over samenwerkingscompetenties vragen.

360°-feedback

Bij deze methode worden vaardigheden, kennis en gedrag geëvalueerd door de testpersoon én door relevante anderen. Degene over wie de feedback gaat kan dit gebruiken om het eigen gedrag te onderzoeken. Deze methode kan voor diverse doelen worden ingezet. Het kan bijvoorbeeld gebruikt worden bij het maken van een persoonlijk ontwikkelplan of het inventariseren van opleidingsbehoeften. Zo kan men bij deze methoden ook de samenwerkingsvaardigheden meenemen. Deze worden dan vanuit de relevante anderen (teamleden, leidinggevende en/of patiënten) beoordeeld.

Bij het vormen van een nieuw (project)team kan de manager/projectleider met alle nieuwe mensen vooraf een een-op-eengesprek voeren. De leider zorgt er dan voor dat er heldere uitgangspunten voor het team zijn, dat er wordt uitgedragen: 'Hier delen we kennis met elkaar. We spelen de "wedstrijd" samen! Zó doen wij het hier!' In een gesprek kan dan worden uitgewisseld dat men zich bij het komen werken aldaar committeert aan de uitgangspunten en normen en regels die er op het gebied van samenwerking zijn omschreven.

19

19.4 · Praktische adviezen voor het starten van een team, ...

111

19

Het gemeenschappelijk gevoelde en uitgesproken doel van het team is een leidraad voor de toekomst. Wat voor product willen wij hier leveren? Het gaat om het proces en het doel verderop, dus niet van één moment. Het doel is dan bijvoorbeeld niet om een bepaald aantal mensen binnen een bepaalde tijd te wassen, maar het doel is de kwaliteit van de patiëntenzorg. Over dat laatste doel kun je het met elkaar hebben en bespreken hoe je dat bereikt. Dat motiveert meer om de klus met elkaar te gaan doen. Medewerkers gaan dan meer zelf beslissingen nemen en voelen zich meer verantwoordelijk voor het geheel.

Wanneer in een bestaand team een nieuwe medewerker komt, ontstaat er een nieuw evenwicht in de groep. Vanuit de liefst al expliciet geformuleerde teamwaarden en -normen kan men met elkaar communiceren. Zo niet, dan duurt het langer voordat dat nieuwe samenwerkingsevenwicht er is. Het besef dat de situatie van samen doen beter is dan de situatie van ieder voor zich is een proces dat tijd nodig heeft. Een nieuwe medewerker of teamlid kan natuurlijk ook een impuls geven aan de samenwerking, juist omdat iemand met een frisse blik kijkt. Een bestaand team dat openstaat voor nieuwe ideeën op dit gebied en een nieuwe medewerker of teamlid hierop bevraagt, zal zo iemand stimuleren de ideeën hierover te delen. Zie ook het deel over teamleren en de acht dimensies.

Procesreflectie, een werkvorm voor het begin van teamleren

Een startend team kan zichzelf bij elk werkoverleg de volgende vragen stellen:

- Hoe werken wij thans samen?
- Wat zijn de kritieke momenten?
- Wat kan er beter in de samenwerking, hoe pakken we dit aan en wat spreken we daarover af?

Feedback geven én ontvangen zijn belangrijke onderdelen van teamleren. In het tekstkader hieronder een aantal elementen voor effectieve feedback.

Feedback

Feedback is terugkoppeling over hoe iemand anders ons gedrag ziet en ervaart. Het is een belangrijk instrument voor het verwerven van zelfkennis en voor het sturen van het persoonlijke leerproces. Het geven van feedback aan elkaar is bedoeld om de kwaliteit van het werk en van het team te verbeteren, om de samenwerking te verbeteren, om te stimuleren en te steunen, om te verhelderen en om te leren. Feedback geven op een constructieve manier vereist het afspreken van en zich houden aan regels voor feedback. Breed geaccepteerde kenmerken van effectieve feedback zijn:

- actueel; gaat over het hier en nu;
- gaat over het gedrag;
- is beschrijvend, feitelijk;
- is specifiek en concreet;
- mening in de ik-vorm;
- gaat over veranderbaar gedrag;
- geeft aan wat het effect is van het (ongewenste) gedrag;
- is duidelijk over het belang van de gever, bevat een wens;
- is gewenst (timing);
- heeft ook ruimte voor complimenten;
- bevat de check of feedback is begrepen;
- ontvanger ziet feedback als een kans om te leren en vraagt om verduidelijking.

Voor het samenwerken in een groep is het van belang je bewust te zijn van je eigen taken en die van de anderen. In veel bedrijven worden trainingen gegeven om de medewerkers te leren elkaar constructieve feedback te geven. Nu willen veel mensen dat wel doen, maar in de praktijk, met name in de zorg, blijkt dat bestaande of gevoelde machtsverschillen ten opzichte van elkaar hiervoor een belemmering vormen. Dit maakt dat er extra aandacht zal moeten zijn voor afspraken hierover. De lagere in rangorde (bijvoorbeeld verpleegkundigen ten opzichte van artsen) ervaren vaak meer barrières dan de hogere in rangorde. Artsen zouden bijvoorbeeld expliciet kunnen maken waarover ze feedback willen horen van verpleegkundigen. Daar zou op vaste tijden aandacht aan gegeven kunnen worden in het kader van werkoverleggen met dit als vast agendapunt. Het is ook van belang om erachter te komen of verpleegkundigen wel naar artsen toestappen wanneer er iets misgaat en wat de reden is waarom zij dit niet doen. Wanneer deze kritische momenten in de samenwerking op constructieve wijze aan de orde komen, dan kan de samenwerking werkelijk gaan verbeteren.

> **Werkvorm voor feedback geven van de ene beroepsgroep aan de ander**
> Feedback geven op individueel niveau kan bedreigend zijn. Daarom kan men op gezette tijden op een afdelingsoverleg vragen om feedback op beroepsgroepniveau, bijvoorbeeld van artsen naar verpleegkundigen en vice versa.
> - Verpleegkundigen en artsen van eenzelfde afdeling formuleren met hun eigen beroepsgroepsgenoten de punten die ze terug willen geven aan de andere groep.
> - Ze bereiden dit verder voor volgens de geaccepteerde regels voor constructieve feedback.
> - Op het afdelingsoverleg geeft men dit aan de andere groep terug. Er is ruimte voor het stellen van informatieve vragen. De groep die de feedback krijgt, formuleert zelf een of meer verbeterpunten, legt deze voor aan de groep die feedback gaf en men spreekt af binnen welke tijd deze verbeterpunten worden geëvalueerd.

19.5   Tot slot

Samenvattend en ten slotte willen we hier stellen dat (niet alleen individuen, maar ook) teams voortdurend ontwikkelen. Wanneer een team of diens leider die ontwikkeling de goede kant op wil sturen, zal men hier gezamenlijk en regelmatig expliciet tijd aan moeten besteden. Actie (presteren) en reflectie (leren) horen daarin bij elkaar. Dit vraagt oefening, durf en een veilige context.

Clinical governance en een cultuur continu gericht op verbeteren

Wouter A. Keijser

20.1   Inleiding

Een cultuur waarin teams van zorgverleners in de dagelijkse praktijk continu werken aan verbeteren lijkt een utopie. Toch zijn de afgelopen decennia methoden ontwikkeld waarmee zo'n cultuur te realiseren is. Multidisciplinaire zorgteams blijken een niveau van samenwerken te kunnen bereiken waarbinnen men continu gericht is op de vraag: Hoe kan het anders, beter? Iedere cliënt of patiënt is anders: ieder moment kan wijzigingen vragen in het zorgplan of de behandeling. Daarbij wordt de zorg niet eenvoudiger, maar complexer en vraagt de zorgvrager niet minder, maar wordt deze juist kritischer. Ontwikkelingen in de zorg vragen juist om meer samenwerking, betere en snellere afstemming en meer zorg 'op maat'. En niet één keer in de week, maar continu.

Dit hoofdstuk gaat in op methoden die teams, teammanagers en artsen zich de afgelopen jaren in toenemende mate inzetten om een cultuur continu gericht op verbeteren te bereiken. Achtereenvolgens wordt ingegaan op de centrale rol van 'clinical governance', verschillende fundamentele methoden voor cultuurverandering op de zorgwerkvloer en recente praktijkervaringen.

20.2   Autonomie en verantwoordelijkheid

Het streven van excellente samenwerking in (keten)zorg kan op vele manieren worden weergegeven, zoals: *zorgprofessionals die multidisciplinair samenwerken in teams en netwerken van continu wisselende samenstelling, allen vanuit een gemeenschappelijk denkkader, uitgaande van kennis, vaardigheden en attitude op het gebied van teamwork en in staat om ongeacht hun individuele discipline, (in)formele grenzen of mandaat autonoom op te komen voor het gemeenschappelijk doel.*

Op basis van meer dan dertig jaar onderzoek naar teamwork, weten we dat goed presterende teams onder meer gekenmerkt worden door een veilig klimaat waarin leren en verbeteren mogelijk is (zie ook ▶ hoofdstuk 19). Met andere woorden: fouten maken mag, mits ervan wordt geleerd. Dit vergt wel dat binnen en tussen teams afspraken worden gemaakt en gehouden met betrekking tot gedrag, attitude en wijze van communiceren. Hiervoor zijn verschillende termen in gebruik, zoals: aanspreekcultuur, 'open communicatie', waarderende dialoog of 'appreciative inquiry'. Teamleden moeten ook duidelijk werken vanuit een gemeenschappelijk denkraam: iedereen werkt aan hetzelfde doel: de patiënt/cliënt. Ook het leiderschap verdient daarin de nodige aandacht: zowel het leiderschap van mensen die teams formeel aansturen als die informeel het verschil kunnen maken in welke mate deze teams in staat zijn tot continu verbeteren. Leiderschap dat uitgaat van een gedeeld leiderschap ('shared leadership') in plaats van formele hiërarchische verhoudingen. Wanneer aan deze kenmerken voldaan wordt, is de kans groot dat collega's elkaar vertrouwen, individuele eigenaarschap en verantwoordelijkheid delen en nemen ('responsible autonomy') en elkaar daarbij durven aanspreken, ongeacht rol, persoon of situatie. Een cultuur ('zo doen we het hier') waarbij alle betrokkenen proactief, in teamverband hun verantwoordelijkheid nemen waar nodig. Deze kenmerken vormen de basiselementen van clinical governance[152]:

- proces-/systeembewustzijn;
- communicatie;
- teamwork;
- eigenaarschap;
- leiderschap.

De visie van good clinical governance geeft helder en overtuigend richting, helaas blijkt dat de realiteit vaak anders is en niet zelden kennen teams een bepaalde mate van onveiligheid en ontbreekt het aan een 'aanspreekcultuur'. De vraag is: Hoe realiseer je ingrijpende cultuurverbetering op de werkvloer?

Kwaliteitsindicatoren in de zorg 'keken' tot voor kort voornamelijk naar de harde uitkomsten van zorgorganisaties. Echter aandacht voor wat er gebeurt in de 'black box' die daadwerkelijk de zorg maakt, de zorgteams, groeit. In de zorg is een gestage maar onomkeerbare verschuiving gaande van verzuiling naar ketensamenwerking. Daarnaast is ook een maatschappelijke nivellering terug te vinden in de zorg: waar voorheen een duidelijke scheiding was tussen bijvoorbeeld verpleegkundigen en artsen, werken verschillende disciplines ongeacht hiërarchie of positie steeds meer samen. Deze bewegingen worden versterkt door toenemende ervaring met succesvolle verbetermethoden die zorgteams, -medewerkers en -leiders op een duurzame wijze naar een verbetercultuur helpen.

20.3 Fundamenten

Meer dan dertig jaar onderzoek en praktijkervaring op het gebied van verbetering in industrieën buiten de zorg, hebben de afgelopen jaren ook in de zorg in toenemende mate bijgedragen aan verbetering. Wetenschappelijke kennisgebieden zoals 'human factor science', procesverbetering, implementatie- en veranderkunde, psychologie en teamdynamica zijn toenemend terug te vinden in verbeterprogramma's. Veel zorgverleners hebben de afgelopen jaren kennis kunnen maken met projecten op het gebied van bijvoorbeeld: Crew Resource Management, Lean, Six Sigma, Kaizen en sociale innovatie. Veel Nederlandse zorgbestuurders en -managers hebben daarnaast kennis opgedaan in (veelal Amerikaanse) toonaangevende instituten en ziekenhuizen, zoals Institute for Healthcare Improvement (USA), Johns Hopkins, Dartmouth Medical Center (*clinical microsystems*) en de Engelse National Health Service. (Vooralsnog kent Nederland nog geen instituut waarbinnen deze kennis en ervaring wordt verzameld).

Een aantal van deze organisaties heeft in de afgelopen tien jaar initiatieven ontplooid om 'best practises' op gebied van zorgverbetering te combineren tot een praktisch en eenvoudig inzetbaar verbeterprogramma of curriculum. Directe aanleiding van deze programma's was om efficiëntie van teams te verbeteren en de veiligheid van zorg te verhogen, in het bijzonder gestimuleerd door een groeiende (media)aandacht voor vermijdbare fouten en schade in de zorg. Programma's zoals TeamSTEPPS (AHRQ), CUSP (Johns Hopkins) en Productive Ward (NHS) zijn alle voorbeelden van 'evidence-based', beproefde programma's die een variatie aan instrumenten en technieken bieden om op maat (op basis van lokale wensen, mogelijkheden van teams) te worden ingezet om zorgkwaliteit te verbeteren. De inhoud van deze programma's is grotendeels gericht op procesverbetering, in sommige gevallen gecombineerd met teamworktrainingen.

20.4 Combinatie

Zorg en ook verbetering van zorg is in nagenoeg alle situaties het 'product' van meerdere disciplines. In het creëren van een continu lerende en verbeterende cultuur staan steeds twee verbeteractoren samen aan het roer: het team en het 'leiderschap'. Veel onderzoek laat een belangrijke relatie zien tussen de rol en betrokkenheid van artsen en (team)managers op het

20

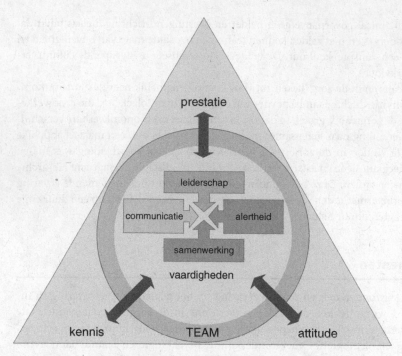

◘ Figuur 20.1   De 'TeamSHOPP-driehoek' (TM, AHRQ/DoD).

succes van zorgverbeterinitiatieven. Onderzoek laat ook zien dat gebrek aan draagvlak bij artsen en managers een negatief effect heeft op verbetering. Van nature is de zorg ook hiërarchisch georganiseerd, niet in de laatste plaats door de eindverantwoordelijkheid die artsen beroepshalve dragen. Het ligt dan ook voor de hand om bestaande programma's gericht op teamworkoptimalisatie en procesverbetering te combineren met het (door)ontwikkelen van de formele en informele leiderschapscompetenties van dokters en managers.

Het is relatief eenvoudig om een team van zorgverleners op te leiden en te oefenen in beter samenwerken. Het optimaliseren van kennis, vaardigheden en attitudes binnen een team zorgt ervoor dat teams optimale prestaties leveren volgens een gemeenschappelijk mentaal denkraam (zie ◘ figuur 20.1).

Genoemde programma's zoals TeamSTEPPS bieden uiteenlopende praktische instrumenten en technieken om teamleden te onderwijzen en te trainen in competenties en gedrag (zie ◘ tabel 20.1).

Hierdoor worden teamleden zich collectief meer bewust van de taken van het team en elkaar(s werk), vallen teamleden meer voor elkaar in en leren zij constructieve methoden van communicatie. Intussen is veel ervaring opgedaan met teamworkverbetering in zorgteams: de uitdaging is om tegelijkertijd ook het leiderschap binnen teams te optimaliseren. Het eerder genoemde gedeeld leiderschap (shared leadership) doelt op de gemeenschappelijke verantwoordelijkheid van teamleden als het gaat om het opkomen voor het belang van de patiënt/cliënt. Het formele leiderschap ligt echter meestal in handen van een of hooguit twee disciplines: de manager en de dokter. Teams die werken volgens de basiselementen van clinical governance en daarbij dus uitgaan van gedeeld leiderschap worden bij voorkeur aangestuurd uitgaande van dienend ('servant') en coachend leiderschap.

◘ **Tabel 20.1** Teamworkcompetenties en -vaardigheden en gerelateerde instrumenten en strategieën (gebaseerd op Baker et al.[155])

Teamworkcompetenties	Gedrag en vaardigheden	Instrumenten en strategieën
leiderschap: de capaciteit om: – te leiden en te coördineren – taken te delegeren – teamleden te motiveren – middelen goed in te zetten – optimale teamprestaties te faciliteren	– helder kunnen definiëren van individuele teamrollen – prestatieverwachtingen kunnen communiceren – actief initiëren van en participeren in teamworkactiviteiten – faciliteren probleemoplossend vermogen binnen team	– resourcemanagement – delegeren – brief – huddle – debrief
situatiealertheid: de capaciteit om: – begrip en inzicht van context en omstandigheden van het team te ontwikkelen – benodigde strategieën en vaardigheden toe te passen om de prestaties van teamgenoten te monitoren – proactief te werken met het gezamenlijke gedachtegoed (shared mental model)	– anticiperen op en kunnen inschatten van behoeften (onder andere aan hulp) van medeteamleden, onder meer door monitoren van onderlinge activiteiten – tijdig geven van feedback gericht op tijdige zelfcorrectie – elkaars 'ogen in de rug' zijn	– situatiebewustzijn – cross monitoring – STEP – I'M SAFE
onderlinge support: de capaciteit om te anticiperen op andere teamgenoten en hun behoeften door middel van: – accurate kennis – werkbelasting proactief onderling te spreiden met oog op een juiste balans tijdens perioden met piekbelasting of werkstress	– proactief corrigeren van deficienties in de werkbelasting door onderling schuiven in taakverantwoordelijkheden naar onderbelaste teamleden – geven en ontvangen van constructieve en evaluerende feedback – conflicten oplossen – geven van support en bevestiging aan anderen	– taakverlichting/-ondersteuning – geven en ontvangen van feedback – support en bevestiging – Two-Challenge Rule – CUS – DESC Script – samenwerken
communicatie: capaciteit om effectief informatie uit te wisselen tussen teamleden onderling, onafhankelijk van het gebruikte medium	communiceren van belangrijke en relevante informatie door middel van gestructureerde communicatietechnieken inschatten of overgedragen informatie adequaat is aangekomen en de inhoud is begrepen door middel van methoden van follow-up en bevestiging	– SBAR – Call-Out – Check-Back – Handoff – I Pass the Baton

Sinds 2009 is in Nederland in toenemende mate ervaring met het TeamSTEPPS verbetercurriculum. TeamSTEPPS werd in 2008 door de Amerikaanse overheidsinstanties Department of Defense (DoD) en Agency for Healthcare Research and Quality (AHRQ) gelanceerd en is sindsdien in vele honderden zorginstelling in de Verenigde Staten en daarbuiten geïmplementeerd. Het programma combineert procesverbetering met teamontwikkeling en ondersteunt daarmee het verbeteren van multidisciplinaire teamprestaties. Na de Nederlandse (tevens Europese) introductie van het programma in 2008 wordt het programma gecombineerd met het

◘ Tabel 20.2   Vijf competentiecategorieën van het (Medisch) Leiderschap Programma (MLP)

1 richting geven	– impact inschatten – besluitvorming – toepassen kennis en evidence – identificeren van verandercontexten
2 persoonlijke kwaliteiten	– werken vanuit integriteit – gericht op continue persoonlijke ontwikkeling – zelfmanagement – ontwikkelen van zelfbewustzijn
3 met anderen werken	– werken in teams – deelname van anderen stimuleren – bouwen en behouden van relaties – ontwikkelen van netwerken
4 managen van zorgverlening	– managen van prestaties – managen van mensen – managen van middelen – planning
5 verbeteren van zorgverlening	– faciliteren van transformatie (duurzame ontwikkeling) – stimuleren van verbetering en innovatie – kritisch evalueren – patiëntveiligheid borgen

leiderschapsprogramma voor artsen en managers[1], mede op basis van het 'Leadership Framework' (NHS). Dit leiderschapsprogramma is nauw vervlochten in de proces- en teaminterventies, waardoor het managers en artsen helpt in het aansturen van teams op een coachende, richtinggevende wijze. Door middel van 360°-assessment en individuele coaching worden artsen en managers begeleid in het versterken van competenties op vijf leiderschapsdomeinen (zie ◘ tabel 20.2), waarin een-op-eencoaching en intervisie worden afgewisseld met teaminterventies die door de artsen/managers zelf worden georganiseerd.

In de afgelopen jaren werd deze gecombineerde aanpak in Nederland onder meer ingezet in langdurige ouderenzorg, revalidatiezorg, chirurgische zorgketen en binnen de nucleaire geneeskunde.[2][153,154] In deze cultuurtrajecten blijken de vijf basiselementen van clinical governance een goede kapstok te zijn voor het gefaseerd implementeren van leiderschapsontwikkeling en teamworkoptimalisatie (zie ◘ tabel 20.3).

20.5   Praktijkervaringen

Op basis van praktijkervaringen in de afgelopen jaren is het mogelijk enkele succesfactoren te onderscheiden in de praktische uitrol van deze relatief complexe verandertrajecten.

Uitgaande van de huidige inzichten en aanpakken die hierboven worden genoemd, wordt gedurende die periode op meerdere niveaus gewerkt. Monodisciplinaire teaminterventies in

---

1   Team Strategieën & Hulpmiddelen voor Optimalisatie van Prestaties en Patiëntveiligheid (TeamSHOPP)(zie:
▶ www.teamworkindezorg.nl).

2   Inspectie voor de Gezondheidszorg (IgZ) met betrekking tot verbeteraanpakken in perioperatieve keten:
▶ http://www.igz.nl/Images/2013-06%20Rapport%20Operatief%20proces%20beter%20gestructureerd_tcm294-342200.pdf.

◘ Tabel 20.3 De vijf basiselementen van clinical governance als 'kapstok' voor leiderschapsontwikkeling en teamworkoptimalisatie

Clinical governance	TeamSHOPP curriculum
1 proces/systeembewustzijn	teams en teamleden leren denken en werken vanuit een gemeenschappelijk doel en volgens een 'shared mental framework' motto: ons doel is ook mijn doel concreet voorbeeld: werken volgens een gedeeld denkraamwerk (zorgsysteem-'denken')
2 communicatie	creëren van een aanspreekcultuur (leren) open staan voor, geven en krijgen van feedback continue zelfreflectie op houding en gedrag motto: veranderen is in de spiegel blijven kijken concreet voorbeeld: tijdens teamtrainingen en -simulaties staan communicatiestrategieën en -technieken centraal; leiderschapsontwikkeling is gericht op zelfreflectie en voorbeeldgedrag
3 teamwork	optimaal presterende teams beschikken over de juiste kennis, vaardigheden en attitude (KVA): deze zijn trainbaar optimalisatie van proces en houding/gedrag gaan hand in hand motto: 1+1=3 concreet voorbeeld: uitgaande van specifieke zorgproces(sen) komen voor het team relevante KVA's aan de orde
4 eigenaarschap	teams en teamleden leren in gezamenlijkheid en vanuit wederkerigheid als collectief 'veiligheidsnet' te functioneren om werk(over)belasting en voorkombare fouten op te vangen motto: wie het weet, moet het zeggen; onze patiënt is ook mijn patiënt concreet voorbeeld: teams leren zelfstandig(er) te werken; 'leiders' en managers geven leiding op coachende wijze
5 leiderschap	meten en verbeteren van (medisch-)leiderschapscompetenties volgens vooropgezet plan en zonder voorbehoud motto: zonder leiders geen volgers; en vice versa concreet voorbeeld: individuele coaching van artsen en managers op basis van 360°-assessments

het begin kunnen de 'grondverf' zetten (het zogenaamde 'priming effect') voor het verbeteren van het multidisciplinaire teamwork. Door een optimaal teamklimaat tussen teamleden van dezelfde 'soort', worden (leer)ervaringen in de praktijk optimaal gedeeld. Verder komt het voor dat het disfunctioneren van multidisciplinaire teams wordt gevoed vanuit een van de disciplines. Bij voorkeur participeren alle teamleden van een multidisciplinair team niet alleen in de gemeenschappelijke teamsessies, maar ook op het gebied van persoonlijk leiderschap. In multidisciplinaire teams van grote omvang is het praktisch niet haalbaar om hiervoor (kostbare externe) coaching in te schakelen: gestructureerde intervisie in kleine groepen, inhoudelijk in lijn met de plenaire, multidisciplinaire teamsessies, bieden dan een effectief alternatief.

Wanneer leidinggevenden juist meer 'vanuit vertrouwen loslaten' beoefenen kunnen teamcoaches afkomstig vanuit de eigen teams in een meer informele brugfunctie voorzien. Door een coach-de-coachaanpak ontstaat ook wat sommigen wel informele 'leidende coalitie' noemen. Teams en afdelingen in de zorg zijn niet gebaat bij een grote afhankelijkheid van trainers van buitenaf: middels een train-de-trainerprogramma wordt de benodigde kennis en ervaring

20

binnen het team zelf geborgd. Bovendien wordt training en begeleiding door 'eigen mensen' als plezieriger ervaren, mogelijk met een positieve invloed op het leereffect.

20.6   Verantwoord

Het realiseren van blijvende (cultuur)verandering in een multidisciplinair team van gemiddelde grootte vergt gemiddeld een tot anderhalf jaar. Het implementeren van uitgebreide verbeterprogramma's kost veel tijd, geld en aandacht. Door tal van verbeterprojecten in het verleden en centrale (over)regulering in de zorg, hebben veel zorgteams in meer of mindere mate last van 'verbetermoeheid'. Op een 'traininkje hier en daar' zitten zorgteams vaak niet te wachten: dan is meer overtuigingskracht nodig. Daarnaast, in het tijdsgewricht waarin de zorg zich bevindt, kunnen investeringen conflicteren met financiële mogelijkheden en (psychologische) spankracht van een zorgteam en/of de leidinggevenden. De verantwoording voor een langdurig en intensief cultuurtraject waarin alle teamleden zonder uitzondering betrokken worden en waarbij artsen en managers gecommitteerd zijn tot intensieve (zelf)ontwikkeling is dan ook niet eenvoudig. De urgentie om structureel aan 'de cultuur' te werken kunnen zo groot zijn dat budgettaire afwegingen snel gemaakt zijn. Immers: een disfunctionerend team kent vaak veel verzuim en verloop en heeft grotere risico's op fouten, die weer leiden tot (juridische) kosten.[156] Zowel een psycho-emotionele als financiële 'business case' vormt dan ook onderdeel van een goede voorbereiding van de succesvolle uitrol van deze programma's.

Werkvormen voor multidisciplinaire bijeenkomsten

Noks Nauta en Ruth Hammelburg

21

21.1 Inleiding

Dit hoofdstuk behandelt een aantal werkvormen die men kan inzetten in multidisciplinaire groepen. Dat kan een multidisciplinaire groep zijn die een richtlijn gaat opstellen, het kan ook een groep zijn die een ander soort project tot stand wil brengen of een multidisciplinaire groep die binnen een centrum met elkaar samenwerkt en regelmatig het samenwerkingsproces aan de orde wil stellen. Deze werkvormen kunnen worden gebruikt om de onderlinge communicatie te faciliteren en te bevorderen. Het doel van deze werkvormen is om de multidisciplinariteit zo effectief mogelijk in te zetten in het proces, zodat vanuit elke discipline de essentiële inbreng wordt meegenomen, men elkaar versterkt en men zich ook allemaal in het eindproduct herkent. Deze werkvormen zijn opgeschreven vanuit de ervaringen die wij zelf hebben opgedaan. Een aantal van deze werkvormen is gebruikt in het kader van trainingen, waarvan de effecten ook onderzocht zijn.[26,157,158,159]

Zorgverlener en patiënt, maar ook individuele beroepsbeoefenaren onderling, communiceren en handelen frequent vanuit verschillende perspectieven. Dit vormt dan vaak een beletsel voor duidelijke communicatie en adequate samenwerking en het komt de kwaliteit van zorg niet ten goede. Communiceren is een vaardigheid die niet als vanzelfsprekend aangeboren is en tot iemands basisuitrusting behoort. Het is een vaardigheid die wel in korte tijd kan worden aangeleerd.

In ▶ hoofdstuk 23 wordt aandacht besteed aan het proces bij specifieke multidisciplinaire groepen, namelijk bij het proces van multidisciplinair ontwikkelen van richtlijnen. In deel 3, ▶ hoofdstuk 31 staat een concreet uitgewerkt voorbeeld van het proces van een multidisciplinair richtlijnontwikkelproject. Men heeft dit proces '360°-richtlijnontwikkeling' genoemd.

Wij pleiten ervoor dat er al bij de eerste bijeenkomst van een multidisciplinaire groep aandacht is voor het proces van de multidisciplinariteit, dus al in de kennismakingsfase. Ook in de latere fasen van de groep zal het proces steeds weer expliciete aandacht behoeven en men kan dan ook letten op de gevolgen van deze aanpak: brengt het de deelnemers dichter bij elkaar en komen de verschillende disciplines ook allemaal voldoende aan bod?

Het is wel van groot belang dat de gespreksleider ervaren en vaardig als procesleider is en door alle leden wordt geaccepteerd.

21.2 Werkvormen naar doelstelling

Leren samenwerken is een onderwijskundige uitdaging. Het is te leren, maar hoe? Gerritsen & Nauta[160] beschreven een onderwijskundig kader. Werkvormen voor samenwerking in de zorg zijn nog in ontwikkeling. Wij beschrijven in deze paragraaf een aantal zelf ontwikkelde werkvormen. Wij stellen voor om eerst te kijken naar het doel waarvoor ze kunnen worden ingezet. In ◘ tabel 21.1 staat daarom een niet uitputtend overzicht van doelen en daarbij passende werkvormen in het kort. Daarna volgen nadere (onderwijskundige) uitwerkingen van enkele van deze werkvormen.

21.3 Werkvormen

- **1 Beeldvorming en vooroordelen expliciet maken**
Doel: beelden en vooroordelen over elkaars vak bespreekbaar maken. Op basis daarvan komen tot een overzicht van taken en afspraken voor goed samenwerken en verwijzen.

Doel	Werkvormen	Verwijst naar in deze paragraaf besproken werkvormen
bewust maken van multidisciplinariteit en kennismaking	iedere discipline een eigen kleursticker geven gemengde plaatsing aan de tafel opdracht om in de pauze met iemand van een andere discipline te praten.	
beeldvorming expliciteren	beeldvorming en vooroordelen expliciet maken	zie werkvorm 1
elkaars werkwijze leren kennen	wie doet wat? mindmap verwijzen en samenwerken multidisciplinaire casusbesprekingen aan de hand van een concrete opzet en vragen om te stellen elkaar in interviewvorm bevragen over het werk ministages, met elkaar meelopen in de praktijk benoemen van unique selling point (van je eigen groep of van de ander)	zie werkvorm 2 zie werkvorm 2
samen aanbevelingen opstellen	consensusmethoden, zoals de Delphimethode, de nominale groepstechniek of mengvormen	zie werkvorm 3
waarden delen	ethisch dilemma aan hand van een casus bespreken aanvulvragen gemeenschappelijk standpunt formuleren over lastige kwestie	

☐ **Tabel 21.1** Doelen van multidisciplinair werken en bijbehorende werkvormen

Werkwijze: er is onderscheid tussen werken in een kleinere groep (bijvoorbeeld minder dan tien mensen, zie a) en een grotere groep (zie b).

a. Bij een kleine groep: ieder schrijft op post-its over alle andere professionals in de groep wat hij of zij weet of vindt. Men geeft de post-its aan de vertegenwoordiger van de betreffende beroepsgroep. Deze mag de post-its rustig bekijken en dan reageren op de vragen:
   — Begrijp je waarom men dit over je zegt?
   — Wat klopt wel of niet?
   — Waarom wel of niet?
   — Wat doe jij wel? (Dat kan ook later in een schriftelijke ronde.)

b. In grote groep: hang flip-overvellen op, één voor elke beroepsgroep, liefst ook een vel over de betreffende patiëntenorganisatie. Geef alle deelnemers een viltstift en vraag hen alles op te schrijven over de andere beroepsgroepen (dus niet over de eigen beroepsgroep) wat ze kwijt willen, zoals: wat ze menen dat de anderen doen, wat de anderen volgens hen zouden moeten doen en wat ze niet zouden moeten doen, klachten en vooroordelen, ook over samenwerken.

   Daarna krijgt van elke groep een vertegenwoordiger het vel dat over zijn of haar beroepsgroep gaat en mag men reageren. Zie verder zoals onder a.

PM: Op de flip-overs kan men ook de letters van het alfabet onder elkaar zetten, daarmee krijgt men sneller associaties.

Men mag onderling met elkaar praten tijdens het schrijven op de vellen.

21

■ **2 Wie doet wat? Uit te breiden met mindmap 'verwijzen en samenwerken'**
Doel: in kaart brengen van ieders taken, dit als basis voor verwijzen en samenwerken.

Werkwijze: alle deelnemers schrijven volgens een vast format op wat hun taken zijn met betrekking tot een bepaalde aandoening (liefst een voorbeeld geven van zo'n format). Dit kan als huiswerk vooraf, al dan niet uitgewisseld via de mail of ter plaatse op flip-overvellen aan de muur.

Variant: doe dit aan de hand van een gegeven casus.

De uitkomsten worden in de groep besproken:

— Wist men dit?

— Wat is nieuw?

— Waar zitten verdubbelingen?

— Waar zitten lacunes?

Uitbreiding met mindmap 'verwijzen en samenwerken': zet op een flip-overvel de patiënt centraal en geef alle actoren een plek rond de patiënt. Schets dan gezamenlijk de lijnen voor verwijzen en samenwerken. Definieer vooraf wat u daarmee bedoelt.

Deze werkvorm kan men ook over meerdere bijeenkomsten verdelen.

Het eindproduct is:

— een overzicht van ieders taken rond een patiënt met deze aandoening;

— een mindmap met de ideale situatie van verwijzen en samenwerken;

— een toelichting daarbij;

— zowel goed bruikbaar voor de professionals als voor de patiënten.

■ **3 Consensusmethoden**
Doel: minimaal 70% van de groep heeft overeenstemming. (Er hoeft geen unanimiteit te zijn.)

Werkwijze: de ideale groepsgrootte loopt uiteen van circa acht tot dertig personen of vertegenwoordigers van beroepsgroepen. Er is een schriftelijke werkwijze (Delphimethode) en een mondelinge werkwijze (nominale groepstechniek) en er zijn combinaties mogelijk (enkele schriftelijke rondes en een mondelinge bijeenkomst om de consensus te realiseren).

Bij de schriftelijke werkwijze legt men aan de deelnemers stellingen voor. Als er geen consensus kan worden bereikt over een stelling, kan men besluiten die weg te laten of die wel te benoemen met de opmerking erbij dat er geen consensus is bereikt. Tijdens een mondelinge bijeenkomst kan men nader discussiëren over de punten waarover nog geen consensus is, waarbij dan soms ter plaatse consensus kan worden bereikt. Het aantal stellingen voor schriftelijke rondes is niet gelimiteerd, maar kan om praktische redenen (zoals tijdsduur van invullen) bijvoorbeeld worden beperkt tot maximaal tien.

Voorbeeld project 'Continuïteit van zorg bij mensen met kanker'
Consensusmethoden kunnen ook worden toegepast op basis van een knelpuntenanalyse. Deze vorm is ontwikkeld tijdens een project 'Verbetering van de continuïteit van zorg in de eerste en tweede lijn bij patiënten met kanker' door het Integraal Kankercentrum Noord-Nederland[161], waarbij gebruik is gemaakt van een aantal al bestaande publicaties.[162-165]

De knelpunten die bestaan tussen de verschillende beroepsbeoefenaren zijn van tevoren met vragenlijsten geïnventariseerd. Het is aan te bevelen de knelpunten van patiënten daarbij ook mee te nemen. Daarna worden al deze vigerende knelpunten aan de hand van vier à zes verschillende communicatiemomenten (verwijzing/terugverwijzen/slechtnieuwsgesprek/overdracht van gegevens/begeleiding van de patiënt/ontslagdag/

uitbehandeld enzovoort) per beroepsgroep aangeboden en aan het licht gebracht tijdens een consensusbijeenkomst.

Doordat men zich – per communicatiemoment – bewuster wordt over de eigen taak en de taak van de andere beroepsbeoefenaren kunnen (nieuwe) samenwerkingsafspraken worden gemaakt.

Er ontstaat dikwijls ook een soort aha-erlebnis. Vaak volgt dan nog een tweede en derde consensusbijeenkomst.

In deel 3 ► hoofdstuk 31 staat een concreet project beschreven waarin deze laatst beschreven werkvorm succesvol is toegepast.

Samenwerking in zorgorganisaties en de rol van het management

Gabriëlle Verbeek

22.1   Inleiding

Het bevorderen van samenwerkend gedrag in de zorg is voor het management een belangrijk aandachtspunt bij invulling van de eigen rol en het in gang zetten van organisatiebeleid. Managers kunnen, vooral in grootschalige organisaties en reguliere zorg, de samenwerking tussen professionals faciliteren. Tegelijk kunnen zij soms samenwerking belemmeren, als zij hun rol niet bewust en helder inzetten of wanneer zij professionals oproepen tot samenwerking terwijl de voorwaarden niet op orde zijn.

In dit hoofdstuk wordt beschreven hoe de rol van managers eruit kan zien, als het gaat om faciliteren en actief bevorderen van samenwerking tussen professionals. Dit gebeurt vanuit de context van organisatieontwikkeling, waarbij wordt uitgegaan van verschillen in cultuur, structuur, organisatie van professionaliteit en toenemende mate van invloed en actieve participatie van cliënten op het werkproces. Het bevorderen van samenwerking wordt opgevat als contextgebonden en gerelateerd aan de doelgroep. Het vraagt van managers in ziekenhuizen een andere stijl van leidinggeven dan bij managers in een platte, horizontale ambulante voorziening.

Uitgangspunt is de samenwerking in het primaire werkproces rondom de patiënt/cliënt. Dit werkproces kan in meerdere of mindere mate vraaggericht dan wel vraaggestuurd worden ingericht. Dit hoofdstuk is gebaseerd op ervaringen uit de praktijk van innovaties in de langdurige zorg.

22.2   Typologie van organisaties in de zorg

Organisaties in de zorgsector gaan zowel in de cure als in de care in toenemende mate uit van het belang van aanpassing van professionele werkwijzen op de persoonlijke omstandigheden en de 'vraag' van de zorggebruiker.

In een traditionele aanbodgerichte zorgorganisatie speelt de cliënt geen actieve rol. Professionals bepalen in hoge mate inhoud en uitvoering van het werkproces. Bij vraaggerichte of vraaggestuurde zorg is dat anders. Dan heeft de zorgvrager een actievere rol tot zelfs een regiefunctie. De cliënt moet uiteraard die competenties ook hebben en aanwenden, op basis van ervaringsdeskundigheid en/of nieuw ontwikkelde vermogens op het gebied van zelfmanagement. Zowel bij vraaggerichte als vraaggestuurde zorg is op de werkvloer ruimte nodig voor goed individueel contact en flexibele werkafspraken tussen cliënt en zorgverlener. De cliënt kan niet sturen als de zorgverlener alleen volgens vaste instellingspatronen of professionele kaders werkt. Dit betekent ook verandering in wijze van samenwerken met en rondom de cliënt, die gedragen wordt door een cultuur en structuur in de organisatie.

Moderne sturing en beïnvloeding door de zorgvrager betekent een wijziging van organisatieconcept. ◘ tabel 22.1 biedt een praktisch handvat gerelateerd aan literatuur in de bedrijfskunde, met name Mintzberg (zie ook ► H. 7) en Gastelaars.[167]

De *aanbodgerichte organisatie* is opgebouwd volgens het principe: standaardzorg per klacht of doelgroep, geleverd door monodisciplinaire eenheden (zoals verpleegkundigen, artsen, psychologen). Als dit gebeurt in wat grotere organisaties, ontstaat een bureaucratie waarin veel top-downbeleid en -beheer plaatsvindt. Het zijn de organisaties waar mensen zich op (professionele) rol of functie laten aanspreken. Zij hebben een taak of rol binnen een systeem. Knelpunten die niet passen bij de eigen rol of functie worden bij voorkeur niet aangepakt. Samenwerkingsprocessen verlopen minder direct op de werkvloer en worden nogal eens via de routing van het middenkader aangepakt. Hoger management en met name directieleden voelen zich genoodzaakt om stevig te sturen en via directieven de organisatie toch als eenheid

◘ Tabel 22.1 Typologie van aanbod-, vraaggerichte en vraaggestuurde organisatie (bron: Verbeek[166])

	Aanbodgerichte organisatie	Vraaggerichte organisatie	Vraaggestuurde organisatie
structuur	– bureaucratie – centralisatie – monodisciplinair – gescheiden diensten	– team-based – multidisciplinair – locaties – integraal management	– individu-based – zelfstandige eenheden – decentralisatie – faciliterend management
cultuur	– rollen/functie – intern gericht – top-down – probleemvermijdend	– taken – teamgeest – top-down/bottom-up – probleemoplossend	– persoonsgericht – extern/klantgericht – bottom-up – probleem voorkómend
managementstijl	– directief/laissez faire	– participatief/coachend	– coachend/participatief
Beheer	– standaardisatie – top-down budgetbeheer	– locatie: budgetbeheer – deelbudget team	– individueel budget – cliënt budgetbewaker
typologie	– professionele bureaucratie	– divisiestructuur	– adhocratie/individuele dienstverlening

te laten functioneren. Een laisser-faireleiderschap komt ook overigens voor, waarbij nogal wat knelpunten in het primair proces onopgelost blijven.

Een *vraaggerichte organisatie* onderscheidt zich van de aanbodgerichte door een meer naar buiten gerichte blik. Men is gevoeliger voor en heeft meer weet van de behoeften van zorgvragers, buiten hun directe ziektebeeld, en is ook meer in staat om daar via multidisciplinaire, min of meer resultaatverantwoordelijke teams een antwoord op te geven. Teamgeest, een actieve houding ten opzichte van problemen (continu verbeteren), verantwoordelijkheden op lager niveau en eventueel ook deelbudgetten aan menskracht of geld zijn verdere karakteristieken van dit type organisatie. De (hoger) manager zet kaders uit, houdt zich bezig met visie en strategie en randvoorwaarden. De middenmanager of direct leidinggevende teamleider is een coach voor de medewerkers.

In een *vraaggestuurde organisatie* is de individuele zorgvrager de eenheid waarlangs het verdere aanbod van diensten en medewerkers wordt gestructureerd. Het management stelt zich faciliterend op, het accent ligt op een goed draaiende werkvloer, met zo min mogelijk overhead. De zorgverleners die het dichtst bij de cliënt staan hebben veel ruimte om flexibel te werken. Vaak worden hun persoonlijke werkwensen en de individuele wensen van de zorgvrager zoveel mogelijk 'gematcht', bijvoorbeeld als het gaat om werktijden of vaardigheden van de medewerkers. Het kan zijn dat er via teams wordt gewerkt. Ook een volledig geïndividualiseerde manier van werken is mogelijk: de medewerker verricht diensten en verleent zorg aan een beperkte groep cliënten of aan slechts één cliënt.

22.3   Samenwerking rondom de individuele cliënt

Samenwerking betreft in de dagelijkse praktijk van zorg diverse niveaus:
- externe samenwerking met partners in een regio of (andere) behandelaren;

- samenwerking in een organisatie tussen diensten en disciplines;
- samenwerking op microniveau rondom de individuele cliënt/patiënt.

Het (top)management van zorgorganisaties is verantwoordelijk voor het ontwikkelen en faciliteren van samenwerking tussen disciplines in een passende mix van de juiste structuur en voorzien van werkprocessen die dit ondersteunen. Strategisch management lijkt in de gezondheidszorg een rationeel proces, ingebed in de economische mogelijkheden, speciaal de financiering van zorg en behandeling en een bepaalde disciplinering binnen de organisatie om 'binnen de kaders te blijven', waarmee vaak bedoeld wordt dat de organisatie in de eerste plaats financieel gezond moet blijven. Porter en Grant zijn representanten van deze 'school'.[168,169]

Sturing vanuit deze invalshoek gaat over het algemeen voorbij aan zachte aspecten in de organisatie, waarvan de werkcultuur en de manier waarop er met en rond cliënten wordt samengewerkt opvallende voelbare uitingen zijn. Simon[170] ziet organisaties als coöperatieve systemen waarin besluiten nooit volledig rationeel tot stand komen.

22.4 Drijfveren voor samenwerking bij professionals

In de gezondheidszorg geldt dit des te sterker. Hoewel ook hier de principes van 'markt' en economische besluitvorming gelden, zijn dit in de praktijk zelden drijfveren voor professionals om meer of andere kwaliteit te bieden. Doelstellingen op het gebied van samenwerking rondom cliënten worden niet geaccepteerd als deze niet aansluiten bij de intrinsieke motivatie van professionals en hun eigen werkcultuur en wijze van werken. Een belangrijke factor daarbij in de praktijk wordt gevormd door de opvallende verschillen in werkculturen en wijzen van redeneren en taal van verschillende professionals, gekoppeld aan hun rol in het primair proces. Specialisten in behandeling hebben andere drijfveren, zijn gericht op het onderzoeken en 'oplossen' van medisch-vakmatig gebonden problemen van patiënten, terwijl verpleegkundigen en verzorgenden meer te maken hebben met de zorg en verantwoordelijkheid voor de dagelijkse kwaliteit van leven in een hier-en-nu-settting. Dit geeft een totaal andere dynamiek aan het werkoverleg en overleg met de patiënt. Het betekent niet dat zij niet te committeren zijn aan gemeenschappelijke doelen waarin samenwerking een hoge waarde heeft. Het realiseren van deze doelen vraagt gemeenschappelijke inzet, maar ook gemeenschappelijk inzicht en acceptatie door betrokken groepen.

Uit de praktijk

Informatieverstrekking over chemokuren

Op een afdeling oncologie komen bij evaluatie onder een specifieke groep kankerpatiënten nogal wat negatieve ervaringen naar boven met de informatieverstrekking voorafgaand aan de chemokuren die zij krijgen. Bij nadere analyse blijkt dat verpleegkundigen en artsen verschillende beelden geven van de bijwerkingen die de patiënt kan verwachten. Enkele artsen geven een meer optimistische inschatting, gebaseerd op hun vertrouwen in een nieuwe behandelwijze, die volgens de vakbladen goed blijkt aan te slaan. De verpleegkundigen benadrukken de gevolgen voor het dagelijks leven en waarschuwen voor te snel hervatten van bezigheden thuis, omdat zij vaak te maken krijgen met patiënten die na een chemokuur opbellen met klachten en vragen. Dit verschil in benadering blijkt verwarrend over te komen en de onzekerheid van patiënten te versterken.

Als beter begrepen wordt hoe de werkcultuur van een team of groep professionals functioneert, waar mensen op te enthousiasmeren zijn en waar hun motivatie ligt, is er een betere basis voor het werken aan thema's die een overstijgende inzet vragen. Hierbij kan worden ingespeeld op de belangrijkste motivatie van professionals die zij delen: hun inzet voor de individuele cliënt/patiënt en de behoefte om bij te dragen aan gezondheidssituatie en welzijn.

Uit de praktijk

Samenwerking rondom de cliënt

Een voorbeeld van praktische samenwerking, waarbij een andere ordening ontstaat van werkprocessen en verhouding tussen disciplines is het samenwerken met behulp van (zorg)-leefplannen in de langdurige zorg. Met name op het gebied van chronische aandoeningen zijn de afgelopen periode vele activiteiten ontwikkeld die tot doel hebben de samenwerking tussen zorgverleners, soms ook als keten rondom een bepaalde doelgroep (mensen met dementie, niet-aangeboren hersenletsel) te faciliteren. Het werken vanuit verschillende disciplines vraagt afstemming op zeer concreet niveau, met name de handelwijze en afspraken in het zorg- en behandelplan. Voor een aantal sectoren (verpleeg- en verzorgingshuizen en thuiszorg (vvt) en ggz) is er een (zorg)leefplan ontwikkeld waarin deze samenwerking niet alleen geldt voor het leefgebied gezondheid, maar ook voor belangrijke welzijnsaspecten en kwaliteit van leven als geheel. Het leefplan markeert de overgang van aanbodgericht werken (gescheiden disciplines) naar vraaggericht en vraaggestuurd werken.

Leefplan

Een leefplan is een praktisch hulpmiddel waarmee mensen in kaart brengen hoe hun persoonlijke situatie is op een aantal levensterreinen, welke behoeften zij hebben aan ondersteuning en welk (zorg)aanbod nodig is om dit te realiseren. In een leefplan staan haalbare afspraken waarmee de doelen van de cliënt worden gerealiseerd. Er is sprake van haalbaarheid in termen van: mogelijkheden voor de cliënt, tijd en beschikbare middelen. Een leefplan wordt gebruikt voor en door cliënten die op verschillende levensterreinen ondersteuning nodig hebben.[171,172]

Een leefplan is zoveel mogelijk opgesteld vanuit de belevingswereld en behoeften van de cliënt. Het leefplan ondersteunt bij het maken van keuzes over beschikbare (zorg)middelen, zoals de afstemming van uren zorg en huishoudelijke hulp uit de indicatiestelling op het individuele dagpatroon van de bewoner. Verzorging en behandeling zijn een duidelijk herkenbaar onderdeel van het leefplan. De medewerkers die verantwoordelijk zijn voor de zorg overleggen met de bewoner of de familie van deze persoon over wat nodig is en passen het aanbod zo nodig aan. Afspraken over het zorg- en hulpaanbod zijn opgenomen in het leefplan. Het leefplan is een middel voor communicatie en overleg tussen cliënt, contactpersoon en de verantwoordelijke zorgverlener(s) (zie ◘ figuur 22.1).

In een project 'Leefplannen voor ouderen in een verpleeghuis'[173] is de methodiek van het (zorg)leefplan verbreed naar het verpleeghuis, door middel van experimenten in multidisciplinaire teams die zorg bieden aan bewoners met een verpleeghuisindicatie. In dit experiment is gewerkt aan samenwerking vanuit verschillende disciplines om de doelen van de bewoners te realiseren, waaronder het uitvoeren van acties voor leefplannen van individuele cliënten.

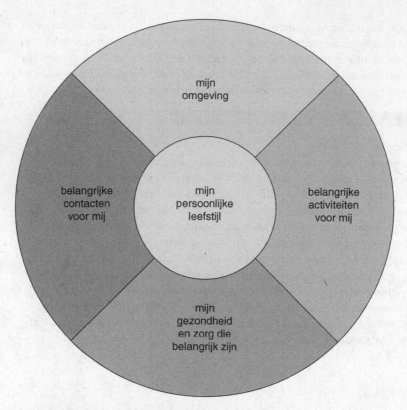

◘ Figuur 22.1   Schijf van vijf 'Levensgebieden' in het leefplan.

Met het leefplan wordt allereerst de behoefte en vraag van de verpleeghuisbewoner in kaart gebracht, zo mogelijk met de bewoner zelf (zie ◘ figuur 22.2). Waar dat niet meer mogelijk is, gebeurt dit met behulp van familie of door gerichte observatie vanuit verschillende disciplines die bij een bewoner betrokken zijn. Medewerkers van uiteenlopende disciplines kunnen vervolgens bijdragen aan een goede uitvoering van belangrijke wensen van de bewoner.

Groot voordeel is dat er nu vanuit verschillende kanten aan wordt gewerkt (door medewerkers van verschillende diensten, samen met bewoner/contactpersoon waar mogelijk) en dat het op papier staat (zie ◘ figuur 22.3).

Een professional vertelt hierover: "Voorheen was het meer ad hoc wat we voor een bewoner deden, al naar gelang het uitkwam en we tijd hadden. We hebben nu persoonlijke voorkeuren in kaart gebracht wat betreft activiteiten. Deze worden gestructureerd en volgens afspraak aangeboden. Je merkt dat de bewoners erop gaan rekenen. De bewoner komt het vragen en weet wanneer een activiteit plaatsvindt."

Bij de omslag van de oude situatie van werken met niet-geïntegreerde zorg- en behandelplannen naar één gezamenlijk leefplan blijkt dat er sprake is van een gericht traject, door het management in gang gezet, om te komen tot multidisciplinaire samenwerking in het primair werkproces. Het uitgangspunt voor het werken met een leefplan is niet dat elke discipline 'herkenbaar moet zijn in het leefplan', maar meer wat een discipline kan betekenen

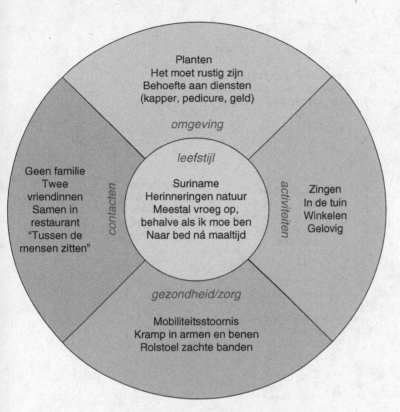

Planten
Het moet rustig zijn
Behoefte aan diensten
(kapper, pedicure, geld)

omgeving

leefstijl

Geen familie
Twee
vriendinnen
Samen in
restaurant
"Tussen de
mensen zitten"

contacten

Suriname
Herinneringen natuur
Meestal vroeg op,
behalve als ik moe ben
Naar bed ná maaltijd

activiteiten

Zingen
In de tuin
Winkelen
Gelovig

gezondheid/zorg

Mobiliteitsstoornis
Kramp in armen en benen
Rolstoel zachte banden

▣ **Figuur 22.2**   Voorbeeld van behoeften en zorgvraag bewoner verpleeghuis.

per bewoner. Dus welke bijdrage elke discipline kan leveren aan het persoonlijk leefplan van elke bewoner. Hierbij hebben professionals de 'lead'. Het blijft belangrijk dat er duidelijkheid is over de specifiek medische/behandelaspecten van de zorg. In ▣ figuur 22.4 is een aantal disciplines aangegeven. Deze variëren overigens per bewoner en per zorgplan. De eerstverantwoordelijke verzorgende (EVV) is coördinerend voor het leefplan. De EVV is het belangrijkste aanspreekpunt voor de bewoner, stemt af en betrekt waar nodig disciplines, structureel of op afroep. Belangrijk is samenspraak en borging door arts, paramedici, verzorgende en andere disciplines. Het uitgangspunt is: Wie kan waaraan bijdragen? Hiervoor is een overleg nodig waarbij de verschillende disciplines aanwezig zijn. Behandelaars kunnen (op afroep) ook bijdragen aan andere onderdelen van het leefplan, voor zover er een indicatie en/of aanvullend budget is.

Belangrijk bij de uitvoering van dit experiment bleek in de praktijk de inzet vanuit het management om disciplines bij elkaar te halen, te mobiliseren en te vragen om actief bij te dragen aan een goede opzet van het leefplan. Behandelaars hebben op verzoek van hun management nagedacht over hun eigen (medische) verantwoordelijkheid en besloten om samen een behandelgedeelte toe te voegen aan het leefplan. Het experiment laat ook zien dat actieve bijdrage van managers na afloop van het traject nodig is om voorwaarden op peil te krijgen en te houden, zoals (laten) vastleggen van verantwoordelijkheden, permanente

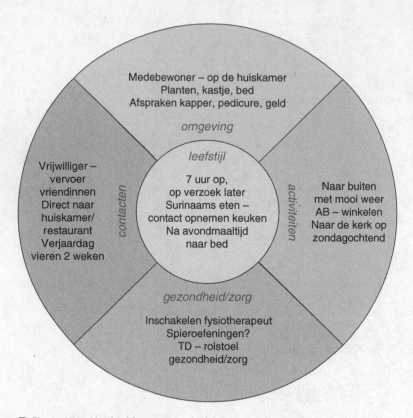

□ Figuur 22.3   Voorbeeld van acties in leefplan van verpleeghuisbewoner.

scholing van nieuwe medewerkers en opname van het leefplan in werkprocessen en digitaal zorgsysteem.

Interessant is dat wat betreft organisatieontwikkeling de zorgorganisatie bezig was om de omslag te maken van een aanbodgerichte werkwijze naar vraaggerichte zorg. Het organiseren van het werk in multidisciplinair teamverband sloot hier op aan. Vragen van cliënten konden hierdoor vanuit verschillende invalshoeken worden voorzien van nieuwe oplossingen.

22.5   Conclusie

Hoewel samenwerking vaak gepropageerd wordt als panacee voor diverse kwalen in de gezondheidszorg, is het van belang om als manager dit medicijn bewust in te zetten en rekening te houden met de ontwikkeling van organisatie, professionals en doelgroepen. Professionals moeten om te beginnen de zinvolheid van samenwerking zien en er de voordelen van inzien. Dit gebeurt niet door hen te verplichten om aan werkverbanden in structuren deel te nemen, maar door hen passende uitdagingen te bieden waarbij samenwerking een noodzakelijk ingrediënt is. Naarmate deze uitdagingen meer gekoppeld worden aan de problematiek en vragen

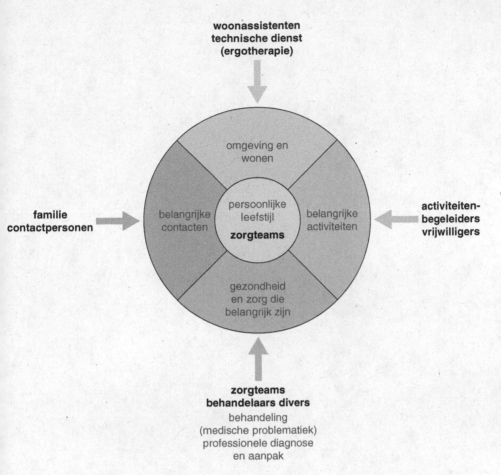

Figuur 22.4 Bijdrage disciplines verpleeghuis aan het leefplan.

van de doelgroepen cliënten of patiënten, zal de manager met recht een beroep kunnen doen op professionals om actief bij te dragen in de ketenzorg met collega's van andere professionals of organisaties. Hoe meer vraaggericht of zelfs meer vraaggestuurd de organisatie wordt ingericht, des te meer ruimte is er nodig in het primaire werkproces voor concrete afstemming en samenwerking met en rond de cliënt. Hierbij ligt het initiatief bij professionals en moeten er voorwaarden aanwezig zijn, zoals een passende infrastructuur voor verantwoordelijkheden en communicatie.

Samenwerken in richtlijnontwikkeling

Ruth Hammelburg en Noks Nauta

23.1   Inleiding

In deel 1, ► hoofdstuk 8 is al toegelicht waarom samenwerken bij Richtlijnontwikkeling zo essentieel is.[174] In ► hoofdstuk 21 kwamen enkele werkvormen aan bod welke kunnen worden toegepast bij multidisciplinaire bijeenkomsten. In dit hoofdstuk worden drie voorbeelden geschetst van multidisciplinaire richtlijnontwikkeling waarbij aan multidisciplinair samenwerken tijdens de ontwikkelfase specifiek aandacht is besteed.

Bij het ontwikkelen van richtlijnen voor meerdere beroepsbeoefenaren, leidend tot een multidisciplinaire richtlijn, zijn per definitie meerdere disciplines betrokken. Wij menen dat die multidisciplinariteit zowel in de inhoud (men moet het namelijk vanuit verschillende vakgebieden eens worden over de inhoudelijke aanbevelingen) als in het proces (het gaat uiteindelijk om het samen zorg dragen voor de patiënt en hoe je dat doet) moet worden meegenomen. Dat betekent dat in de ontwikkeling van de richtlijn de samenwerking tussen de verschillende beroepsbeoefenaren aandacht behoeft én dat deze ook in de richtlijn zelf moet worden beschreven, omdat de kwaliteit van de volgens de richtlijn geleverde zorg daarmee groter wordt. Wij menen dan ook dat er in dat soort richtlijnen een hoofdstuk over samenwerken in de praktijk van de zorg moet worden opgenomen. In feite is het dus een dubbel proces!

In dit hoofdstuk bespreken we eerst twee voorbeelden vanuit richtlijnontwikkeltrajecten, waarin hier aandacht aan is gegeven, te weten:

- Multidisciplinaire Richtlijn Hartfalen.
- Ketenzorgrichtlijn Aspecifieke Lage Rugklachten.

We geven ook enkele aanbevelingen vanuit de ervaringen bij deze trajecten.

Daarna bespreken we een onderdeel van het Haringproject (Handleiding en toolbox Richtlijnontwikkeling in de Nederlandse Gezondheidszorg, ha-ring.nl). Daarin is een toolkit gemaakt voor richtlijnontwikkelaars. Eén van de onderdelen van die toolkit betreft tool 3 'Organisatie en samenwerken', het procesmanagement tijdens de richtlijnontwikkeling. Daarin komt (multidisciplinair) samenwerken uitdrukkelijk aan bod. Er is gebruikgemaakt van ervaringen van verschillende trajecten.

23.2   Multidisciplinaire Richtlijn Hartfalen[175]

■   **Betrokken beroepsgroepen**

Huisartsen, cardiologen, klinisch epidemiologen, internist-endocrinologen, apothekers, diëtisten, sociaal geneeskundigen, bedrijfsartsen, psychologen, onderwijskundigen, psychiaters, fysiotherapeuten, hartfalenverpleegkundigen, geriaters, verpleeghuisartsen, gz-psychologen.

■   **Hoe is het samenwerken van de verschillende beroepsbeoefenaren in het proces aan de orde geweest?**

De behoefte om logistieke aspecten van zorgketens en patiëntenwensen in de richtlijn op te nemen ontstond niet alleen op basis van uitspraken in het rapport van de Inspectie[10], maar vooral op grond van maatschappelijke ontwikkelingen.

Er is een werkgroep met vertegenwoordigers van NHG, LEVV en CBO gevormd. Voor deelname aan drie expertmeetings/bijeenkomsten waren alle partijen die deel uitmaken van de zorgketen bij hartfalen uitgenodigd. Ook vertegenwoordigers van patiëntenverenigingen hebben aan de drie expertmeetings deelgenomen.

Aan de deelnemers werd gevraagd hun mening te geven ten aanzien van de verschillende/ vele knelpunten over hun eigen taak en de taak van de andere beroepsbeoefenaren, toegespitst op de volgende communicatiemomenten:

- het moment van verwijzen;
- overdracht van gegevens;
- begeleiding van de patiënt;
- voorlichting aan de patiënt.

In samenwerking met de Nederlandse Hartstichting en de Stichting Hoofd, Hart en Vaten is een focusgroepbijeenkomst van patiënten georganiseerd. Het betrof een kleine, niet op representativiteit geselecteerde groep patiënten. Tijdens deze bijeenkomst werden vanuit het patiëntenperspectief knelpunten in de hartfalenzorg benoemd. De uitkomsten kunnen vanwege de niet-representatieve groep niet zonder meer worden veralgemeniseerd, maar geven wel een indicatie.[1]

- **Wat heeft het proces van de consensusbijeenkomsten/expertmeetings opgeleverd?**
Enerzijds zijn er aanbevelingen in de richtlijn geformuleerd die op multidisciplinaire consensus berusten en tevens is er een flink aantal aanbevelingen geformuleerd die te maken hebben samenwerken en afstemmen. Zie volgend tekstkader.

Aanbevelingen over samenwerken in de Multidisciplinaire Richtlijn Hartfalen[176]:
- Als een huisarts in eigen beheer een echo laat maken, verdient het sterk de voorkeur dit te laten plaatsvinden op een locatie waar ook een cardioloog beschikbaar is. Een eenmalig consult bij de cardioloog is, vanwege de complexiteit van de interpretatie van de echobevindingen te verkiezen.
- Binnen de zorgketen dienen duidelijke afspraken te bestaan over de taakverdeling.
- De informatie-uitwisseling binnen de zorgketen dient goed te zijn geregeld.
- Voorlichting aan patiënten dient gestructureerd plaats te vinden.
- Geef uitleg over de patiënteninformatiewebsite ► www.heartfailurematters.org, na vertaling in het Nederlands: ► www.harfalendoetertoe.nl, en raad aan deze te bezoeken.
- Bied na het benoemen van de diagnose hartfalen de begeleiding en informatie stap voor stap aan, verspreid over meerdere consulten en breid de informatie langzaam uit. Gebruik hierbij ook schriftelijke informatie.
- Vraag aan patiënten of een naaste aanwezig kan zijn bij het patiëntgesprek met de huisarts of de cardioloog zodat de naaste de relevante informatie aan de patiënt ook hoort.
- Zorg voor adequate schriftelijke communicatie met verwijsbrieven, ontslagbrieven, polikliniekbrieven, interim-brieven (van huisarts aan specialist) en overlijdensbrieven en gebruik eventueel een hartfalendagboek of patiëntendagboek om actuele of gewijzigde informatie aan te geven (bijvoorbeeld wijzigingen medicijnbeleid).
- Registreer wijzigingen in beleid en ook de motieven hiervoor.
- Bij voorkeur zou alle patiëntgebonden informatie elektronisch beschikbaar moeten zijn voor alle zorgverleners.
- Ga na waaraan behoefte is bij patiënten met hartfalen:
  - breng de lokale en regionale mogelijkheden van (extra) begeleiding in kaart;
  - spreek af wat de rol is van de diverse betrokken zorgverleners;

---

1 Inmiddels is er een informatieve site voor patiënten: ► www.haertfailurematters.org.

> – geef mogelijkheden aan van hartrevalidatie (afhankelijk van de lokale situatie);
> – besteed ook aandacht aan depressie en angst bij de patiënt en diens partner, vooral vanwege de invloed daarvan op de ervaren kwaliteit van leven.
>
> ■ Leg via een regionale transmurale afspraak vast wie de informatievoorziening aan de patiënt met hartfalen coördineert.
> ■ Bij deskundigheidsbevordering dient het maken van samenwerkingsafspraken tussen betrokken zorgverleners een thema te zijn.
> ■ Schakel de apotheker desgewenst in bij het bewaken van de medicatie en de interacties met geneesmiddelen voor andere aandoeningen dan hartfalen die gelijktijdig worden gebruikt.
> ■ De apotheker kan een rol spelen bij de bevordering van therapietrouw, het voorkomen van medicatiefouten en de bewaking van geneesmiddeleninteracties.

■ **Ervaringen van de deelnemers**

Met veel plezier heeft men over het algemeen de drie consensusbijeenkomsten (expertmeetings) bijgewoond. Voor sommigen was het een eyeopener om zich bewust te worden dat het beeld wat men had over de eigen taak en de taken van de andere collega's niet strookte met de werkelijkheid. Door de bereidheid hiernaar te kijken en motivatie tot verandering werden nieuwe werkafspraken gemaakt ten behoeve van een betere afstemming en samenwerking.

23.3   Ketenzorgrichtlijn Aspecifieke Lage Rugklachten[177]

■ **Betrokken beroepsgroepen**

Fysiotherapie, huisartsgeneeskunde, orthopedie, epidemiologie, arbeids- en bedrijfsgeneeskunde, neurochirurgie, onderwijskunde, radiologie, reumatologie, anesthesiologie, chiropractie, ergotherapie, eerstelijnspsychologie, patiëntenvereniging 'de Wervelkolom', manuele therapie, cesartherapie en mensendieck.

■ **Hoe is het samenwerken van de verschillende beroepsbeoefenaren in het proces aan de orde geweest?**

De ontwikkelde richtlijn is geen herziening van de MDR lagerugpijn (2003, CBO), maar kan worden beschouwd als een uitbreiding hiervan met specifieke aanbevelingen voor samenwerken en communicatie in de ketenzorg voor patiënten met aspecifieke lagerugpijn en voor het beleid bij werkverzuim ten gevolge van deze aandoening. De richtlijn biedt aanknopingspunten voor lokale (instituuts- of regio)protocollen en/of transmurale zorgafspraken.

Om de ketenzorg voor patiënten met aspecifieke lagerugklachten zo goed mogelijk te expliciteren is een kerngroep gevormd met vertegenwoordigers van KNGF, NHG, NOV, NVAB en CBO.

Bij het formuleren van aanbevelingen over samenwerking en communicatie is de kerngroep uitgegaan van de knelpunten die patiënten en zorgverleners bij de zorg ondervinden. Bij de analyse bleek dat de meeste knelpunten konden worden onderverdeeld naar een van de volgende communicatiemomenten in de ketenzorg:

— verwijzen en terugverwijzen;
— overdracht van gegevens;
— begeleiding van patiënten;
— voorlichting aan patiënten.

Op basis daarvan zijn uitgangsvragen geformuleerd. Er werden drie consensusbijeenkomsten georganiseerd (zie ook werkvorm 3 in ▶ hoofdstuk 21). Aan de deelnemers is van tevoren gevraagd na te denken over hun eigen taak en het beeld dat zij zich hadden gevormd over de taak van de andere beroepsbeoefenaren, toegespitst op de hierboven genoemde communicatiemomenten.

■ **Wat heeft het proces opgeleverd?**

Het belangrijkste is dat er aanbevelingen zijn opgesteld over samenwerking. Over samenwerking in de zorg bij aspecifieke lagerugklachten is nauwelijks wetenschappelijk bewijs. De aanbevelingen zijn daarom gebaseerd op de knelpuntenanalyse, de uitgangsvragen en de drie consensusbijeenkomsten.

Aanbevelingen over samenwerken in de Ketenzorgrichtlijn Aspecifieke Lage Rugklachten[177]

Verwijzing

Bij een patiënt met aspecifieke lagerugklachten die na twee tot drie weken geen verbetering van de klachten ervaart, gaat de eerstelijnszorgverlener na of er psychosociale risicofactoren zijn voor een chronisch beloop op de wijze die daarvoor wordt aanbevolen in de NHG-Standaard Aspecifieke lagerugpijn, zo nodig verwijst hij de patiënt naar een eerstelijnspsycholoog voor deze diagnostiek.

Een verwijzing van een patiënt met aspecifieke lagerugklachten naar een psycholoog voldoet – evenals die naar andere zorgverleners – aan een aantal voorwaarden, waaronder een duidelijke vraagstelling en een adequate informatieoverdracht, en ook de terugrapportage voldoet aan een aantal voorwaarden.

De huisarts verwijst patiënten met aspecifieke lagerugklachten, die onvoldoende verbetering ervaren nadat zij eerst enkele weken het natuurlijk beloop hebben afgewacht, en vervolgens door een eerstelijnstherapeut (fysiotherapeut, oefentherapeut, manueel therapeut, chiropractor) zijn behandeld, naar een multidisciplinair team voor diagnostiek en behandeling van aspecifieke lagerugklachten ('rugteam'). Bij iedere verwijzing legt de huisarts uit waarom hij verwijst en wat de patiënt van de verwijzing mag verwachten en wat niet.

Indien een zorgverlener een patiënt met aspecifieke lagerugklachten wil verwijzen naar een psycholoog voor psychologisch onderzoek of behandeling, legt hij als reden daarvoor uit dat psychosociale factoren zoals bewegingsangst of verhoogde stress het herstel kunnen vertragen of tegengaan, dus niet omdat hij meent dat de klachten een psychische oorzaak hebben. De zorgverlener kan de patiënt adviseren contact op te nemen met de patiëntenverenigingen Nederlandse Vereniging voor Rugpijnpatiënten (NVVR) De Wervelkolom (▶ www.ruginfo.nl) of Stichting Patiëntbelangen Orthopedie (SPO) (tot 01-01-2010 ▶ www.patiëntenbelangen.nl) voor aanvullende informatie.

Overdracht van gegevens

Wie de rol van coördinator gaat vervullen bij de zorg voor de patiënt met chronische lagerugklachten, wordt op lokaal of regionaal niveau bepaald; bepalend hiervoor zijn de beschikbaarheid van een zorgverlener die hiervoor de benodigde deskundigheid heeft. Deze zorgverlener – bij voorkeur rugconsulent genoemd – fungeert dan als intermediair tussen patiënt en zorgverleners.

De verwijzer geeft additionele informatie over:
- de gevolgen van de klachten voor deelname van de patiënt aan activiteiten in het algemeen (dagelijkse bezigheden, hobby's), en voor arbeidsparticipatie in het bijzonder, met gebruikmaking van de International Classification of Functioning, Disability and Health[178] én

- de wijze waarop de patiënt tot activiteiten en participatie is gestimuleerd en het effect daarvan.

Begeleiding van patiënten

Indien de klachten verband houden met zijn werk of gevolgen hebben voor zijn werk, adviseert de eerstelijnszorgverlener de patiënt om binnen twee tot vier weken na het begin van de klachten contact op te nemen met de bedrijfsarts, als dat nog niet is gebeurd.

Indien patiënt en bedrijfsarts contact met elkaar hebben gehad, nemen de eerstelijnszorgverlener en de bedrijfsarts bij stagnatie van het herstel contact met elkaar op ter afstemming van de zorg, mits de patiënt daarvoor toestemming heeft gegeven. Als de betreffende eerstelijnszorgverlener niet de huisarts is, wordt de huisarts op de hoogte gesteld van het resultaat van het overleg.

Bij een verwijzing licht de zorgverlener de patiënt in over wat deze van de verwijzing mag verwachten, en over de informatie die bij de verwijzing wordt overgedragen. Als de patiënt – eventueel na aanpassingen – akkoord gaat met de verwijzing, wordt dat in het dossier genoteerd. Terugverwijzing vindt plaats (eventueel naar een rugteamcoördinator) als degene naar wie de patiënt verwezen is zijn onderzoek en/of behandeling heeft afgesloten maar de klachten en/of beperkingen onvoldoende zijn afgenomen.

Voorlichting aan patiënten

Alle zorgverleners en patiëntenverenigingen maken gebruik van dezelfde voorlichtingsbrochures (een over acute en een over chronische aspecifieke lagerugklachten), waarin in ieder geval aan bod komt:

- Wat zijn aspecifieke lagerugklachten?
- Welk onderzoek is zinvol bij aspecifieke lagerugklachten?
- Met nadruk wordt hierbij de geringe waarde van beeldvormende diagnostiek belicht.
- Wat kan de patiënt er zelf aan doen?
- De nadruk dient hierbij te liggen op het aangeven van de mogelijkheden om met de lagerugklachten om te gaan ('zelfmanagement').
- Welke behandelingen zijn mogelijk?
- Wat zijn de verwachtingen voor de toekomst?

Daar waar de zorgverlener afwijkt van de informatie gegeven in deze brochure – bijvoorbeeld door aan de patiënt aangepaste adviezen te geven – geeft hij dat expliciet aan. Indien er behoefte bestaat aan verduidelijking of een meer uitgebreide voorlichting kan een patiënt terecht bij de lokale of regionale rugcoördinator.

Alle zorgverleners en patiëntenverenigingen geven eenduidige voorlichting over zin en onzin van aanvullend onderzoek (conform de voorlichtingsbrochure).

Algemeen

De ketenzorg voor patiënten met aspecifieke lagerugklachten wordt op lokaal of regionaal niveau georganiseerd middels een netwerk. In dit netwerk wordt een rugteamcoördinator aangesteld die de ketenzorg binnen het netwerk coördineert en tevens het aanspreekpunt is voor patiënten en betrokken zorgverleners. De samenstelling en werkwijze van het netwerk is afhankelijk van de beschikbaarheid en expertise van de verschillende zorgverleners in het betreffende gebied. Binnen het netwerk worden de aanbevelingen van deze ketenzorgrichtlijn vertaald in afspraken over diagnostiek en behandeling, werkhervatting, samenwerking en communicatie (dus over verwijzen en terugverwijzen, onderlinge uitwisseling van informatie) en de begeleiding van en voorlichting aan patiënten.

- **Ervaringen van de deelnemers**

De deelnemers hebben met veel plezier deelgenomen aan de drie consensusbijeenkomsten. Ze herkenden de geïnventariseerde knelpunten bij elkaar, uitgaande van de vijf communicatiemomenten. Tijdens de consensusbijeenkomsten is steeds ruimte gegeven om met elkaar over de knelpunten van gedachten te wisselen. Steeds zijn de veranderingen op grond van deze discussies verwerkt naar de volgende consensusbijeenkomst. Zo ontstond in de laatste bijeenkomst een groot applaus, omdat men zich nu veel beter herkende in de nieuwe afspraken over samenwerking en communicatie welke in de loop van het jaar stapje voor stapje door de deelnemers zélf waren gemaakt.

Aanbevelingen vanuit de beschreven richtlijntrajecten:
- Beeldvorming over elkaar en over elkaars vak- en taakgebied is van groot belang: laat mensen naar het eigen vak- en taakgebied kijken, maar ook naar het vak- en taakgebied van de andere collega's.
- Maak dit tot een aandachtspunt voor elke bijeenkomst, gedurende het gehele traject. Stem hier op af, over en weer.
- Maak helder dat deze beeldvorming een rol speelt in alle contact- en communicatiemomenten van de zorgprofessionals onderling, maak dit in de bijeenkomsten zo concreet mogelijk en verwerk de beschrijving van deze contactmomenten en de samenwerking op die momenten ook in de richtlijn.
- Bouw evaluaties in het richtlijntraject in met betrekking tot het samenwerken, zowel over het proces als over het product.
- Betrek wensen en verwachtingen van betreffende patiëntenpopulatie.
- Schrijf en spreek een en dezelfde taal in brochures/patiëntenbrieven.

- **Conclusie**

Concluderend kunnen we stellen dat het expliciet aandacht schenken aan (multidisciplinaire) samenwerking tijdens richtlijnontwikkeling neerkomt op bewustwording van het eigen takenpakket, én van het takenpakket van de andere beroepsbeoefenaren. Door deze kennis persoonlijk uit te wisselen en eventuele vooroordelen over elkaar bespreekbaar te maken, ontstaat er een begin van onderling vertrouwen. Hierdoor kunnen nieuwe en betere samenwerkingsafspraken worden gemaakt. Dit leidt tot continuïteit van zorg en betere kwaliteit van zorg voor de patiënt.

In deel 3, ▶ hoofdstuk 31 staat een voorbeeld van 360°-richtlijnontwikkeling, waarin deze ketenzorg al concreet is ingebouwd in het ontwikkeltraject van de richtlijn Verbetering van de continuïteit van de zorg in de eerste en tweede lijn bij de behandeling van patiënten met kanker.

23.4 Haring tool 'Organisatie en samenwerken bij richtlijnontwikkeling'[179]

Het Haringproject heeft voor tool 3, 'Organisatie en samenwerken bij richtlijnontwikkeling', als doel geformuleerd 'Het aanreiken van praktische tips en voorbeelden met betrekking tot procesmanagement, ter bevordering van de (interprofessionele) samenwerking in richtlijnwerkgroepen'. De tool is opgebouwd naar de fase waarin de richtlijnontwikkeling zich bevindt: voorbereidingsfase, ontwikkelfase en afrondingsfase. In elke fase zijn er aandachtspunten voor het procesmanagement in het kader van samenwerken. De voorzitter en/of de projectleider kan de rol van procesmanager meenemen. Deze dient zich hier dan wel op voor te bereiden.

Tijdens de voorbereidingsfase gaat het om het samenstellen van de groep en zouden de rollen, taken en verantwoordelijkheden van alle werkgroepleden in kaart moeten worden gebracht. Ook moet van alle leden en partijen worden gekeken naar de belangen. Het gebruik van een zogenaamde RASCI-matrix (zie tekstkader) kan helpen.

23

RASCI-matrix (bron: Nauta et al.[179])

Een RASCI-matrix kan worden gebruikt om rollen, taken, verantwoordelijkheden en bevoegdheden van werkgroepleden vast te leggen. Op de horizontale as van de matrix staan de namen van de werkgroepleden of de functionele rollen en op de verticale as de te leveren resultaten, betrokken processen of activiteiten. Bij iedere combinatie van een naam/rol en een resultaat/proces/taak staat een letter: de R, A, S, C of I. Deze letters staan voor de volgende termen:

- R (*responsible*): degene(n) die het werk doet/doen en verantwoordelijk is/zijn voor het resultaat. Verantwoording wordt afgelegd aan de persoon die *accountable* is.
- A (*accountable*): degene die (eind)verantwoordelijk is en bevoegd is om de resultaatverantwoordelijke(n) ter verantwoording te roepen over het resultaat.
- S (*supportive*): degenen die ondersteuning leveren, de resultaatverantwoordelijke(n) helpen bij de totstandkoming van het resultaat.
- C (*consulted*): degenen die voorafgaand aan beslissingen of acties geraadpleegd worden bij de realisatie van het resultaat (tweerichtingscommunicatie).
- I (*informed*): degenen die achteraf geïnformeerd worden over de genomen beslissingen, bereikte resultaten enzovoort. Zij kunnen het resultaat niet meer beïnvloeden (eenrichtingscommunicatie).

Enkele voorbeelden van wat het gebruik van deze matrix oplevert:
- Het wordt duidelijk wie met wie moet samenwerken en afstemmen.
- Door de afstemming wordt het draagvlak vergroot.
- Teamwerk wordt aangemoedigd; dubbel uitvoeren van activiteiten wordt voorkomen.

In de ontwikkelfase is vanaf de start de kennismaking tussen de leden van de groep van groot belang. In ► hoofdstuk 21 staan suggesties voor werkvormen die kunnen worden toegepast om de kennismaking met vertegenwoordigers uit diverse disciplines te bevorderen. Bij opstellen van de agenda voor de bijeenkomsten moet er rekening worden gehouden met tijd voor kennismaking en uitwisseling over ieders inbreng. De voorzitter heeft een belangrijke rol in het groepsproces en kan tijdens de vergadering ingrijpen wanneer dit nodig is. De tool gaat ook in op het beleid bij conflicten in het samenwerken.

Bij evaluatie van het (groeps)proces zou men ook apart aandacht moeten besteden aan multidisciplinair samenwerken. Vinden alle vertegenwoordigers dat de inbreng vanuit hun discipline voldoende is geweest? Komt 'samenwerken tussen beroepsbeoefenaren' expliciet in de richtlijn voor? En kunnen mensen in de praktijk hiermee direct aan de slag?

Uit de voorbeelden van richtlijntrajecten eerder in deze paragraaf is te lezen dat de deelnemers deze aandacht voor het proces bijzonder waarderen en dat de resultaten in de richtlijn zelf zichtbaar zijn. De tijd zal moeten uitwijzen of de patiënt hier baat bij zal hebben. Daartoe moet er wel veel aandacht blijven voor het aspect 'samenwerken'!

Deel 3 Inspirerende voorbeelden van samenwerking in de praktijk

Samenwerking in de praktijk, waar letten we op?

Wiebe Jan Lubbers

24.1   Vragen rondom de samenwerking van de zorg

In dit derde deel van het boek wordt een twaalftal situaties geschetst uit de gezondheidszorg waarbij samenwerking tussen beroepsbeoefenaren een belangrijke rol speelt. Wel is steeds de rol die samenwerking speelt een verschillende. Dit deel probeert een beeld te geven van verschillende soorten inspirerende samenwerking in de praktijk.

In de inleiding van dit boek werden een aantal kernwoorden genoemd die ook door dit hoofdstuk heen lopen. De woorden waren: patiënt centraal, bewustwording, vertrouwen, respect, brede generalistische blik, cultuur, taakafbakening/taakherschikking, opleiding/onderwijs/nascholing, regie/hoofdbehandelaar, coördinator, momenten van communicatie/verwijzing/overdracht, overlegvormen/transparantie. In meerdere of mindere mate komen al deze woorden ook in dit deel ter sprake.

De gezondheidszorg staat onder druk. De zorgvraag neemt toe, er komt een dubbele vergrijzing aan, de rol van complexe comorbiditeit neemt toe en de technische mogelijkheden lijken ongekend en ongeremd. Het huis van de gezondheidszorg lijkt te wankelen. Om het anders te zeggen: onze ijsberg smelt en we moeten wat doen voordat het te laat is.[180]

Helaas is de invalshoek van deze discussie vaak vooral een financiële. De gezondheidszorg in Nederland is relatief goed en goedkoop. Niemand lijkt goed vat op de kosten te hebben, cure en care lopen door elkaar heen, gezondheidszorg en welzijn lijken soms communicerende vaten maar staan los van elkaar. Iedereen verdedigt zijn eigen winkeltje en een aantal van die winkeltjes is erg duurbetaald en inefficiënt. Vooral in de wandelgangen wordt wel eens gespeculeerd welk deel van de zorg overbodig is, gewoon inefficiënt. Tien procent? Tientallen procenten? Hoeveel laboratoriumonderzoek is overbodig en wordt soms zelfs dubbel uitgevoerd? Hoe wordt er door de marktwerking krenten uit de pap gepikt terwijl nodige zorg blijft liggen? Hoeveel ongewenste variabiliteit is er? Zou de oogzorg niet veel efficiënter georganiseerd kunnen worden zodat we ook met de helft van het aantal oogartsen toe zouden kunnen? Hoeveel ziekenhuizen en EHBO-afdelingen kunnen gesloten worden zonder verlies aan kwaliteit of misschien zelfs met meer kwaliteit? Maar hoe garanderen we die kwaliteit?

En als de invalshoek kwaliteit is, hoe organiseren we die? Door het inhuren van dure organisatiebureaus die fantastische adviezen hebben? Of door adviseurs op de werkvloer rond te laten lopen? Door visitatie en accreditatie? Of door professionals alle ruimte te geven?

Als we de gezondheidszorg van een afstandje bezien, lijkt er een aantal tendensen te zijn die voor de toekomst belangrijk zijn. En daarbij lijkt samenwerking een belangrijk element te zijn. Die tendensen noemen we hieronder om vervolgens de hoofdstukjes kort in te leiden. Een mooi project moet je altijd proberen te bezien vanuit een grotere context. Deze inleiding streeft niet naar volledigheid, alleen naar het schetsen van een breder beeld.

24.2   Een aantal belangrijke tendensen in de gezondheidszorg

Te midden van alle bekostigingssystemen, DBC's, DOT's, A- en B-segmenten, ketenzorg, abonnementstarieven, M&I-modules, GEZ-gelden en plusmodules lijkt een vorm van populatiebekostiging te komen bovendrijven. Daar zitten natuurlijk de nodige problemen aan vast. Maar ook mogelijkheden, zo laten het Duitse Kinsingertal en het Amerikaanse Kaiser Permanente zien.

En als we het over de populatie hebben, moeten dan gezondheidszorg en welzijn niet meer en beter geïntegreerd worden? Moet er niet één loket zijn voor zorg en welzijn? Of ten minste één casemanager bij complexe problematiek?

Eén loket klinkt heel mooi en het zou ook al fijn zijn als de informatie beter en makkelijker op de goede plek terechtkomt. De overdracht is vaak niet goed geregeld en soms zie je door alle ICT-bomen het bos niet meer. Een EPD komt er misschien wel en misschien niet, maar gaat het ook werken zoals het idealiter zou moeten werken?

Ketenzorg verschijnt steeds meer in de vorm van chronischezorgprogramma's maar soms breidt ketenzorg zich ook uit naar andere vormen. Er komen vooral vormen van anderhalvelijnszorg.

Al lang maakt het Nederlands Huisarts Genootschap standaarden, de huisartsen liepen hierin voorop. Later zijn ook anderen hierin gaan volgen en er komen ook steeds meer multidisciplinaire richtlijnen. Er is ook een ontwikkeling naar regionale transmurale afspraken (RTA).

Er is niet alleen beweging zichtbaar tussen de lijnen maar ook binnen de lijnen wordt het werk nu soms gedaan door iemand anders dan degene van wie we het gewend waren. In de huisartsenzorg is de Praktijk Ondersteuner Huisartsen wijdverbreid, maar zowel in ziekenhuizen als in huisartsenpraktijken verschijnen er steeds meer verpleegkundig specialisten (voorheen ook nurse practitioners genoemd) en physician assistants. Er is een brede beweging naar taakdelegatie en taakdifferentiatie.

En last but not least is er de patiënt die steeds beter geïnformeerd is en ook beter geïnformeerd wil zijn. Soms is de patiënt zo goed geïnformeerd dat hij 'informatiedrager' wordt. Informed consent als manier van toestemming vragen wordt aangevuld met Shared Decision Making.

24.3   Hoe komen deze tendensen in de volgende hoofdstukken terug?

In ▶ hoofdstuk 25 schrijft Ton den Teuling een aangrijpend persoonlijk verhaal, dat misschien niet te veralgemeniseren is maar wel ter harte genomen kan worden. Ton den Teuling is actief in de patiëntenvereniging Hart en Vaatgroep.

In ▶ hoofdstuk 26 beschrijven Guy Schulpen en Hans Fiolet het succesvolle gezamenlijke consult, maar ook iets over chronischezorgprogramma's en toekomstige ontwikkelingen zoals wijkpoli's. Hoe kunnen we verder ontschotten, is hun vraag.

In ▶ hoofdstuk 27 beschrijven Jolanda Buwalda en Rob Smeets hoe in een geheel nieuwe wijk er geprobeerd is te ontschotten tussen zorg en welzijn. In andere plaatsen met meer geschiedenis wordt soms geprobeerd een 'gezamenlijk loket' te maken. In IJburg gaat het niet alleen om de 'samenwerking' tussen de verschillende organisaties en de coördinatie ervan, maar samenwerking krijgt een andere inhoud: samenhang, samenzijn, samendoen.

In ▶ hoofdstuk 28 beschrijven Liesbeth Smits en Kees de Kock, bedrijfsarts en huisarts, wat de toegevoegde waarde zou kunnen zijn van een bedrijfsarts in de eerste lijn. Een bedrijfsarts let soms meer op functionele aspecten en werkende mensen zijn gezonder dan niet werkende. Wat zijn de problemen bij samenwerking en wat is nu het specifieke van deze samenwerking? Een leuk hoofdstuk voor clinici die zich niet zo veel bezighouden met bedrijfsgeneeskunde.

In ▶ hoofdstuk 29 wordt het gebruik van eHealth beschreven. Is het bedoeld als service of om effectiever in te kunnen grijpen? De voor- en nadelen worden helder op een rij gezet en in ▶ hoofdstuk 45 wordt er ingegaan op bredere toepassingen in de toekomst. Die zullen er hoe dan ook komen.

In ▶ hoofdstuk 30 beschrijven Loes Meijer en Mariëtte Oostindiër vanuit de FMCC hoe Regionale Transmurale Afspraken (RTA) tot stand komen. De vraag is natuurlijk waarom dit niet in alle regio's gebeurt. Wat zijn nu de voor- en nadelen van dit soort afspraken, waar zijn ze een oplossing voor?

In ► hoofdstuk 31 beschrijft Ruth Hammelburg richtlijnontwikkeling met de 360°-methode zoals dat onder andere bij afspraken in de oncologie succesvol is toegepast. Vergelijk deze methode met de RTA's in het vorige hoofdstuk. Sterk in de 360°-methode lijken de rol van de patiënt en de nadruk op inleven in elkaars cultuur.

In ► hoofdstuk 32 beschrijft Kees van der Plas de COPD-zorg in de regio Waterland. Er is gestart met samenwerking van de huisartsen in Monnickendam en in een uitdijende netwerkorganisatie van professionals raakten steeds meer partijen betrokken, ook patiëntenorganisaties, specialisten ouderengeneeskunde en ziektekostenverzekeraar. Is dit een mooi voorbeeld van hoe professionals in de 'lead' kunnen zijn en hoeveel aspecten 'veranderende samenwerking' heeft?

In ► hoofdstuk 33 wordt beschreven dat het in de complexe ouderenzorg en meer specifiek in de problematiek rond het levenseinde vaak ontbreekt aan een samenhangend beleid, samen met de patiënt opgesteld en door iedereen gedragen. Yvonne van Ingen beschrijft een aantal oplossingen hiervoor, met name 'advance care planning'.

In ► hoofdstuk 34 worden factoren beschreven die helpen effectief samen te werken. Immers, innoveren moet, maar zestig tot tachtig procent van de projecten mislukt. Soms omdat ze niet goed doordacht zijn, soms omdat de subsidie wegvalt, soms … Pim Valentijn en Marc Bruijnzeels van het Jan van Es Instituut analyseren tientallen SMOEL-samenwerkingsprojecten.

In ► hoofdstuk 35 beschrijven Fred Koster, Marcella Petri en Nils Stoll hoe de ggz in de eerste lijn werd georganiseerd in Noord-Holland waarbij niet uitgegaan werd van de traditionele schotten. Nascholing en snelle consultatiemogelijkheid zijn onderdeel van dit systeem. De band met welzijn (zie ► H. 27 over IJburg) wordt niet beschreven.

In ► hoofdstuk 36 ten slotte gaat over koffie: over formele en informele samenwerking; over boven- en onderstroom. Antoinette de Bont en Marlies Maaijen zeggen dat het nieuwe werken in netwerken ook andere eisen stelt.

Samenwerking vanuit een patiëntenperspectief

Ton den Teuling

Onderstaand verhaal is geschreven door een leek in de geneeskunde, daarom zijn aannames en conclusies ook beschreven zoals ze ervaren zijn, niet op hun wetenschappelijke juistheid. Als er foute conclusies in staan, onderstreept dat des te meer de noodzaak van een goede communicatie en samenwerking.

■ Waarom dit verhaal?

Iedereen weet dat de ideale wereld niet bestaat, niet kan bestaan. In een wereld die gevormd wordt door mensen, is het onvermijdbaar dat er fouten gemaakt worden. Daar is niets aan te verhelpen en we zullen dat moeten accepteren. Maar we kunnen, zorgverleners en patiënten samen, wel een poging doen dit ideaal zo veel als mogelijk is, te benaderen, ten minste in de gezondheidszorg.

Het is een waar gebeurd verhaal, veel details zijn weggelaten, zoals de negen reanimaties, noodzakelijk na het toedienen van een verkeerd medicijn; de paniek, in de nacht dat er erg veel bloed verloren was gegaan, doordat een infuus onopgemerkt losgeschoten was.

Stelt u zich eens een ideale wereld voor. Daar is de samenwerking tussen de huisarts en een patiënt, vrouw van tegen de vijftig jaar voorbeeldig. Omdat zij zich niet voelt zoals ze al jaren gewoon is, gaat ze bij hem op consult. Dat is geen gewoonte, het laatste bezoek is alweer lang geleden. Zij vertelt hem dat ze al een tijdje, een flink aantal weken, overdreven moe is en ook trappen lopen gaat niet meer zoals voorheen. Hij onderzoekt haar en ontdekt dat er wat vocht achter de longen zit, dus is er een kans dat er sprake is van een zware verkoudheid of een beginnende longontsteking. Het feit dat dit al weken aan de gang is, verontrust hem wel.

Gelukkig is hij een verantwoordelijke arts, concludeert hij niet voortijdig en heeft hij zijn informatie op orde. Hij vraagt dus verder: u rookt niet, beweegt u voldoende en eet u goed? Op alle vragen kan zij bevestigend antwoorden, ze leeft gezond, sport en beweegt voldoende.

Hij is zich ervan bewust dat er dan toch een andere oorzaak moet zijn voor de vermoeidheid. Als goede arts, in een ideale wereld, denkt hij niet: 'Ze zal wel iemand zijn die aandacht tekort komt'. Ook weet hij dat hart- en vaatziekten evenzeer bij vrouwen voorkomen, dus niet per se mannenziekten zijn. Dus stuurt hij haar door naar de specialist, voor de zekerheid eerst naar een longarts, maar ook naar een cardioloog.

Uit het eerste onderzoek blijkt, dat er sprake is van onvoldoende pompkracht van het hart, een tamelijk lichte mate van hartfalen en hij gaat op zoek naar een oorzaak. Uiteindelijk blijkt dat de mitralisklep niet goed sluit, met als waarschijnlijke oorzaak een virusinfectie op de klep.

Een operatie is noodzakelijk, maar omdat de oorzaak en de schade snel gevonden zijn, is de prognose voor de patiënt helemaal niet zo slecht. Nadat de klep door middel van een klepring hersteld is, kan verder volstaan worden met een lichte medicatie om het bloed wat te verdunnen en aangroei van de ring tegen te gaan. Weliswaar levenslang, maar zonder veel bijwerkingen.

Tot zo ver de ideale wereld.

In de praktijk blijkt dit niet altijd zo te werken, die ideale wereld is in vele gevallen nog ver weg.

In die praktijk kwam diezelfde vrouw bij haar huisarts, die constateerde dat er vocht in de longen zat, er dus sprake was van een ernstige verkoudheid of beginnende longontsteking. Om die te bestrijden schrijft hij een sterk middel voor, zelf noemt hij het een paardenmiddel, heftig maar effectief. Een tiendaagse prednisonkuur, afbouwend van tien tabletten naar nul.

De kuur slaat niet aan en na een paar dagen is normaal slapen niet meer mogelijk. Rechtop zittend, met de rug tegen de verwarming is het nog enigszins uit te houden, maar het gaat snel slechter. Dit wordt zo ernstig dat de echtgenoot het niet meer kan aanzien en hij besluit zijn vrouw naar de eerste hulp van een ziekenhuis te brengen. Daar wordt ze onmiddellijk opgenomen en vanwege de benauwdheid onderzocht door een longarts. Ook hij constateert dat er wel vocht achter de longen aanwezig is, maar niet zo ernstig dat dit de ernstige benauwdheid verklaart. De opgeroepen cardioloog constateert, na grondig onderzoek, dat de pompkracht van het hart zeer slecht is. Hartfalen dus.

Zijn conclusie, die hij ook aan de patiënt meegeeft: "Hartfalen is een tamelijk nieuwe aandoening, waar we nog niet zo veel van weten en ook niet goed kunnen behandelen". Hartfalen is een progressieve ziekte. Medicijnen om de pompkracht te versterken en de aanbeveling om nog maar van het leven te genieten, zo lang dat nog kan, is zijn advies.

Als het na verloop van tijd inderdaad steeds slechter gaat, komt het moment dat zij zich er niet meer bij neer wil leggen. Contact met de Hartstichting leert dat in het UMC Groningen een hartfalenpoli ingericht is en er wordt aangeraden om daar eens voor een second opinion te rade te gaan.

Dat lijkt een goed advies en dus wordt de weg naar het noorden ingeslagen, op zoek naar antwoorden. Daar wordt geconstateerd dat het inderdaad met de pompkracht niet goed zit.

Na veel moeite wordt het dossier uit het eerste hospitaal opgestuurd en kan een grondig vervolgonderzoek gestart worden. Dat is natuurlijk een ernstige zaak, informatie moet zonder meer gedeeld worden, ook als de patiënt een second opinion bij een andere instelling wil.

Uit dit nieuwe onderzoek blijkt de situatie zo ernstig dat onmiddellijk handelen nodig is.

Het ernstige pompkrachtverlies wordt veroorzaakt door een ernstig lekkende mitralisklep. Daarnaast is door de langdurig zware belasting het hart sterk vergroot.

Een paar dagen later wordt bij een operatie de mitralisklep door middel van een klepring hersteld. De cardioloog dacht aan een kunstklep, maar de chirurg vond het hart en de klep van voldoende kwaliteit, zodat reparatie voor haar de voorkeur had.

Doordat de behandeling veel te lang uitgesteld is, was de prognose voor de patiënt niet erg gunstig. De pompkracht van het hart is sterk achteruit gegaan, de sterke vergroting werkt daaraan mee en alleen een flinke hoeveelheid medicijnen maakt het leven draaglijk.

Inmiddels is dit ruim tien jaar geleden en heeft de patiënt leren leven met haar beperkte energie en past dus haar leven en dat van haar partner daaraan aan.

Doordat zij altijd gezond leefde en een sterke basis en een gezond lichaam heeft, is ook de voorspelde verdere achteruitgang, tot nu, uitgebleven. Zelfs durfde de cardioloog, in het laatste gesprek, de opmerking te maken, dat het nog niet goed meetbaar is, maar volgens hem er zelfs sprake is van een lichte verbetering.

Dit, waargebeurde, verhaal laat zien dat in de samenwerking tussen arts en patiënt een aantal zaken van groot belang zijn. Voor patiënten is het van belang dat ze goed duidelijk weten te maken wat zij de arts willen en moeten vertellen. Daarvoor is het nodig dat zij weten hoe hun lichaam werkt, natuurlijk niet uitputtend zoals een arts dat moet weten, maar wel op hoofdlijnen. Het is ook van belang dat zij op zoek gaan naar informatie. Pas dan kunnen ze de rol van meedenker en medebeslisser over hun eigen ziekte en lichaam waarmaken. Dat is niet altijd gemakkelijk, maar met de moderne middelen is heel veel informatie te vinden.

Daar moet wel voorzichtig mee omgegaan worden, al snel sluipt het probleem binnen van: hoe goed en betrouwbaar is die informatie.

Als je weet dat in de familie bepaalde ziekten voorkomen, dan kun je gericht op zoek gaan naar patiëntenorganisaties die daarmee te maken hebben. Deze hebben vaak goede sites, waar de informatie in ieder geval gecontroleerd wordt. Als de vrouw, uit het voorbeeld, wist dat hartziekten voorkomen in de familie, was er een kans geweest dat zij bij de Hartstichting was uitgekomen. Daar was en is veel informatie voorhanden, daarmee was zij beter in staat geweest haar huisarts op die mogelijkheid te wijzen.

Ook hier komt weer het grote belang van de samenwerking naar voren, ook de arts heeft de plicht om door te vragen. Een (te) snelle diagnose kan, zoals in dit voorbeeld, grote fouten veroorzaken. Niemand kan of zal denken dat fouten altijd voorkomen kunnen worden, ook naar de toekomst toe zal dat niet gebeuren. Maar hier kun je je afvragen waarom de huisarts niet bedacht heeft dat bij een gezonde vrouw van nog geen vijftig jaar er wel eens iets meer aan de hand kon zijn dan een verkoudheid of iets in die geest. Zij heeft aangegeven dat zij zich al weken extreem vermoeid voelde, dat een inspanning, zoals gewoon trappen lopen, in feite al te veel was. Het kan zijn dat hij niet aan een hartprobleem gedacht heeft. Het was een vrouw en hartproblemen zijn toch vooral een mannending.

Waarom heeft hij niet op zeker gespeeld en doorverwezen naar een specialist? Als hij vocht achter de longen constateerde, bubbelen noemde hij dat, in een poging het in lekentaal uit te leggen, was een doorverwijzing naar een longarts toch te verwachten geweest. Een verkoudheid houdt geen weken aan bij een verder gezonde persoon. En tien jaar geleden was uit onderzoek ook al bekend dat ook vrouwen last konden hebben van hun hart, al was dat nog niet de algemene gedachte.

▪ Terug naar de ideale wereld

De huisarts in de ideale wereld heeft goede contacten met de omringende ziekenhuizen en de daar aanwezige specialisten. Daarom was het voor hem ook mogelijk om een afspraak met de longarts en de cardioloog zo te maken dat de patiënt op één dag terecht kon. Hij kende de spreekuren en kon daarop inbreken voor een spoedgeval. Ook zorgde hij ervoor dat zijn bevindingen bij de betreffende artsen aanwezig waren, waardoor het voor de patiënt niet nodig was het verhaal steeds opnieuw te vertellen.

Dat kan in een ideale wereld, daar zijn deze gegevens bij alle behandelende artsen bekend en is het normaal dat er onderling overleg is. Dan blijft het ook mogelijk dat de laatste inzichten en onderzoeksresultaten bij iedereen bekend zijn, maar het blijft de verantwoording van de arts om bij te blijven. De eerste cardioloog had moeten weten dat er ten tijde van het consult al veel meer bekend was over hartfalen en behandelmethoden, ook meer dan tien jaar geleden.

Mogelijk had hij deze goed bedoelde, maar toch zeer ernstige opmerking dan niet gemaakt: "Mevrouw, wij kunnen niet zo heel veel voor u doen. Gaat u maar van de resterende tijd genieten, dat zal niet zo heel lang duren."

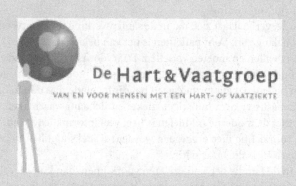

De Hart&Vaatgroep, vereniging van hartpatiënten
    Wat patiëntenverenigingen verwachten van de beroepsbeoefenaren.
    Taakafbakening en samenwerking
    Wij verwachten van beroepsbeoefenaren dat zij kennis hebben van de taken, werkwijze, spreekuren, verwijsprocedures, informatiebehoefte en wachttijden, van de andere beroeps-

beoefenaren. Wij verwachten dat deze informatie aan de patiënt wordt verteld, als dat aan de orde komt.

Verwijzen

Wij verwachten van de beroepsbeoefenaren dat zij aan de patiënt en de partner of begeleider, uitleggen waarom verwezen wordt, hoe de vervolgprocedure er uit gaat zien en dat duidelijk is wie na de verwijzing verantwoordelijk is. Dus bij wie de patiënt terecht kan bij problemen.

Overdracht

Wij verwachten dat de beroepsbeoefenaren onderling tijdig de benodigde informatie uitwisselen en terugkoppeling geven. Deze informatie moet ook aan de patiënt gegeven worden, zodat deze kan controleren of er geen lacunes zijn. Het invullen van eventuele lacunes moet ook door de professionals gebeuren. Het moet niet nodig zijn dat de patiënt zelf op zoek gaat.

Begeleiding

Wij verwachten dat onderling afgesproken wordt wie de coördinatie heeft van de bege-leiding.

Wij verwachten ook dat de patiënten en hun partners met een infauste prognose daar-van in kennis worden gesteld, waarbij ook duidelijk moet zijn wie de begeleiding verzorgt in de laatste levensfase. Het erkennen en begrijpen van de angsten van de patiënten en hun partners, kan deze laatste fase verlichten.

Informatieverstrekking

Wij verwachten dat de patiënt volledig op de hoogte wordt gehouden over het verloop van zijn/haar ziekte. Een patiëntendossier, met daarin de procedure zoals deze er uit gaat zien, de resultaten van onderzoeken en de toekomstverwachting zou daarbij uitkomst bieden. Het moet wel duidelijk zijn wie verantwoordelijk is voor het actueel houden van het dossier. Te denken valt aan een papieren dossier, dat de patiënt meeneemt bij zijn bezoek aan de beroepsbeoefenaren. Een via het web toegankelijk dossier zou eenvoudiger te behe-ren zijn, als eenmaal duidelijk is welk format landelijk gebruikt gaat worden. De informatie over leven met hartfalen zou, in voorkomende gevallen, aangevuld moeten worden met informatie over sterven aan hartfalen.[1]

---

1   *Wat patiënten verwachten van de beroepsbeoefenaren*. Uitgesproken door de Vereniging van Hartpatiënten tijdens drie expertmeetings (2007 & 2008) van de werkgroep Multidisciplinaire Richtlijn Hartfalen.

Samenwerking eerste en tweede lijn in Heuvelland

Guy Schulpen en Hans Fiolet

26.1   Samenwerking werkt

Samenwerking werkt! Dat is de dagelijkse ervaring van de huisartsen en specialisten in de regio Maastricht en Heuvelland. Sinds de jaren zeventig van de vorige eeuw is een intensieve transmurale samenwerking ontstaan tussen huisartsen en specialisten via een gezamenlijk diagnostisch centrum en in latere fase via de afdeling transmurale zorg van het Academisch Ziekenhuis Maastricht. Voorbeelden van deze samenwerking zijn het gezamenlijk consult, de inzet van gespecialiseerde verpleegkundigen van het ziekenhuis in de huisartsenpraktijk tot en met de integratie van de huisartsenpost en de spoedeisende hulp, die vanaf dag één op dezelfde locatie via één loket zijn opgezet. Dit hoofdstuk beschrijft een aantal van deze samenwerkingsvormen en de logische ontwikkeling van de samenwerking en toont de resultaten.

26.2   Het gezamenlijk consult huisarts en specialist

Het model van het gezamenlijke consult is eind jaren tachtig van de vorige eeuw door huisarts Vierhout bedacht en in een promotiestudie op het gebied van orthopedie onderzocht. Latere studies onderzochten dit model op gebied van cardiologie (H. Vlek), dermatologie (Y. Bullens) en reumatologie (G. Schulpen).[181-185]

De kerngedachte was dat samenwerking tussen huisarts en specialist zou moeten leiden tot betere zorg. Dit werd in het onderzoek geoperationaliseerd door antwoorden op de volgende onderzoeksvragen:

— Zijn de klachten van de patiënt in een gezamenlijk consult gelijk aan de klachten van de patiënt bij de polikliniek?
— Wat zijn de effecten voor de patiënt, de huisarts, de specialist in dit model?
— Wat zijn de gevolgen voor het zorgsysteem?

Het model van gezamenlijk consult werkt als volgt. Deelnemende huisartsen zijn verdeeld in groepen van drie. Dit is veelal verdeeld op het niveau van zogenaamde HAGRO's. Een van de huisartsen functioneert als gastheer. Gedurende een vastgestelde periode (vier tot zes weken) zien deze huisartsen patiënten die zij zouden verwijzen of waarbij de huisarts therapeutische of diagnostische problemen ondervond. Na de periode van vier tot zes weken komen de huisartsen bij elkaar in de praktijk van de gastheer en hierbij is de specialist ook aanwezig. De casus die de huisarts vergaarde wordt (in het bijzijn van de betreffende patiënt) gepresenteerd aan de bezoekend specialist. De specialist krijgt de kans om de patiënt te onderzoeken en te bevragen. Samen met de huisarts wordt een beleid opgesteld, wat kan leiden tot een verwijzing naar de polikliniek of een verdere behandeling door de huisarts.

▪ Resultaten

In volgorde van de onderzoeksvragen zijn de volgende resultaten gevonden. In de gerandomiseerde onderzoeksetting toonden de patiënten op de polikliniek dezelfde klachten als bij het gezamenlijk consult.[181] Kortom, van een selectiebias leek geen sprake te zijn. Patiënten ervoeren het gezamenlijk consult zeer positief. De aandacht van meerdere artsen was zeer geruststellend en het gemak van een specialist in de vertrouwde huisartspraktijk werd als prettig ervaren. Specialisten vonden de directe contacten met de huisarts een meerwaarde en konden de achterliggende reden van de verwijzing beter waarderen. Dit is een achterliggende reden die in de traditionele verwijzing niet of onvoldoende wordt verwoord.

Huisartsen vonden de directe samenwerking met de specialist een meerwaarde en classificeerden het gezamenlijk consult als ultieme vorm van nascholing; bij juist die patiënten waar jij als huisarts specifiek op vastloopt, kun je ervaren hoe de specialist hiermee omgaat en hoe de adviezen zijn.

Bij het gezamenlijk consult reumatologie toonden wij aan dat huisartsen die deelnamen aan het gezamenlijk consult gemiddeld 62 procent minder verwezen naar reumatologie (na een periode van gezamenlijke consulten) dan collega's die niet deelnamen. Dit onderstreept het nascholingseffect van dit systeem. De gevolgen voor het zorgsysteem werden in termen van kosten inzichtelijk gemaakt. Het gezamenlijk consult is tijdintensief; de specialist moet hiervoor naar de huisartsenpraktijk reizen en per patiënt wordt meer tijd genomen dan gebruikelijk. Dit kost dus meer geld per patiënt.

Aan de andere kant hanteerde de specialist significant minder diagnostiek in de huisartsenpraktijk dan bij soortgelijke patiënten op de polikliniek. Hiervoor is een aantal mogelijke verklaringen te geven. In het gezamenlijk consult is de huisarts eindverantwoordelijk en zou de specialist 'juridische' diagnostiek minder nodig hebben. Daarnaast zou de huisartsenpraktijk de specialist verleiden tot een meer huisartsgeneeskundige benadering, wat neerkomt op minder diagnostiek en meer anamnese en lichamelijk onderzoek.

Hoe dan ook werd er minder diagnostiek aangevraagd en dat is weer kostenreducerend. De deelnemende huisarts verwees daarbovenop 63 procent minder patiënten en dat is ook een vermindering van de kosten.

Ten slotte is de laatste financiële overweging dat de specialist naar aanleiding van het gezamenlijk consult in vijftien procent van de gevallen verwees naar de polikliniek. Als men vervolgens alle kostenfactoren in overweging neemt, was de conclusie dat ondanks de forse tijdinvestering van het gezamenlijk consult het model toch kostenbesparend werkt.

26.3 Implementatie

Na een periode van wetenschappelijke evaluaties is het gezamenlijk consult in de regio Maastricht-Heuvelland geïmplementeerd (1997). Dit heeft de vorm gekregen van de zogenaamde Carrousel Gezamenlijk Consult. Het onderzoek toonde dat de leercurve van de huisarts het steilst was in het eerste jaar. Daarom worden bij de huidige implementatie huisartsen gedurende één jaar gekoppeld aan een bepaald specialisme. Na dat jaar kiest de huisarts(engroep) voor een nieuwe thema (vandaar ook Carrousel). Momenteel kunnen de huisartsen kiezen uit de volgende vakgebieden: interne geneeskunde, longziekten, cardiologie, dermatologie, chirurgie, psychiatrie, reumatologie, revalidatie, fysiotherapie, gynaecologie, kindergeneeskunde, maag-darm-leverziekten, neurologie, orthopedie en geriatrie. Opvallende opties hierbij zijn onder andere gynaecologie en psychiatrie waarbij de aanvankelijke gedachte was dat patiënten het niet op prijs zouden stellen om in een groepsverband besproken of onderzocht te worden. Toch bleek dit zeer goed te werken. Ook het betrekken van de paramedicus (in dit geval de fysiotherapeut) als 'specialist' blijkt goed te werken.

Het 'samenwerken' wordt tot de dag van vandaag gewaardeerd. Zelfs tot jaren na het jaar waarin de huisarts en de specialist de gezamenlijke consulten hebben gedaan, weten huisarts en specialist elkaar makkelijk te vinden en overleggen zij laagdrempelig met elkaar. Het gezamenlijk consult is bovendien erkend om de nascholingseffecten en daarom voor de huisartsen geaccrediteerd als nascholing. Echter, het opmerkelijkste resultaat blijft de verwijzing van de specialist naar aanleiding van een gezamenlijk consult. Bij het poolen van de data over alle jaren en over alle specialismen, blijft het zo dat de specialist slechts ongeveer vijftien procent van de gevallen verwijst naar de polikliniek.

Er zijn grofweg drie redenen waarom een huisarts een patiënt wil verwijzen: de huisarts weet niet wat de aandoening is (diagnostiek), weet wat het is maar niet wat er aan te doen (therapie) of zoekt voor zichzelf of voor de patiënt bevestiging van het beleid (geruststelling). Klaarblijkelijk is het eenmalig betrekken van de specialist via dit model voldoende om in 85 procent van de gevallen de huisarts in staat te stellen de vervolgbehandeling zelfstandig voort te zetten. De diagnose of therapie is helder of men is gerustgesteld.

26.4 Geleerde lessen

Er zijn vele lessen te trekken uit de ervaringen van het gezamenlijk consult. Een van de belangrijkste is dat samenwerken werkt! Het leidt tot meer deskundigheid en dus tot minder kosten.[181-185] Deze les dat gezamenlijke behandeling van huisartsen en specialisten succesvol is, heeft een vervolg gekregen in de organisatie en inrichting van de ketenzorg.

Als het gaat om patiënten met een chronische aandoening dan is het niet zozeer de vraag óf dan wel wannéér de aandoening zodanig verergert dat de zorg van een specialist nodig is. De samenwerking, die onder andere vorm kreeg in het gezamenlijk consult, is verder uitgewerkt in de ketenzorg. De ketens voor chronische aandoeningen (diabetes type II, astma, COPD, vasculair risicomanagement, ouderenzorg) kennen in Maastricht een hoge mate van substitutie, waarbij de patiënt binnen de eerstelijnsketen door een specialist kan worden behandeld voor (tijdelijke) ontregelingen, zonder formele verwijzing (en zonder dat een tweedelijns-DBC/DOT wordt geopend).

Deze twee modellen van transmurale samenwerking roepen vaak de vraag op over de succesfactoren, de faalfactoren en de externe validiteit; in hoeverre kan dit nu ook in andere regio's worden opgezet. Allereerst de succesfactoren. In een zorgbestel waar eerste en tweede lijn in aparte kolommen zijn gefinancierd, lijken er soms tegengestelde belangen te zijn tussen de huisarts en de specialist. Het is immers de behandeling van de een of de ander, in plaats van een gezamenlijke behandeling. Samenwerken tegen deze achtergrond vraagt om vertrouwen. Vertrouwen komt niet spontaan en moet wederzijds verdiend worden. De jarenlange samenwerking is de basis om verder met elkaar te komen; samenwerking is niet van de korte termijn. Een bepaalde afhankelijkheid is daarnaast een andere factor. Hoe meer er wordt samengewerkt, hoe meer afhankelijkheid ontstaat. Bij een enkelvoudige samenwerking kan in tijden van verschil van mening de samenwerking eindigen. Als de partijen vele trajecten samen hebben lopen, dwingt de brede samenwerking om geschillen op deelprojecten op te lossen; samenwerking is niet enkelvoudig.

Ten derde de financiën. Natuurlijk speelt het een rol dat de specialisten van het ziekenhuis Maastricht academisch en dus in loondienstverband werken.

Als er geen directe bedreiging op persoonlijke verdiensten zit, levert samenwerking betere zorg op en iedere zorgprofessional is daar op te prikkelen. Kortom, samenwerken is geen bezuinigingsmodel.

▪ Wat zijn dan faalfactoren?

Het moge duidelijk zijn dat de antagonisten van de bovenstaande factoren tot falen kunnen leiden: korte termijn, enkelvoudig en met financiële schuivende panelen.

Een andere factor is de persoonlijke factor. Een concept als het gezamenlijk consult is niet voor iedere specialist weggelegd. Niet iedere dokter heeft er plezier in om in de rol van leraar, in de huisartspraktijk, op deze manier, de huisartsen te helpen. Het plezier in samenwerken is alleszins een bepalende factor en het gezamenlijk consult gedijt bij de juiste dokteren. Hier is in het verleden ook in negatieve zin ervaring mee opgedaan.

Faalfactor is ook de financiële implementatie. In de regio Maastricht is het model van gezamenlijk consult altijd gesteund door verzekeraar VGZ en via innovatiegelden gefinancierd. Er bestond en bestaat geen betaaltitel in zowel eerste als tweede lijn die recht doet aan het gezamenlijk consult. Voor de ketenzorg van de chronische aandoeningen is de medisch specialistische consultatie meegefinancierd met een virtuele overschrijding van eerstelijnsbudget van dien. Willen we in Nederland deze transmurale modellen succesvol implementeren, dan zullen we niet alleen de schotten in de zorg, maar zeker ook de schotten in de financiering moeten slechten.

Ten slotte dient naast een deugdelijke financiering, ook de visie bij zowel huisarts als specialist te zijn dat zorg veelal een samenspel is in plaats van de versnippering die nu dagelijkse praktijk is. Zonder een intrinsieke overtuiging dat deze samenwerking nodig is, zal ook een financiële oplossing niet voldoende zijn voor een verdere uitrol van deze modellen.

26.5 Toekomst?

De ervaringen van het gezamenlijk consult zijn zeer positief, maar het model leent zich niet voor het verlenen van zorg aan grote groepen patiënten. Het concept dat momenteel wordt vormgegeven is een manier om de principes van het gezamenlijk consult toe te passen op grotere patiëntenstromen. Hierbij zal op een aantal plaatsen wijkpoli's worden ingericht. De huisarts heeft patiënten die hij wil verwijzen voor diagnostiek, therapie of geruststelling waarbij de huisarts de inschatting maakt dat het geen langdurige tweedelijnszorg zal behoeven. Deze groep patiënten (het merendeel van de reguliere verwijzingen) wordt aangeboden aan de specialist in een wijkpoli. De specialist, zoals in een gezamenlijk consult, ziet de patiënt een-, maximaal tweemaal en met minimaal gebruik van diagnostiek, adviseert de huisarts over verdere behandeling of diagnostiek, dan wel een verwijzing naar de tweede lijn indien nodig. De hypothese van dit model komt overeen met de ervaringen van het gezamenlijk consult, namelijk dat vele vakgebieden hiervoor in aanmerking komen en dat een (kortdurende) interventie van de specialist de huisarts in grote mate in staat stelt de verdere behandeling te vervolgen.

26.6 Conclusies

In tijden waarbij de middelen in de zorg schaars zijn, is Nederland op zoek naar alternatieve modellen. Hierin bestaat de valkuil van het domeindenken waarbij huisarts en specialist tegenover elkaar komen te staan. De achtergrond van deze twee zorgverleners is anders en dat maakt het begrip niet altijd groter. Huisartsen vragen vaak diagnostiek aan ter uitsluiting van aandoeningen en hebben dus meestal ook normale bevindingen. Huisartsen selecteren hun interventies op zaken als contextuele geneeskunde en 'pluis/niet-pluisgevoel'. Hierbij streeft een huisarts naar waarschijnlijke zekerheden.

Specialisten zien een geselecteerde groep patiënten. Een groep waarbij de normale bevindingen zijn uitgesloten, waarbij er al sprake is van 'niet pluis'. Specialistische diagnostiek zal veel vaker afwijkingen aantonen en specialisten zien vaak hun rol als medisch eindstation en streven daarom naar absolute zekerheden. Deze verschillen in de achtergrond leiden regelmatig tot (negatieve) beeldvorming over de ander. Beelden dat huisartsen lukraak diagnostiek aanvragen, zaken over het hoofd zien en onvoldoende diepgang tonen in hun beleid. Beelden dat specialisten overdiagnostiek bedrijven, eindeloos doorgaan met zoeken naar therapie of diagnose en onvoldoende oog hebben voor de patiënt als geheel.

Beelden die helaas polariseren.

Samenwerken werkt! Het leert de huisarts en specialist elkaars werelden te kennen. Dit wederzijdse begrip leidt tot synergie, tot betere zorgverlening en zelfs tot kostenreductie in de zorg. De 'Maastrichtse ervaring' stelt dat niet huisartsen of specialisten zorg verlenen, maar bij grote groepen patiënten kunnen huisartsen én specialisten gezamenlijk de zorgvraag afhandelen, zonder dat het komt tot een formele verwijzing naar de tweede lijn.

26

IJburg, wijk zonder scheidslijnen tussen zorg en welzijn

Jolanda Buwalda en Rob Smeenk

27.1   SAG gezondheidszorg: optimaal en persoonlijk

Gezondheidszorg heeft niet alleen betrekking op het lichaam. Emotionele en mentale aspecten spelen ook een rol, evenals de leefomgeving en sociaaleconomische omstandigheden. Iedereen staat in relatie met zijn omgeving en zo hangen gezondheidsvragen vaak samen met leefstijl, opvoedingsproblemen, werkloosheid, schulden of emotionele problemen.

Daarom kiest de Stichting Amsterdamse Gezondheidscentra voor een integrale aanpak, waarbij professionals uit verschillende disciplines en organisaties samenwerken in overleg met hun patiënten. Iedereen moet zoveel mogelijk in zijn eigen omgeving en in elke leeftijdsfase een beroep kunnen doen op een goede gezondheidszorg.

Mensen zo lang mogelijk gezond houden en ook met blijvende gezondheidsklachten zo lang mogelijk zelfstandig thuis laten wonen, daar gaat het vooral om. Niet medicaliseren, maar normaliseren waar kan en specialiseren waar moet.[186]

27.2   Het uitgangspunt van de SAG is op geheel eigen wijze verder ontwikkeld op IJburg

IJburg is de 54ste wijk van Amsterdam, een Vinex-eiland in het IJmeer, met inmiddels bijna 20.000 inwoners. Sinds de komst van de eerste bewoners is gewerkt met het concept 'Wijk zonder scheidslijnen'. Dat betekent dat iedereen, ongeacht een lichamelijke of verstandelijke beperking, op IJburg zo zelfstandig mogelijk kan wonen, werken en leven. Om dit voor elkaar te krijgen moeten professionals niet alleen samenwerken *binnen* de eerste lijn, maar ook *door de lijnen heen*. Afstemmen en verbinden om gezamenlijk optimale zorg te leveren. Natuurlijk kan dat alleen in partnerschap met de bewoner en diens mantelzorgers.

Samenhang, samenzijn, samendoen zijn van essentieel belang. Deze drieslag omvat meer dan het sleutelbegrip samenwerken. Ten onrechte wordt er vaak van uitgegaan dat door simpelweg samen te werken binnen ketenzorg of zorgpaden of de zogenoemde zorg/welzijn arrangementen er ook optimale prestaties geleverd kunnen worden. Zonder concepten, tools en methoden die samenwerken pas echt effectief maken en ondersteunen, is samenwerken echter goed bedoeld maar niet goed genoeg. Vanuit die wetenschap is bij de opbouw van IJburg een *integraal zorg en welzijnsconcept* gemaakt voor de doelgroepen (zie de twee casus) die complexe problemen hebben en die anders in bijzondere woonvormen of zorgwoningen gehuisvest zouden worden. De medische zorg, de psychosociale zorg maar ook de dagbesteding zijn niet alleen onderling afgestemd tussen de eerste en tweede lijn (de ggz, de LVG en de V&VT-sector), maar ook vormgegeven in nieuwe zorgketens.

Daarnaast kreeg de SAG van de gemeente het verzoek om ook de maatschappelijke dienstverleningsfunctie te regelen op IJburg. Daardoor is er een verbinding gelegd tussen de eerste lijn (formele zorg) en de zogenaamde nulde lijn (informele zorg) en wordt dit waar nodig een onderdeel van de gewenste multidisciplinaire aanpak.[187,188]

Dankzij die gezamenlijke opdracht, heeft de noodzakelijk samenwerking van de hierboven genoemde vier kernpartners geresulteerd in de oprichting van een consortium om de gezondheidsvraagstukken voor IJburgers zo optimaal mogelijk te kunnen beantwoorden. Het regelen van zorg voor meervoudig complexe vragen is inmiddels uitgegroeid tot een specialiteit.

27.3 De toolkit Samen Beter Doen (voor professionals)

De focus van deze werkwijze is gericht op samenhangende en gepaste zorg bij meervoudige of complexe vragen, waarbij twee uitgangspunten worden gehanteerd.

1. Het 1-1-1 principe. Dat houdt in 1 bewoner, 1 individueel zorgplan en 1 zorgcoördinator.
2. Het 2-1-0 principe. Dat betekent stepped care. Niet medicaliseren, maar zo veel mogelijk normaliseren en pas als het echt nodig is specialiseren. De werkwijze hierbij is het voorkomen van een klinische opname door een vast ambulant team rondom een patiënt te organiseren.

Om de zorg volgens deze twee principes te kunnen bieden is een structuur nodig die professionals ondersteunt. Daarvoor is de IJ-Office opgericht als schakelpunt voor wonen, zorg en welzijn.

De functies van dit schakelpunt (IJ-Office) zijn:

— *Signalering, intake, triage, integrale behandeling of interventie, casemanagement en monitoring.*
    Kernprofessionals met een somatische, ggz- en amw-achtergrond maken deel uit van dit multidisciplinaire team dat de juiste zorg op de juiste plaats en op het juiste moment regelt. Casemanagement wordt toegewezen bij complexe problematiek waarbij meer dan drie organisaties betrokken zijn. De casemanager wordt geleverd door de instelling die de hoofdbehandeling verzorgt. De casemanager is een generalist met specifieke deskundigheid die zoveel mogelijk recht doet aan de kernproblematiek van de patiënt.
— *Zorg, welzijn en infrastructuur (IJburg-coalitie).*
    Om adequaat de zorg te kunnen coördineren en de verbinding te kunnen maken met professionals binnen de diverse sectoren van wonen, werken, welzijn en zorg is een wijknetwerk opgezet, de zogenaamde IJburg-coalitie. Deze coalitie wordt ondersteund door de leiding van alle betrokken organisaties en organiseert viermaal per jaar inhoudelijke bijeenkomsten voor op IJburg werkende professionals en faciliteert ook het informele contact.
— *Een nieuw professioneel statuut voor deze transmurale werkwijze.*
    Het loslaten van het uitgangspunt van 'usual care' is cruciaal om met elkaar binnen transmurale zorgtrajecten te kunnen functioneren. Het afstemmen en ook ontdubbelen van interventies en behandeling hebben tot gevolg dat professionals bepaalde taken of activiteiten moeten overdragen of juist moeten overnemen. Dat vereist vertrouwen in elkaars vakbekwaamheid en handelingsrepertoire. Dat vraagt tevens om borging van verantwoordelijkheden en bevoegdheden binnen professionele standaarden en vakdisciplines. Daarvoor is een geëigend professioneel statuut nodig en ontwikkeld om zowel de patiëntveiligheid als die van de professional in een dergelijk samenwerkingsverband te regelen. De vernieuwde werkwijze, de diagnose- en beslisondersteuning voor het MDO is gestructureerd en de werkprocessen zijn beschreven. Dit voorziet hiermee ook in de overdraagbaarheid en het monitoren van de werkzaamheden.
— *Zorgketens voor risicogezinnen, ggz-cliënten en bewoners in zorgwoningen.*
    Het beschrijven in zorgketens van de generieke werkprocessen die gebaseerd zijn op de hierboven genoemde functies van de IJ-Office en de twee gehanteerde kernprincipes geven de werkwijze van dit geïntegreerde of transmuraal werken weer. Deze zijn van een andere orde dan het ontwikkelen van nieuwe zorgketens gericht op specifieke populaties. Voor risicogezinnen, ggz-cliënten en bewoners met een licht verstandelijke beperking zijn samen met professionals zorginhoudelijk integrale zorgketens ontwikkeld. Vanuit best practice interventies zijn ook cliënten zelf betrokken bij de vraagverheldering en vooral bij

de gewenste uitvoering van de hulp en zorg, inclusief mogelijkheden van zelfmanagement. Deze integrale werkwijze heeft geleid tot nieuwe ketens, naast de bestaande chronische-zorgketens. Deze ketenaanpak heeft echter niet de formele status van een zorgstandaard.

— *Intake-instrument en zelfredzaamheidmonitor.*

Het begrip 'ontdubbelen' is al gevallen. Daarmee wordt bedoeld dat door een integrale aanpak (soms inclusief casemanagement), bepaalde activiteiten niet dubbel gedaan worden. Uit onderzoek en ervaring blijkt dat meerdere professionals vaak zonder afstemming hetzelfde type interventies doen. Bij doorverwijzing start het intakeproces vaak van voren af aan. Dat blijkt inefficiënt en risicoverhogend te zijn. Vaak geven cliënten aan intakemoe te zijn. Reden temeer om binnen de IJ-Office ook met een geïntegreerd intakemodel voor meervoudig complexe problematiek te werken.

In het kader van taxatie van de draagkracht van cliënten wordt gebruikgemaakt van de zelfredzaamheidmonitor, die door de GGD is ontwikkeld.

— *Digitaal cliëntvolgsysteem.*

Om tot optimale communicatie en samenwerking te komen wordt momenteel een programma van eisen gemaakt voor een digitaal cliëntvolgsysteem. Het zal uit een logboek en een agenda bestaan, waar het multidisciplinair team en de mantelzorg toegang heeft. De cliënt en de casemanager zijn beiden de beheerder van het logboek.

— *Scholing en training van zowel professionals als cliënten.*

27.4   Resultaten: betrokkenheid cliënt, arbeidssatisfactie hulpverlener, kwaliteit gezondheid en kosten

De eerste vraag die beantwoord moet worden is of deze aanpak leidt tot hogere cliëntbetrokkenheid en tot hogere arbeidssatisfactie bij professionals. Een tweede vraag is of deze aanpak ook leidt tot betere gezondheid, betere kwaliteit van geleverde hulp en zorg. De derde vraag is of de aanpak ook leidt tot lagere zorgkosten.

Alle vragen zijn inmiddels onderzocht en hebben grotendeels een positieve uitkomst.[188]

Er is een maatschappelijk businessmodel gemaakt, waarbij bij twee bijzondere doelgroepen vanuit het cliëntperspectief beide kernprincipes, 1-1-1 en 2-1-0 of 0-1-2, zijn onderzocht. Dit waren de zogenaamde risicogezinnen en geëxtramuraliseerde ggz-cliënten.

Middels interviews met cliënten en professionals en door onderzoek naar cliëntgebonden kosten bekend bij betrokken zorg-/welzijnsinstellingen en financiers als gemeente en zorgverzekeraar zijn de volgende uitkomsten recent bekend geworden.

27.5   Hogere betrokkenheid cliënt en arbeidssatisfactie hulpverlener?

De eerste vraag kan voor professionals positief beantwoord worden. De aanpak leidt tot minder bureaucratie, afname van het aantal casuïstiekoverleggen, meer zicht op het cliëntproces en verhoogde gerichtheid op het resultaat door de multidisciplinaire benadering en afstemming. Ook collegiale consultatie, soepel doorverwijzing en teruggeleiding door het samenwerkingsmodel en het monitoringsysteem werden als winstpunten ervaren. Naast het IJ-Office model wordt een goed ingericht hometeam met drie kerndisciplines, te weten huisarts, maatschappelijk werk poh-ggz en wijkverpleegkundige, als cruciale succesfactor beschouwd. Het ontbreken van de wijkverpleegkundige discipline op IJburg was een gemis.

Kanttekeningen zijn dat samenwerken ook meer tijd kost, wat niet altijd gefinancierd wordt. Het vergt vertrouwen in elkaar en een hoge professionele standaard.

27.6 Leidt deze aanpak tot betere gezondheid, betere kwaliteit van geleverde hulp en zorg?

Vraag 2 wordt positief beantwoord door de groep risicogezinnen. Zij ervaren tijdens het traject veel maatwerk en een hoge kwaliteit van zorg. Na afronding van de integrale aanpak, ervaren zij een hogere kwaliteit van leven (0,02 Qualy).

De groep geëxtramuraliseerde cliënten ervaart dit niet of nauwelijks. Dit komt grotendeels doordat zij de omgeving van een Vinex-wijk waarin zij wonen als minder aantrekkelijk ervaren dan de stad als woonomgeving. Door hun extramurale arrangement gaat deze groep ook van 32 naar zestien uur dagbesteding per week, terwijl zij juist meer op zichzelf aangewezen zijn. Dit heeft te maken met financieringsgrondslagen en is vanuit de inhoudelijke aanpak niet beïnvloedbaar.

27.7 Leidt deze aanpak ook tot lagere zorgkosten?

Vraag drie levert na onderzoek op dat de zorgkosten zijn afgenomen bij beide doelgroepen. Niet alle cliëntgebonden kosten konden echter bij de doelgroep risicogezinnen meegenomen worden. Door de juiste, afgestemde zorg op het juiste moment te realiseren en participatie te stimuleren wordt er minder geshopt, zijn behandelingen korter, kan een klinisch bed c.q. een (her)opname door de aanwezigheid van een hometeam voorkomen worden. Cliënten vertonen minder shopgedrag en recidiveren niet binnen twaalf maanden. Door coördinatie of casemanagement gericht in te zetten, is de besparing op kosten gemiddeld zeshonderd euro in het eerste jaar.

Wat eveneens een opbrengst uit het onderzoek is, is dat de kosten die door de zorgaanbieders geïnvesteerd worden in de IJ-Office niet terugverdiend worden. De besparingen vallen bij de zorgverzekeraar en in het publieke domein.

De IJ-Office kan wel rendabeler ingericht worden door werkprocessen rond signalering, intake, triage, MDO, casemanagement, rapportage en verantwoording te vereenvoudigen en meer cliënten te behandelen. De omvang van het aantal inwoners en de prevalentie van meervoudige complexe problematiek is echter beperkt.

27.8 Slot

Op basis van deze uitkomsten, is het stadsdeel voornemens de IJ-Office uit te breiden met een frontoffice waar ook een breed sociaal loket gevestigd kan worden. Dit zal leiden tot versterking van de informatie-adviesfunctie, het vrijwilligerswerk en het WMO-loket.

Of andere functies daar ook in ondergebracht worden, zou voor de hand liggen gezien de drie grote transities die plaatsvinden van het Rijk naar de Gemeente. Alle drie liggen ze op het snijvlak van cure, care en community.

Een sterke eerste lijn is een kritische succesfactor voor het schakelen tussen domeinen en binnen transmurale settings. De eerste lijn met de huisarts als regisseur, verpleegkundigen en maatschappelijk werker als coördinator. De huisarts meer dan ooit als poortwachter, niet alleen op het individueel cliëntniveau maar ook op systeemniveau.

De tijd zal leren welke spin-off de IJburgse bevindingen hebben lokaal en regionaal.

Casus 1: Echtpaar woonachtig in een ADL-cluster met 24 uurszorg op afroep

Probleem zoals meneer het formuleert

"Ik ben een krachtige man, maar raak uit balans qua draagkracht en draaglast door een opeenstapeling van somatische aandoening met psychische aandoeningen ten gevolg."

Korte toelichting situatie

Mevrouw is ruim drie jaar geleden plotseling terechtgekomen in een rolstoel, mogelijke MS. Woont in een ADL-cluster met Zorg op Afroep. Zelf regie kunnen voeren is hiervoor een voorwaarde, maar door het samenleven met haar man redden zij het.

Meneer had een eigen bedrijf. Hij liep moeizamer toen zijn vrouw achteruitging. Hij werd zelf geconfronteerd met hartklachten en epilepsie en is tijdens een toeval in één van zijn machines gevallen waardoor hij nu ruim anderhalf jaar later nog steeds met een mitella om loopt en onder behandeling is bij specialisten en fysiotherapeut.

Wat is de doelstelling van het plan van aanpak

Betere balans zodat zij dus samen kunnen blijven wonen in deze woning met de daarbij behorende kwaliteit van leven. Onderzoeken waar het claimende gedrag van mevrouw vandaan komt. Komt dit voort uit haar ziektebeeld, angst, niet alleen willen zijn, opzien tegen een nadere daginvulling enzovoort? Hoe kunnen we de kinderen en het netwerk hierbij inzetten?

Rol en zelfinzicht cliënt

Meneer is zeer goed in staat oorzaak en gevolg te overzien, maar ziet het als zijn plicht omdat hij met haar getrouwd is. "Tot de dood ons scheidt." Mevrouw is hier niet toe in staat en moet hierbij ondersteund worden.

De drie pijlers

- Maatschappelijk: bedrijf is failliet verklaard. Heeft de nodige financiële consequenties. Meneer heeft geen werk meer en mevrouw heeft een indicatie voor dagbesteding waar zij geen gebruik van wenst te maken. Het lijkt dat mevrouw een karakterverandering heeft ondergaan als gevolg van haar lichamelijke beperking. Diagnose is nooit met 100% zekerheid vast te stellen. Mevrouw is zeer claimend naar meneer.
- Sociaal-cultureel: De heer en mevrouw hebben drie volwassen kinderen. In eerste instantie hadden zij niet goed in de gaten wat het ziektebeeld van moeder en de daarmee gepaarde karakterverandering met zich meebrachten, maar inmiddels zien zij dit wel en zouden zij het zelfs begrijpen als vader voor zichzelf zou kiezen en zou kiezen voor alleen wonen. De huisarts, amw, vrijwilliger, fysiotherapeut, specialisten, thuiszorg, psycholoog, SPV-er Jellinek zijn betrokken.
- Psychisch/somatisch: man heeft hartklachten en epilepsie, vrouw heeft MS.

Hoe zou deze de aanpak zijn verlopen zonder IJ-Office'

De heer en mevrouw voelen zich gehoord en gesteund. Met name meneer heeft hier erg baat bij. Zonder IJ-Office zou het een bomen-bosverhaal worden, waarbij hij steeds verwezen zou worden en mogelijk uiteindelijk zou 'wegglijden'.

Casus 2: Dubbeldiagnose in ggz

Vragen van huisarts

Valt de cliënt met dubbele diagnose bij de verschillende zorgaanbieders tussen wal en schip? Kunnen Arkin en Cordaan gezamenlijk ondersteuning bieden aan deze cliënt? Daarbij komt dat cliënt bij zijn moeder woont, maar de zorg te groot voor haar is geworden.

Korte toelichting situatie

Cliënt is bekend met schizofrenie, drugsmisbruik en zwakbegaafdheid (IQ 70).

Wat is de doelstelling van het plan van aanpak

De heer laten verhuizen naar een beschermde woonomgeving, rust bieden aan zijn moeder en daardoor ook aan de buurt waarin cliënt nu woont. Op korte termijn krijgt cliënt een elektronische band. Gezamenlijk (Mentrum, Jellinek en Cordaan) wordt er dan met hem in bijzijn van zijn moeder een plan opgesteld hoe cliënt te begeleiden is in het drugsgebruik, wat een goede woonsetting voor cliënt zou zijn en hoe de psychiatrische zorg vorm zal krijgen met hulp van Cordaan rondom de zwakbegaafdheid.

Zelfinzicht cliënt

Cliënt heeft geen zelfinzicht waardoor cliënt weinig in zicht is van behandelaars. Cliënt is weinig gemotiveerd tot behandeling en wenst geen verandering van de situatie ondanks het feit dat moeder door cliënt in de problemen komt.

Casemanagement

Casemanager medewerker Arkin. Betrokken partners: Panthar, meldpunt zorg en overlast, Cordaan en huisarts.

De drie pijlers

- Maatschappelijk: cliënt woont bij zijn moeder in op IJburg. Moeder balanceert tussen de liefde voor haar zoon en onder andere de financiële consequenties die het onmogelijk maken om zo een gezamenlijk huishouden te voeren. Zoon werkt via Panthar, maar is regelmatig afwezig. Zwerft dan in de stad om te 'scoren'. Hierdoor is regelmatig contact met politie en krijgt hij bekeuringen.
- Sociaal-cultureel: familie en netwerk. Cliënt heeft steunend contact van moeder en zus. Ook soms contact met broer.
- Psychisch/somatisch: cliënt is bekend met schizofrenie van het paranoïde type, wat zich vooral uit in negatieve symptomatologie (moeite met het tot activiteit komen). De combinatie schizofrenie met zwakbegaafdheid maakt dat cliënt zijn eigen situatie moeilijk overziet en dat anderen makkelijk gebruik van hem kunnen maken. Verder speelt verslavingsproblematiek, waarbij cliënt verbaal agressief kan raken na gebruik. Op somatisch gebied geen bijzonderheden.

Hoe zou deze de aanpak zijn verlopen zonder IJ-Office

De heer zou tussen wal en schip vallen. Arkin kan niet optimaal ondersteunen met betrekking tot zijn verstandelijke handicap, bij HVO-Querido is meneer afgewezen in verband met verstandelijke beperking en bij Cordaan zou hij afgewezen zijn omdat meneer bekend is met verslavingsproblematiek, die niet behandeld wordt omdat cliënt dit niet wenst.

Arbocuratieve samenwerking

Liesbeth Smits en Kees de Kock

28.1 Inleiding

Wij willen u graag meenemen in onze samenwerkingsactiviteiten voor gezondheid, werk en participatie in Deurne. Wij zijn een bedrijfsarts en een huisarts die elkaar hebben leren kennen in verschillende projecten voor samenwerking tussen huisartsen en bedrijfsartsen in de regio Zuidoost-Brabant.[189-191]

In deze regio zijn al veel activiteiten ondernomen op samenwerkingsgebied, ook tussen huisartsen en bedrijfsartsen. Er zijn gemeenschappelijke na- en bijscholingen georganiseerd, huisartsen en bedrijfsartsen konden bij elkaar in de keuken kijken door ministages bij elkaar te lopen en er werd een communicatieformulier ontwikkeld om te gebruiken in het overleg over een gemeenschappelijke patiënt.

Voordat we de situatie in Deurne zullen beschrijven, geven we kort weer hoe het denken over gezondheid, werk en de relatie daartussen die zich de laatste jaren ontwikkeld heeft.

28.2 Gezondheid

Met het begrip gezondheid wordt niet alleen de afwezigheid van ziekte aangeduid. Gezondheid is een dynamisch en sociaal concept waarbij het gaat over het lichamelijke, geestelijke, persoonlijke en sociale welzijn en functioneren van mensen. Met name het samenspel, de interactie tussen deze aspecten, bepaalt het niveau van functioneren en daarmee de gezondheidstoestand. Dit wordt beschreven in het International Classification of Functioning-model, een model voor gezondheid en gezond functioneren, beschreven door de WHO en waarvan een Nederlandse versie beschikbaar is sinds 2002.[192] Als we gezondheid willen verbeteren, dient niet alleen gestuurd te worden op het verminderen en behandelen van aandoeningen en stoornissen, maar moet er ook aandacht zijn voor het verbeteren van de belastbaarheid (functies en anatomische eigenschappen), hoe iemand daarmee omgaat (persoonlijke factoren), en welke steun en invloed de (werk)omgeving hierop heeft (externe factoren). Herstel van het functioneren, door het vergroten van de belastbaarheid en het signaleren van problemen in de (werk)omgeving, is hiermee een belangrijk gezondheids- en behandeldoel geworden.

28.3 Werk is belangrijk

Werk komt in het ICF-model terug in de onderdelen externe factoren en participatie (◻ figuur 28.1).

Werk is om twee redenen belangrijk voor de gezondheid. Aan de ene kant kan het een oorzakelijke of onderhoudende factor zijn voor gezondheidsklachten of aandoeningen (beroepsziekten of werkgerelateerde aandoeningen), aan de andere kant is werk meestentijds een bron van gezondheid. Bekend is dat werkenden een betere gezondheid ervaren dan niet werkenden.[193] Werk levert niet alleen middelen om aan belangrijke levensbehoeften zoals voeding en huisvesting te voldoen maar draagt ook bij aan structuur en ritme. Daarnaast biedt het sociale contacten, waardering en status en kan het tot zelfexpressie leiden. Op al deze manieren kan het ook bijdragen aan gezondheid, welzijn en geluk.

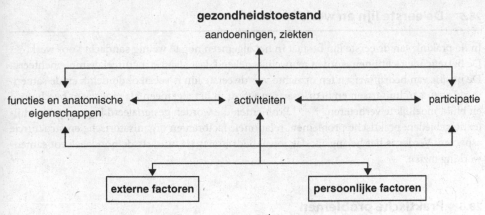

Figuur 28.1 ICF-model.

28.4 De bedrijfsarts

Bedrijfsartsen zetten zich in voor de gezondheid van de werkende mens.[194] Ze werken onder andere vanuit het model belasting-belastbaarheid. Dat doen zij zowel voor het individu als voor groepen mensen. Op groepsniveau wordt vooral gekeken naar preventieve aspecten, het bevorderen van gezonde werkomstandigheden en gezond werkgedrag. De bedrijfsarts is op de hoogte van de arbeidsomstandigheden in het bedrijf en adviseert werkgevers over het terugbrengen van gezondheidsrisico's op de werkplek. Dit doet de bedrijfsarts samen met andere professionals, zoals arbeidhygiënisten, ergonomen en veiligheidskundigen. Op individueel niveau wordt onderzoek gedaan naar beroepsziekten en werkgerelateerde aandoeningen. Ook bij ziekteverzuim kan de bedrijfsarts de werknemer en leidinggever adviseren, over het herstel van belastbaarheid; over hoe het werk kan worden aangepast bij een beperking in de belastbaarheid; over werkfactoren die invloed hebben op het ontstaan of verloop van klachten en hoe hiermee om te gaan; over tijdelijke aanpassingen in werk die herstel bevorderen. In dit kader vindt er verwijzing/afstemming/samenwerking plaats met de curatieve sector. Verder doet de bedrijfsarts tijdens het periodiek arbeidsgezondheidskundig onderzoek (PAGO) onderzoek naar de vroege gezondheidsgevolgen van arbeidsrisico's. Dit wordt regelmatig ingebed in het preventief medisch onderzoek (PMO). Hierin vindt naast het PAGO een verbreding plaats naar duurzame inzetbaarheid in werk (workability en gezond werkgedrag) en naar de algemene gezondheid (lifestylefactoren, gezond gedrag).

Bedrijfsartsen[1] kunnen de verschillende belangen goed inschatten en dienen hierbij in de advisering de balans te vinden. Verder houden ze rekening met de Wet Verbetering Poortwachter in het kader van de verzuimbegeleiding.

---

1 'Bedrijfsarts' is een beschermde titel voor sociaalgeneeskundige specialisten die een vierjarige specialisatie hebben gevolgd na hun artsexamen, vijfjaarlijks moeten herregistreren en daartoe verplichtingen hebben in nascholing, visitatie en kwaliteitsborging. Het is velen niet bekend dat 'arbo-arts' geen synoniem is voor bedrijfsarts, hoewel de term 'arbo-arts' op allerlei plekken in de maatschappij is ingeburgerd. De 'arbo-arts' is een basisarts, zonder verdere opleiding.

28.5   De eerste lijn en werk

In de praktijk van de eerste lijn bestaat in het algemeen nog te weinig aandacht voor werk.[195] De betreffende richtlijnen worden nauwelijks gekend, laat staan structureel geïmplementeerd. De positie van bedrijfsartsen ten opzichte van de eerste lijn is veelal onduidelijk en de samenwerking tussen huisartsen en bedrijfsartsen wordt in het algemeen als moeizaam beschouwd en blijkt moeilijk te verbeteren.[196,197] Problemen die worden gesignaleerd liggen op verschillende gebieden: praktische problemen, relationele factoren en organisatorische en structurele aspecten. Verder is het belangrijk dat zowel bedrijfsarts als huisarts de noodzaak tot samenwerking inzien.

28.6   Praktische problemen

De volgende praktische problemen werken het gebrek aan samenwerking in de hand:
- elkaar niet weten te vinden: niet weten wie de ander is en hoe die te bereiken (namen, telefoonnummers);
- ontbreken van een vergoedingssystematiek voor de samenwerkingsactiviteiten;
- gebrek aan tijd, hoewel dit ook kan worden uitgelegd als weinig prioriteit geven aan samenwerken.

28.7   Relationele factoren

Het gebrek aan samenwerking heeft te maken met de volgende relationele factoren:
- onvoldoende vertrouwen in elkaar;
- onduidelijke positie van de bedrijfsarts en twijfel aan diens onafhankelijkheid waarbij verondersteld wordt dat deze te veel de belangen van de werkgever behartigt en te weinig die van de werkende;
- imago van de bedrijfsarts (wordt medische informatie aan de werkgever verstrekt?);
- onduidelijke taakafbakening en gebrek aan kennis over elkaars expertise kunnen ook domeindiscussies uitlokken.

28.8   Organisatorische en structurele aspecten

Organisatorisch en structureel is er het volgende aan de hand:
- Bedrijfsartsen en gezondheidszorgverleners maken deel uit van twee verschillende systemen: de sociale gezondheidszorg en de curatieve zorg. Deze systemen kennen ieder hun eigen organisatie en financieringssystematiek. Beide systemen worden onafhankelijk van elkaar gecoördineerd. Ieder systeem heeft zijn eigen subdoel namelijk in de eerste lijn primair het herstel van klachten, ziekten en aandoeningen en in de bedrijfsgeneeskunde herstel van belastbaarheid en gezond functioneren.
- Er is (te) weinig oog voor de factor arbeid in de eerst lijn en voor de positieve effecten van werk(behoud) voor de gezondheid van mensen.
- Ten slotte is nog een punt van zorg dat steeds minder werkenden toegang hebben tot bedrijfsgeneeskundige expertise. Voor zelfstandigen (met of zonder personeel) zijn de

mogelijkheden om gebruik te maken van preventieve maatregelen die bedrijfsartsen in kunnen zetten veel beperkter.

28.9   Samenwerking tussen bedrijfsarts en huisarts

De vraag is of huisarts en bedrijfsarts de behoefte of noodzaak voelen om elkaars doelen te helpen realiseren (middels het uitwisselen en delen van kennis (over een patiënt) die voor het uitoefenen van een bepaalde taak (behandeling/begeleiding) nodig is). Ook dit kan een verklaring zijn waarom samenwerking zo moeizaam op gang komt. Men dient de toegevoegde waarde ervan te kunnen zien voor het uitoefenen van de eigen taak.

Voor de patiënt en/of werkende zijn beide doelen belangrijk, waarbij deze doelen elkaar ook kunnen beïnvloeden. Gezondheidsherstel kan functioneringsherstel positief beïnvloeden en werk kan een middel zijn bij herstel van belastbaarheid. De patiënt bij wie dit optimaal op elkaar wordt afgestemd, is het beste af.

Meestal gaat het goed: in tachtig procent van de gevallen is een monodisciplinaire benadering (aandacht van hetzij bedrijfsarts hetzij huisarts) voldoende: de meeste mensen op het spreekuur van de huisarts herstellen volledig en gaan of blijven, zonder onderling overleg, aan het werk. Ook de bedrijfsarts kan het in tachtig procent van de gevallen af zonder overleg met de huisarts en/of de curatieve sector. Wij vinden het belangrijk om die twintig procent van de gevallen, waarbij overleg en afstemming van belang is, te onderkennen en hiernaar te handelen.

28.10   Korte lijnen tussen gezondheid en werk

In Deurne bestond al een traditie van samenwerken binnen de eerste lijn. Sinds 2007 loopt het project 'Korte Lijnen'. Met dit landelijke project werd destijds beoogd de samenwerking binnen de eerstelijns-ggz te bevorderen. In dit kader vinden sindsdien jaarlijks themabijeenkomsten plaats. De tweede bijeenkomst was gewijd aan het thema werk en hierbij werden naast de eerstelijnspsychologen, maatschappelijk werkers, huisartsen en (tweedelijns)ggz-medewerkers ook bedrijfsartsen uitgenodigd. Dit resulteerde in een interessante bijeenkomst waarbij openlijk over de vaak niet positieve beeldvorming over elkaars discipline gesproken werd en gaandeweg begrip voor elkaars invalshoek ontstond. Een latere themabijeenkomst van Korte Lijnen was gewijd aan ouderenzorg en de WMO en hierbij kwam ook het maatschappelijke belang van mantelzorg duidelijk naar voren en met name de rol van de gemeente als belangrijke stakeholder van mantelzorg.

Deelname aan het landelijke project Sterk naar Werk[190] maakte het mogelijk in Deurne een onafhankelijke bedrijfsarts in te zetten om als samenwerkingspartner en vraagbaak op te treden voor eerstelijnsprofessionals die geconfronteerd werden met werkgerelateerde problematiek. Ook werd aan hen een cursus over empowerment aangeboden. Het project in Deurne werd 'Korte lijnen tussen gezondheid en werk' genoemd. In het begin hebben we enkele keuzes gemaakt waardoor het project zich onderscheidt van veel andere projecten. Zo werd van meet af aan contact onderhouden met de gemeente en in het bijzonder met de beleidsambtenaren die zich bezighouden met de WMO. Verder werd niet alleen de huisarts de mogelijkheid geboden om te verwijzen naar de bedrijfsarts maar konden ook poh-ggz, maatschappelijk werkers, medewerkers van de organisatie die mantelzorgers ondersteunt en psychologen hun cliënten verwijzen. Bovendien konden patiënten ook zelf een afspraak maken voor een consult bij de bedrijfsarts.

Niet alleen de verwijzers maar ook de doelgroep is breed gedefinieerd. In de eerste plaats gaat het om mensen die geen – of niet gemakkelijk – toegang hebben tot een bedrijfsarts: kleine zelfstandigen met en zonder personeel en agrariërs of werknemers bij het MKB. Verder gaat het niet alleen om mensen met een betaalde baan want ook anderen met problemen op het gebied van belasting en belastbaarheid, zoals mantelzorgers, studenten en scholieren, kunnen advies krijgen van een bedrijfsarts. In het project is veel aandacht voor een preventieve inzet van de bedrijfsarts waarbij deze cliënten helpt met het herstellen van hun balans, liefst nog voordat uitval uit de sociale rollen optreedt. Dit vraagt van de verwijzers ook alertheid op het bestaan van mogelijke werkgerelateerde en/of functioneringsgerelateerde problematiek.

28.11   Positie bedrijfsarts

De bedrijfsarts heeft een speciale positie en fungeert als (1) expertisebron (consultatieve functie voor de eerstelijnszorgverleners), als (2) linking pin met de reguliere bedrijfsgezondheidszorg (de weg wijzen binnen de bestaande bedrijfsgezondheidszorg, bijvoorbeeld naar de eigen bedrijfsarts), en (3) verricht consulten in de eerste lijn op verwijzing vanuit de eerstelijnsdisciplines. Hierbij wordt door de bedrijfsarts aanvullende diagnostiek gedaan (arbeidsanamnese, opsporen oorzakelijke en onderhoudende factoren vanuit werk), wordt in kaart gebracht welke gevolgen de klachten voor de belastbaarheid en het functioneren in werk hebben en wordt advies gegeven hoe hiermee om te gaan. Een positie in de eerste lijn maakt dat er geen structureel contact is met werkgevers. Daarom is een empowerende benadering noodzakelijk: betrokkene dient grip en regie te krijgen op het eigen herstelproces: wat kan hij zelf doen om zijn belastbaarheid weer op peil te brengen (behandeling, revalidatie, herstel werkconditie) hoe kan hij zelf omgaan met de huidige beperkte belastbaarheid (tijdelijke aanpassingen), en hoe kan hij dit ter sprake brengen bij zijn leidinggevende/vertalen naar de eigen werksituatie. Op deze manier kwam het advies ook op de werkvloer terecht. Verder werd ernaar gestreefd om problemen zoveel als mogelijk in de bestaande reguliere lijnen op te lossen (verwijzing naar de eigen bedrijfsarts indien die er was).

Om het onderwerp werk optimaal onder de aandacht van mogelijke verwijzers te krijgen is gekozen voor deze laagdrempelige werkwijze. Daarbij werd het proces van verwijzen ook eenvoudig gehouden: de verwijzer kan bellen naar de overleglijn van een van de huisartsen waarop de assistente het contact tussen de bedrijfsarts en de verwijzer tot stand brengt, dan wel een spreekuur inplant voor de patiënt bij de bedrijfsarts. Op deze manier werd geprobeerd zo snel mogelijk een dialoog tussen de bedrijfsarts, de verwijzer en de cliënt tot stand te brengen waardoor per casus een optimaal leereffect bereikt wordt. Na het contact met de cliënt koppelt de bedrijfsarts zowel mondeling als schriftelijk terug aan de verwijzer.

28.12   Resultaten

Het kost tijd om samenwerking op gang te brengen. Een duur van het project van een jaar bleek dan ook onvoldoende. Dank zij financiering door lokale fondsen bleek het mogelijk om het project in iets aangepaste vorm voort te zetten.

Om een meer duurzame infrastructuur voor dit project (en vergelijkbare projecten in de toekomst) vorm te geven werd de Stichting Sociale Gezondheid Deurne opgericht. De inzet van de bedrijfsarts en haar meedenken in de diverse Deurnse projecten wordt vanuit deze stichting gefinancierd.

Over de resultaten op patiëntenniveau, samenwerkingsniveau en organisatieniveau werd tijdens de Sterk naar Werk fase onderzoek gedaan door het Universitair Medisch Centrum Radboud.[190] Sinds het begin van het project werden zestig patiënten gezien door de bedrijfsarts in de eerste lijn. Door proactief gebruik te maken van elkaars expertise kon stagnatie vaak snel worden doorbroken. Patiënten voelden zich hiermee erg geholpen.

> Een man van 45 jaar met relatiemoeilijkheden zit na een verkeersongeval langdurig in de ziektewet. Hij heeft vervolgens angstklachten ontwikkeld die resulteerden in een stagnerend herstel. De werkgever nam de begeleiding op zich, met een averechts effect op het herstel van de angstklachten. De patiënt maakte zich steeds meer zorgen niet in oude functie aan het werk te mogen en genoegen te moeten gaan nemen met een veel minder aantrekkelijke functie. Een tweetal gesprekken met de bedrijfsarts leidde ertoe dat de patiënt zijn situatie beter overzag, krachtiger ging staan voor zijn eigen wensen en geholpen met de adviezen van de bedrijfsarts stapsgewijs aan de slag ging en zijn werk uiteindelijk weer volledig kon hervatten.

> Een vrouw van 56 jaar, werkzaam als onderwijzeres, heeft burn-outverschijnselen en een conflict met de schoolleiding. Als bij haar een mammacarcinoom wordt gediagnosticeerd volgen langdurige uitval en verslechtert de relatie met de werkgever en de bedrijfsarts. De kans op werkhervatting leek inmiddels heel klein, maar afkeuring was zeer ongunstig, zowel financieel als sociaal-emotioneel. Bovendien wilde ze graag weer als onderwijzeres aan het werk gaan. In gesprek met een onafhankelijke bedrijfsarts lukte het om de aandacht weer te verleggen van het conflict naar haar wens om weer aan het werk te gaan. Vervolgens konden vrij snel de eerste stappen naar werkhervatting gezet worden en is de patiënt weer volledig aan het werk gegaan.

28.13 Discussie/hoe verder

Te weinig vertrouwen en onvoldoende samenwerkingsattitude werden als oorzaken gezien van het gebrek aan arbocuratieve samenwerking. De voorlopers van vertrouwen hebben veel aandacht: door de samenwerking met een bekende bedrijfsarts, die toelichting kan geven en als ambassadeur optreedt, proberen we het negatieve imago te bestrijden. De communicatie en het contact worden zo gemakkelijk mogelijk gemaakt middels het gebruik van een en hetzelfde telefoonnummer voor verwijzing. Maar daarnaast kan men ook via e-mail contact opnemen. Er is aandacht voor een gezamenlijk doel: al doende leren hoe de verschillende disciplines elkaar kunnen aanvullen, met een beter resultaat voor de werkende patiënt en voor patiënten met participatieproblemen. Hierbij is het belangrijk om te komen tot een integrale visie op gezondheid en werk, met afstemming en taakverdeling tussen huisarts, bedrijfsarts en andere hulpverleners.

We hebben de indruk dat veel werkgerelateerde problemen niet als zodanig herkend en behandeld worden. De bewustwording hiervan blijft dan ook een punt van aandacht.

Ook bij beleidsmakers dient het besef van deze problematiek toe te nemen en zich te vertalen in maatregelen om de infrastructuur voor zorg voor arbeid en gezondheid te verstevigen. We verwachten dat lokale overheden in dit opzicht wendbaarder kunnen optreden dan de landelijke overheid. Door met de gemeente en andere belanghebbenden, zoals werkgevers en kleine zelfstandigheden in overleg te treden kan ruimte ontstaan voor een meer duurzame financiering van dit en vergelijkbare projecten. Zeker nu de verantwoordelijkheden van gemeenten voor gezondheidsbeleid toenemen valt een dergelijke ontwikkeling te verwachten.

28

Samenwerken op afstand met inzet van eHealth

Helianthe Kort

29.1   eHealth is niet meer weg te denken

Technologische veranderingen zijn niet meer weg te denken in het dagelijks leven. Informatie- en communicatietechnologische (ICT) ontwikkelingen hebben bezit genomen van activiteiten thuis, denk aan het gebruik van de tablet, mobiele telefoon, navigatiesystemen. Ze zijn ook niet meer weg te denken uit de spreekkamer van de arts. Het steeds verder verkleinen van apparatuur, ook wel aangeduid als miniaturisering, de flexibilisering en digitalisering zorgen ervoor dat een aantal zorghandelingen op afstand kan gebeuren, afzonderlijk van de artsenpraktijk dan wel het ziekenhuis.

Samenwerken op afstand met behulp van ICT kan tussen artsen en andere zorgprofessionals onderling plaatsvinden via eHealth-toepassingen. Deze toepassingen zijn grofweg te verdelen in toepassingen door middel van digitale vragenlijsten, door middel van beeld, door middel van sensoren en in combinaties. Hoe eHealth ingezet kan worden komt aan bod aan door beschrijving van een aantal studies over eHealth bij COPD en bij hartfalen.

> eHealth is een paraplubegrip en staat voor een breed scala van toepassingen van nieuwe vormen van ICT en met name van internettechnologie in de gezondheid en de gezondheidszorg. Begrippen als telemedicine, teleconsult en telecare vallen onder het begrip eHealth. Bij telemedicine gaat het om ten minste twee deelnemers, waarvan één de zorgontvangende partij is, die zich niet in dezelfde ruimte bevinden. Veelal wordt telemedicine ingezet in het traject na ontslag uit het ziekenhuis. Het kan bijvoorbeeld gaan om het contact tussen de cardioloog en de patiënt over data van de patiënt, cardiogram, de bloedwaardes of bijvoorbeeld over op afstand bekijken van de wond.

Telecare is een vorm van eHealth die wordt toegepast in de zorg aan ouderen of chronisch zieken. De meest voorkomende toepassing hiervan is beeldzorg of wel schermzorg genoemd. Daarbij komt het contact tussen zorgverlener en patiënt tot stand via een beeldscherm, dat kan dan een pc, tv, mobiele telefoon of tablet zijn. In Nederland zijn er diverse pilots gestart met telecare in de ouderenzorg.[198]

Bij teleconsultatie gaat het om een realtime synchroon beeldcontact tussen zorgverleners, waarbij informatie en data met elkaar worden gedeeld en er een advies aan de vragende partij wordt gegeven. Wanneer het gaat om een consult tussen patiënt en arts op afstand, spreken we van een eConsult, waarbij de arts de patiënt een antwoord geeft in een beveiligd portaal. Een andere vorm van eHealth is de eAfspraak, waarbij patiënten de eigen regie hebben bij het plannen van hun afspraak en inzicht hebben in de beschikbaarheid van de arts/specialist.

Tot op heden zijn de verschillende eHealth-toepassingen alleen afzonderlijk en niet gekoppeld aan elkaar beschikbaar. Voorbeelden van gekoppelde eHealth-toepassingen zijn voor de cure te vinden in portalen zoals de patiëntgeoriënteerde zorginformatieomgeving (PAZIO) en voor de care onder andere in go-mylife-project.eu. Binnen PAZIO kunnen patiënt en arts dan wel zorgverlener met elkaar in contact komen, patiënten kunnen hun dossier inzien, een passend zelfmanagementprogramma kiezen en bijvoorbeeld eConsult-afspraken maken.

29.2   Health buddy

Een van de projecten met een eHealth-toepassing is de health buddy. In 2004 zijn drie regio's in Nederland gestart met de health buddy als onderdeel van de zorgverlening. In regio Almere is de health buddy ingezet voor mensen met diabetes, in Maastricht voor mensen met hartfalen en in Utrecht voor mensen met COPD.[199] In de Utrechtse regio hebben 103 mensen met COPD (Gold stadium 3 en 4) deelgenomen aan het experiment. In Maastricht is het experiment gestart met bijna tweehonderd mensen met hartfalen. In 2010 gebruikten in Almere meer dan vijfhonderd patiënten de health buddy voor ondersteuning bij hun diabetes dan wel COPD-klachten.

De health buddy is een vierkant apparaat met een beeldscherm, waarop tekst verschijnt en dat vier knoppen heeft. Het apparaat is via het telefoonnetwerk verbonden met een computer. Via het scherm ontvangt de patiënt dagelijks een aantal vragen waarmee de gezondheidsconditie van de patiënt kan worden vastgesteld. Met behulp van de vier knoppen beantwoordt de patiënt de vragen. Aan de andere kant zit een verpleegkundige die door triage kan bepalen of het goed gaat met de patiënt. De verpleegkundige ziet binnen het bijbehorende programma de antwoorden van de patiënt omgezet naar grafieken of kleurvlakken op het beeldscherm van de computer. In het algemeen is het de afspraak dat er bij rode vlakken binnen drie dagen direct contact is met de patiënt, om na te kunnen gaan wat er eventueel aan de hand is. Met de health buddy ontvangen patiënten informatie over hun ziekte en ontvangen inzicht in de zelfzorg en preventie, bijvoorbeeld over voeding, medicatie en fysieke activiteit.[200] Algemene informatie komt via het programma in beeld op het scherm van de health buddy bij de patiënt. Specifieke informatie wordt telefonisch of op het spreekuur gecommuniceerd door de verpleegkundige. De health buddy is als eHealth-applicatie in de zorg zowel voor mensen met een chronische somatische ziekte als bij mensen met psychische klachten inzetbaar.

29.3 Tele-COPD

Het Tele-COPD-project in Utrecht heeft als doelstelling voor de zorgverlening verbetering van de kwaliteit van leven, vermindering van het aantal COPD-gerelateerde ziekenhuisopnamen en verkorting van de opnameduur door vroegtijdige interventie. Voor de patiënt werd beoogd om meer veiligheid te bieden en toename van het zelfmanagement te bereiken.[199] Het project leverde onder meer op dat het gebruik van de health buddy inderdaad goed in te passen is in de zorg, maar dat zorgverleners maximaal vijftig patiënten per dag zouden kunnen monitoren. De meeste winst was te behalen bij gemotiveerde patiënten bij wie het gevoel van veiligheid en inzicht in de ziekte toenam. Dit gebeurde ondanks het feit dat niet alle antwoorden op maat gesneden waren en er veel vragen beantwoord moesten worden.[199]

Andere studies laten zien dat het niet altijd eenvoudig is om patiënten te vinden voor dergelijke projecten, omdat zij bezorgd zijn over verlies aan face-to-facecontact met hun behandelaar.[201] Weer andere studies laten echter zien dat het gebruik van een eHealth-applicatie thuis chronisch zieke mensen direct toegang verleent tot de zorg, dat het mentale rust brengt, het management van hun condities verbetert en opname in het ziekenhuis voorkomt.[202] Patiënten geven aan mentale rust te krijgen door het gebruik van een telehealth-applicatie voor hun COPD-klachten, omdat dan het contact met of het bezoek van de verpleegkundige alleen plaatsvindt op momenten dat het volgens hen echt nodig is. Bovendien krijgen zij door het gebruik van de telehealth-applicatie meer zelfvertrouwen in het managen van de eigen ziekte, omdat de mensen met COPD ondanks hun beperking zelfstandig de fysiologische waarden konden meten, daar alles binnen handbereik is en zij daarnaast een geringer beroep hoeven te doen op eventuele mantelzorgers. Ten slotte gaven zij aan geen paniekgevoelens meer te hebben door onder meer het besef dat er aan de andere kant van de 'lijn' een levend en bekend persoon is.[202] In deze studie van Gale en Sultan ging het om een telehealth-servicemodel met triage. De auteurs geven aan dat bij de inzet van telehealth het enkele gebruik van de technologische applicatie niet voldoende is om het van voordeel te laten zijn voor de patiënt.

Mensen met COPD zijn door hun beperkte mobiliteit als gevolg van hun ziekte in sterke mate aan huis gebonden. Het betekent dat in geval van telehealth, hun huiselijke omgeving omgevormd wordt tot een meer technisch medische omgeving, wat eigenlijk voorkomen behoort te worden daar mensen zich vooral thuis willen voelen en niet 24 uur met hun ziekte bezig willen zijn.

Daar de health buddy gezien kan worden als een digitaal dagboek en er eigenlijk subjectieve metingen plaatsvinden, zijn er tegenwoordig eveneens projecten gestart waar door objectieve meting de gezondheidsconditie van patiënten gemeten kan worden. Zo wordt er bij de Hogeschool Utrecht en het UMCU, samen met de fysiotherapeuten van het netwerk COPD in de regio Utrecht gewerkt aan een applicatie op de mobiele telefoon, waarmee patiënten met COPD zelf hun fysieke activiteit kunnen zien en de fysiotherapeut via een website kan monitoren of de patiënt zich aan het opgegeven bewegingsprogramma houdt.[203] De telehealth-applicaties staan op een mobiele telefoon, omdat je hiermee de thuisomgeving niet direct maakt tot een technisch medische omgeving. Bovendien heeft iedereen tegenwoordig wel een mobiele telefoon, hoewel het bezit aan smartphones geringer is.

29.4   Telehealth bij hartfalen

Telehealth is eveneens ingezet voor patiënten met hartfalen, met als doel om het aantal ziekenhuisopnames terug te dringen. De health buddy is eveneens ingezet bij mensen met hartfalen. De Maastricht-studie laat zien dat telebegeleiding een duidelijke trend geeft in afnamen van het aantal ziekenhuisopnames wegens hartfalen.[204] In tegenstelling tot de multidisciplinaire richtlijn voor behandeling van COPD is telemonitoring wel genoemd in de multidisciplinaire richtlijn voor hartfalen.[175] De richtlijn benoemt het overwegen van inzet van telemonitoring bij chronisch hartfalen. Er bestaat echter geen consensus over de gegeven set die bij telemonitoring de meeste meerwaarde biedt. Andere nadelen die er worden genoemd zijn dat het cognitieve vaardigheden vereist van patiënt en familie, dat er vooraf instructie nodig is en dat het tijdrovend is. Voordelen zijn dat klinische informatie direct beschikbaar is, dat telemonitoring de thuisbehandeling faciliteert, ziekenhuisbezoek en opname kan voorkómen en dat er in de toekomst meer applicaties voorhanden zullen zijn.

In een Europese gerandomiseerde studie is onder andere de Motiva van Philips als telehealth-applicatie ingezet voor thuis telemonitoring. Telemonitoring is in deze studie vergeleken met telefonische ondersteuning door verpleegkundigen en met de gebruikelijke zorg. Patiënten die telemonitoring ontvingen of telefonische ondersteuning hadden een significant lager sterftecijfer en in het verlengde daarvan minder ligdagen in het ziekenhuis.[205]

Recentere studies laten zien dat telemonitoring een positief effect kan hebben bij de zelfzorg bij mensen met hartfalen, maar dat niet altijd in de verschillende studies een daadwerkelijk significante reductie aan ziekenhuisbezoek en opname wordt bereikt. Dit heeft er waarschijnlijk mee te maken vanuit welk model (zie hieronder) de telehealth-applicatie wordt aangeboden. Niet in alle studies kunnen namelijk de verpleegkundigen de medicatie wijzigen zonder consult met de specialist. Wel lijkt het dat triage door de verpleegkundige een positief effect heeft bij de behandeling van chronisch hartfalen door telemonitoring.[206] Monitoring is slechts één aspect bij chronisch hartfalen. Van belang is ook om de gegenereerde data te kunnen verzamelen, analyseren en interpreteren van geïmplanteerde apparaten als de permanente pacemaker en de geïmplanteerde cardioverter-defibrillators. Telemonitoring leidt wel tot een snellere herkenning van problemen met deze apparatuur, ernstige aritmie en verslechtering van het hartfalen, maar het heeft tot nu geen data geleverd voor de effecten op ziekenhuisopnames en mortaliteit.[206] Naast telemonitoring zijn adequate follow-up en feedback naar de patiënt met hartfalen nodig om de ziekte beheersbaar te laten zijn. Afspraken over wie welke follow-up geeft en waaruit de feedback minimaal behoort te bestaan zijn nog niet ontwikkeld en algemeen voorhanden, zoals bij een telefonisch consult. Verder zijn er kosten verbonden aan de ontwikkeling en implementatie van deze telehealth-applicaties. Denk daarbij aan de training en educatie van de behandelaars en de patiënten. De potentiële voordelen van deze telehealth-applicaties komen niet vanzelfsprekend naar de gezondheidsorganisaties en hun behandelaars zelf, maar veelal naar de verzekeraar. Hoe gekomen kan worden tot een betere verdeling van kosten/inkomsten bij telehealth-applicaties tussen patiënt en leverancier behoort nog verder uitgezocht te worden.[206]

Telehealth-applicaties zijn er bij chronisch hartfalen ook als applicatie op de smartphone. Een recente studie laat zien dat continue meting van onder andere het ECG mogelijk was en dat dit inzicht gaf in de gezondheidsconditie van mensen met chronisch hartfalen.[207]

Inzet van telemonitoring berust op het idee dat monitoring op zich waardevol kan zijn bij de begeleiding dan wel behandeling van de patiënt. Het bijzondere is dat voor een aantal chronische ziekten onduidelijk is wat voor data gemonitord zouden moeten worden. Zo is er bij diabetes type 2 in de medische wereld een debat of een glucosemeting onderdeel is van de huidige richtlijn.[208] Wil telehealth een gestructureerd ingebed onderdeel zijn in de patiëntenzorg, dan zal eerst nagegaan moeten worden of de professionals willen weten wat en hoe gemonitord moet worden om goede zorg te leveren. Dit wordt ook aangeduid als het detectiemodel. Het servicemodel gaat ervan uit dat de professionals willen weten wanneer er gemonitord moet worden en hoe daarop te reageren.[208] In het Utrechtse project met de mobiele telefoon gaat het om het detectiemodel, er wordt immers de fysieke activiteit van de mensen met COPD gemeten, als maat voor hun gezondheidsconditie, terwijl het COPD-health-buddyproject een basis heeft in het servicemodel, namelijk weten wanneer je meet en hoe daarop te reageren.

In de multidisciplinaire richtlijn voor hartfalen wordt telemonitoring wel bij chronisch hartfalen als een optie genoemd.[204] Het blijft onduidelijk welke dataset nodig is. Zo is het detectiemodel nog niet helder te beschrijven. Dat geldt ook voor het servicemodel voor hartfalen, omdat ook nog niet helder is volgens welk protocol er op een respons vanuit een telehealth-systeem gereageerd moet worden.

Bewustwording van deze twee typen modellen zal bijdragen aan een betere implementatie van telehealth-applicaties in de gezondheidszorg. Bovendien vraagt het servicemodel om protocollen waarin helder is beschreven hoe te reageren op een bepaalde respons die een patiënt genereert door de telehealth-applicatie. Niet altijd zijn deze protocollen voorhanden dan wel afspraken hierover gemaakt.

29.5 Opvattingen over eHealth

De opvattingen over telehealth zijn verdeeld, hoewel er al ruim tien jaar ervaring mee is. De opvatting van managers bij zorginstellingen is dat inzet van telehealth ertoe dient om interventies die plaatsvinden in het ziekenhuis te verplaatsen naar het huis van de patiënt zonder verlies van kwaliteit of efficiency. De gedachte is dat, mits goed begeleid, patiënten hun bloeddruk, zuurstofsaturatie, gewicht, lichaamstemperatuur en algehele conditie zelf thuis kunnen meten. Er wordt dan een grotere aanspraak gedaan op het zelfmanagement van de patiënt.

◻ Tabel 29.1   Overzicht van voor- en nadelen van eHealth-applicaties, zoals genoemd in dit hoofdstuk voor patiënten, professionals en de organisatie

eHealth-applicatie	Voordelen	Nadelen
patiënten	brede doelgroep: zowel chronisch zieken als voor psychische klachten	vrees voor verlies face-to-facecontact met de behandelaars
	toename gevoel van veiligheid en toename in ziekte-inzicht	(health buddy) veel vragen om te beant-woorden
	directe toegang tot de zorg, mentale rust en voorkómen van ziekenhuisopname	
	meer zelfvertrouwen in manage-ment van de eigen ziekte	risico 24 uur met de ziekte bezig te zijn
	positief effect bij zelfzorg (hartfalen)	vereist cognitieve vaardigheden van de patiënt en familie
professionals	alleen contact met patiënten wanneer echt nodig	verpleegkundigen: ondermijnen van kernwaarde van face-to-facecontact
	triage heeft een positief effect op behandeling chronisch hartfalen	niet altijd mogelijk voor verpleegkun-digen om medicatie te wijzigen zonder consult met specialist
	sneller herkenning, verslechtering hartfalen	geen afspraken over wie welke follow-up geeft en waaruit feedback behoort te bestaan
	ondersteunend om aandacht te richten op de zieke patiënt	geen vertrouwen in de applicaties
organisatie	goed in te passen in de zorg	health buddy (max. vijftig patiënten te monitoren per dag)
	directe beschikbaarheid over klinische informatie	tijdrovend instructie aan patiënt is vooraf noodza-kelijk
	minder ziekenhuisopnames	geen reductie in ligdagen en behande-ling (motiva)
	continue metingen ook mogelijk met de smartphone	kosten aan ontwikkeling en implementa-tie van de applicaties
	helderheid in service (welke res-pons is nodig?) helderheid geven in wanneer te reageren	niet altijd zijn er protocollen voorhanden voor het servicemodel nog geen datasets die aangeven wanneer de professional behoort te reageren

Ook professionals hebben verschillende opvattingen over op afstand begeleiden met inzet van eHealth-toepassingen. Uit enkele onderzoeken blijkt dat bij verpleegkundigen kan spelen dat telehealth de kernwaarde van 'face-to-facecontact met patiënt' kan ondermijnen.[209] An-deren geven aan geen vertrouwen te hebben in de applicaties[201] en weer anderen menen dat telehealth hen juist ondersteunt om de aandacht beter te richten op de zieke patiënt. Een andere opvatting is dat eHealth-toepassingen een grotere aanspraak doen op het zelfmanagement van de patiënt. Daarnaast laat de Whole Systems Demonstrator telehealth questionnaire studie uit de UK zien dat telehealth niet kosteneffectief is in vergelijking tot standaard gegeven zorg. Echter, de mate van kosteneffectiviteit is afhankelijk van de bereidheid om voor de verwachte gezondheidsuitkomst te betalen. Wanneer de onderzoekers uitgaan van een scenario met een bereidheid tot betaling van £ 30.000 per QALY, met tevens de aanname dat er een reductie is van tachtig procent van de uitrustingskosten in een scenario van volledige implementatie, dan is de waarschijnlijkheid dat telehealth kosteneffectief is 61 procent.[210] Het betekent dat de kosteneffectiviteit van eHealth pas te bereiken is na daling van de initiële kosten voor de apparatuur en er een situatie is van volledige implementatie. Dit laatste omvat onder andere scholing van professionals in gebruik van de toepassingen, scholing en training in samenwerking tussen professionals en met de patiënten bij gebruik van eHealth-toepassingen. Ook moeten professionals ondersteuning van het management ontvangen en vertrouwen krijgen om eHealth toe te passen.

In ◘ tabel 29.1 is er een overzicht gegeven van de beschreven voor- en nadelen van eHealth-applicaties.

Ketenzorg en transmurale afspraken

Loes Meijer en Mariëtte Oostindiër

30.1   Inleiding

Komt een oudere man bij de huisarts met mictieklachten. Na anamnese en lichamelijk onderzoek besluit de huisarts bij het huisartsenlaboratorium onder andere het prostaatspecifieke antigeen (PSA) aan te vragen. De PSA-bepaling wordt volgens de methodiek van het huisartsenlaboratorium uitgevoerd en blijkt buiten de normaalwaarden van de testmethodiek te liggen. Met de differentiale diagnose 'verdenking prostaatcarcinoom' stuurt de huisarts de patiënt door naar de uroloog, maar vergeet de PSA-bepaling van het huisartsenlaboratorium te vermelden. De uroloog laat de PSA-bepaling opnieuw in het ziekenhuis uitvoeren en de testwaarden liggen binnen de normaalwaarden van de ziekenhuismethodiek; de verdenking prostaatcarcinoom komt te vervallen. Patiënt is nodeloos ongerust (gemaakt) en feitelijk is er onnodige diagnostiek uitgevoerd en heeft er een onnodige verwijzing plaatsgevonden, terwijl de patiënt verwacht dat de zorgprofessionals van elkaar weten wat ze waarom doen.

Kortom, kwaliteit van zorg betekent onder andere dat de patiënt continuïteit ervaart in de geboden zorg. Continuïteit betekent dat de (para)medische professionals intensief moeten samenwerken, elkaars competenties kennen en met elkaar (kunnen) communiceren. Continuïteit betekent ook afspraken maken over wie wat doet op welk moment, hoe er gecommuniceerd wordt met patiënt en collega-zorgverleners en hoe die zorg georganiseerd wordt. Huisartsen en medisch specialisten vormen één as in deze veelal multidisciplinaire samenwerking. Structurele samenwerking is echter niet vanzelfsprekend. Structurele samenwerking vraagt om een bestuurlijke visie, kost tijd en inspanning en 'loont' alleen als een medische noodzaak ervan door samenwerkingspartners wordt ervaren.

30.2   Medisch coördinerende centra

Bij een kwart van de Nederlandse ziekenhuizen bestaat een organisatiestructuur om samenwerking tussen huisartsen en specialisten langs de weg van de medische inhoud te faciliteren en begeleiden, de medisch coördinerende centra (MCC's). Deze MMC's zijn bottom-up ontstaan en ontwikkeld door visionaire en initiatiefrijke huisartsen en specialisten. De MCC's hebben zich landelijke verenigd in een Federatie van Medisch Coördinerende Centra (FMCC). Ondanks de organisatorische en regionale verschillen, hebben de MCC's één gemeenschappelijk noemer: het formuleren van regionale transmurale afspraken (RTA's) tussen huisartsen en specialisten, volgens een landelijke uniforme procedure.[211,212] MCC's leveren daarmee een bijdrage aan de vertaling van landelijke evidence-based richtlijnen naar samenwerkingsprocessen tussen huisartsen en specialisten bij de zorgverlening aan hun gemeenschappelijke patiënten.

30.3   Wat betekent dat voor het voorbeeld: de RTA-prostaatdiagnostiek

Een RTA is een samenwerkingsafspraak tussen huisartsen en specialisten gebaseerd op bestaande landelijke mono- en multidisciplinaire richtlijnen zoals NHG-standaarden, specialistische richtlijnen, CBO-richtlijnen, landelijke transmurale afspraken (LTA's) of landelijke eerstelijns-samenwerkingsafspraken (LESA's). Een RTA kan verschillende onderdelen van het zorgproces beschrijven zoals diagnostische aanvragen, diagnostiek, bepaalde behandelingen en/of chronische zorg en nazorg.

In het geval van prostaatdiagnostiek beschrijft de RTA bij welke patiëntencategorieën PSA-diagnostiek wordt aangevraagd (erfelijke belast of niet) al dan niet in combinatie met een rectaal toucher, de terughoudendheid die men zou moeten betrachten bij het aanvragen van PSA-bepalingen en waarom, welke patiënten hoelang gemonitord worden en wat de eventuele aanvullende diagnostiek en behandeling is. Maar het belangrijkste is waarschijnlijk wel dat de regionale klinisch chemisch laboratoria een regionale referentietabel voor de verschillende PSA-bepalingen zijn overeengekomen.

In de landelijke eerstelijns- of specialistische richtlijnen staan de aanbevelingen voor de organisatie van de zorg vaak generiek geformuleerd. In RTA's worden in concreto afspraken gemaakt over organisatorische samenwerking zoals verwijzen, terugverwijzen en communicatie naar de patiënt en tussen de samenwerkingspartners. Een van de belangrijke doelstellingen daarbij is eenduidigheid te creëren in een regio waar huisartsen naar meerdere ziekenhuizen kunnen verwijzen. Het moet voor een verwijzende huisarts niet uitmaken naar welk ziekenhuis hij of zij verwijst, de redenen om te verwijzen en wat een huisarts in voorbereiding tot die verwijzing in de zin van (aanvullende) diagnostiek kan doen zijn hetzelfde.

30.4 Initiatie van een RTA

Redenen om een RTA te gaan ontwikkelen zijn vaak zeer divers, maar altijd gebaseerd op de behoefte vanuit het veld om tot samenwerkingsafspraken te komen. Soms ervaren samenwerkingspartners knelpunten in het zorgproces.

Bijvoorbeeld, bij patiënten die opgenomen worden in het ziekenhuis vindt vaak substitutie plaats van medicatie. Niet zelden wordt dan een generiek voorgeschreven middel uit de eerste lijn omgezet naar een spécialité tijdens de klinische opname. Na klinisch ontslag moet de medicatie weer worden 'teruggezet' naar het oorspronkelijke generieke voorschrift van de patiënt. In de regio Zuidoost-Brabant zijn deze afspraken en de bijbehorende communicatie met betrekking tot maagzuurremmers vertaald naar een RTA *Maagklachten*.

Lagerugklachten komen veelvuldig voor en leiden tot onrust bij de patiënt. Het therapeutische beleid bij lagerugklachten is de eerste zes tot acht weken conservatief. Een MRI aan het begin van de klachtenperiode is dan feitelijk overdiagnostiek zonder therapeutische consequenties. In de RTA *Lumbaal Radiculair Syndroom (LRS)* is vastgelegd dat eerst zes tot acht weken conservatief wordt behandeld alvorens bij persisterende klachten wordt verwezen naar de neurologie voor een MRI. Met deze RTA *LRS* is de wachtlijst voor de MRI aanzienlijk teruggebracht en kan de patiënt met persisterende lagerugklachten binnen een week een MRI-scan ondergaan, bevestigd door evaluerend onderzoek van TNO.[213]

Nieuwe of herziene richtlijnen van NHG, CBO of nieuwe of herziene LTA's en LESA's vormen eveneens vaak de aanleiding om samenwerkingsafspraken tussen eerste en tweede lijn te maken. In 2009 heeft het NHG een LTA *Chronische Nierschade* geformuleerd, bekostigd door de Nierstichting. In de diverse regio's in Nederland is die LTA vertaald naar een RTA *Chronische Nierschade*, waarbij onder andere afspraken zijn gemaakt over het volgen en interpreteren van de nierfunctie in relatie tot de vitamine D- en PTH-huishouding en daarmee het risico op hart- en vaatziekten. Dit heeft er onder andere in geresulteerd dat vitamine D- en PTH-bepalingen zijn opgenomen in de monitoring van de eerstelijnszorgprogramma's Diabetes en Vasculair Risico Management (VRM). Daarnaast zijn in de RTA's afspraken gemaakt over de medicatiebewaking in samenwerking met de apotheker bij een verminderde nierfunctie, zodat dosering van medicatie kan worden aangepast aan de nierklaring.

Nieuwe diagnostische mogelijkheden vormen ook vaak de aanleiding om een RTA te maken. In een aantal regio's zijn samenwerkingsafspraken gemaakt over het aanvragen een eerstelijns -ECG en fietsergoniometrie. Doel van de samenwerkingsafspraak is het verbeteren van de selectie van patiënten met (mogelijk) angineuze klachten voor electieve verwijzing naar de cardioloog, door huisartsen vrije toegang te verlenen tot inspanningselektrocardiografie met aansluitend cardiologisch advies en periodieke feedback. Wetenschappelijk onderzoek heeft uitgewezen dat vrije toegang tot inspanningselektrocardiografie met aansluitend cardiologisch advies en feedback aan de huisarts leidt tot een verantwoorde reductie van het aantal verwijzingen.[214]

30.5   Conceptie van een RTA

Op het moment dat er een door (para)medische professionals gedragen motivatie is om een RTA te gaan ontwikkelen, moet een formeel besluit volgen om die samenwerkingsafspraak daadwerkelijk te gaan maken. Het is daarbij van belang dat het doel en de inhoud van de RTA helder zijn. Daarbij wordt niet alleen het medisch inhoudelijke draagvlak voor beoogde samenwerkingsafspraak meegenomen, maar ook de ernst van de ervaren knelpunten, de mate waarin het probleem zich voordoet, de belangen van de samenwerkende partijen en de eventuele financiële consequenties van de beoogde samenwerkingsafspraak.

Een regionale multidisciplinaire werkgroep gaat vervolgens gebaseerd op landelijke mono- en multidisciplinaire richtlijnen de definitieve RTA formuleren. In de regionale multidisciplinaire werkgroep hebben ten minste twee (kader)huisartsen en twee specialisten zitting én afhankelijk van het onderwerp andere (para)medische professionals, zoals verpleegkundigen, apothekers, fysiotherapeuten, jeugdartsen, specialisten ouderengeneeskunde. Door een bredere kring van (para)medische professionals wordt de nieuwe samenwerkingsafspraak voorzien van commentaar, de zogenaamde referentenronde. Commentaar van verschillende professionals op een concept-RTA is essentieel voor het draagvlak en de uiteindelijke autorisatie van een RTA.

30.6   Geboorte van een RTA

Vanaf het moment dat een RTA medisch inhoudelijk draagvlak heeft, volgt een formele autorisatieronde. Hiervoor kennen we in den lande verschillende modi vivendi: interactieve (na) scholingsbijeenkomsten, autorisatie via de huisartsenvereniging en stafbesturen of betrokken specialistische maatschappen. Andere MCC's kennen de formalisering van een RTA door een SLA af te sluiten met betrokkenen of specifiek voor Zuidoost-Brabant een kwaliteitsraad van de huisartsenkring die de RTA's autoriseert namens alle regionale huisartsen.

Na de formele autorisatie van de RTA kan het geboortekaartje gedrukt worden en de kraamvisite beginnen. De MCC's geven de nieuwe RTA uit als samenvattingskaart, eventueel met toelichting, en publiceren de RTA op hun regionale websites en de landelijke openbare website[215] waar vele RTA's te vinden zijn. Tegelijkertijd wordt een implementatieplan uitgewerkt, dat naast communicatie, meestal ook interactieve nascholing bevat. Een voorbeeld hiervan is het Interline-programma van MCC KLIK uit Zwolle. De samenstellers van de RTA presenteren dit tijdens een interactieve nascholing aan zeventig tot tachtig procent van hun collega's. Het bereik van dit Interline-programma onder de doelgroep is groot, wat de implementatie van een

RTA bevordert. Daarnaast wordt het onderdeel van verwijzen en terugverwijzen van de RTA vertaald naar de webbased verwijsapplicatie ZorgDomein.

Het transparant maken van de effecten van een RTA middels het vastleggen en evalueren van indicatoren staat nog in de kinderschoenen.

30.7 Opgenomen in de familie van richtlijnontwikkelaars

De leden van de FMCC ontwikkelen in afstemming op de behoefte van de lokale professionals samenwerkingsafspraken, maar hebben de laatste jaren nadrukkelijk verbinding gezocht met de landelijke richtlijnontwikkelaars zoals de NHG, Orde van medisch specialisten, het CBO en specialistische verenigingen. Landelijke richtlijnen worden vaak vanuit een gediagnosticeerd ziektebeeld ontwikkeld, terwijl huisartsen en specialisten in hun samenwerking ook vaak met diagnostische dilemma's worden geconfronteerd. Bijvoorbeeld; hematurie is een veelvoorkomende klacht en kan verschillende oorzaken hebben. Welke diagnostische route gaat een huisarts in en wat mag hij van zijn collega in de tweede lijn verwachten. Hoe sluiten de eerste- en tweedelijnsrichtlijnen dan op elkaar aan of zitten er wellicht tegenstrijdigheden in. Een RTA heeft dan tot als doel hierin een pragmatische oplossing te vinden, die vaak nog niet is verwoord in landelijke richtlijnen.

Zowel bij de start als tijdens het proces van de totstandkoming van een RTA kan contact en informatie-uitwisseling met een landelijke richtlijnorganisatie van belang zijn; bijvoorbeeld wanneer regionaal knelpunten worden ervaren bij het werken met landelijke richtlijnen of als landelijke richtlijnen tegenstrijdige adviezen bevatten.

FMCC leden vertalen welke behoeften er leven in het veld en de FMCC-leden worden gevoed met de ideeën en ontwikkelingen van de landelijke richtlijnontwikkelaars. Het NHG heeft bijvoorbeeld een helpdesk ingericht (renw@nhg.org) waar regionale huisartsen die participeren in de ontwikkeling van een RTA ondersteuning krijgen bij het maken van regionale samenwerkingsafspraken.

30.8 Samenwerking tussen eerste en tweede lijn

Het formuleren, implementeren en evalueren van regionale transmurale samenwerkingsafspraken is een bijdrage van de MCC's aan de continuïteit van zorg. De MCC's hebben zich de afgelopen jaren verder geprofessionaliseerd en zijn dwarsverbanden aangegaan met landelijke organisaties voor richtlijnontwikkeling.

De MMC's bieden daarmee (para)medische professionals een transmuraal maar bovenal regionaal platform om hun samenwerking vorm te geven.

De 360°-methode bij richtlijnontwikkeling

Ruth Hammelburg

> "Verantwoorde en samenhangende zorgverlening aan de cliënt vergt dat de betrokken zorgverleners niet alleen op de hoogte zijn van wat zij zelf moeten doen, maar zich ook bewust zijn van hoe hun handelen zich verhoudt tot wat andere betrokken zorgverleners doen en daarmee ook rekening houden." [16]

31.1   Waarom de 360°-methode?

De 360°-methode bij richtlijnontwikkeling behelst in het kort het expliciteren van wederzijdse beelden over professionals en anderen met wie men bij de ontwikkeling samenwerkt, het opstellen van een momentenlijn en het feit dat patiënten actief meedoen in de ontwikkeling.

In dit hoofdstuk wordt een pleidooi gehouden om naast de evidence-based methode voor het ontwikkelen van (multidisciplinaire) richtlijnen en standaarden, ook een methode toe te passen waarbij de communicatie tussen de verschillende beroepsbeoefenaren centraal staat. Hierdoor neemt de samenwerking en de kwaliteit van zorg toe. Deze methode is de afgelopen drie jaar met succes toegepast binnen de KKCZ[1] projecten Multidisciplinaire Richtlijn Hartfalen[175] en de Ketenzorgrichtlijn Aspecifieke Lage Rugklachten[2].[178] Ook de patiënten in de ontwikkelgroep hebben zo naar eigen tevredenheid hun wensen en verwachtingen kunnen uitspreken ten aanzien van verschillende momenten van communicatie.

De concrete werkvormen die in de 360°-methode worden gebruikt, zijn in ▶ hoofdstuk 21 al aan de orde geweest. In dit hoofdstuk gaat het vooral over het ontstaan en de ontwikkeling van deze methode van samenwerken bij richtlijnontwikkeling, die succesvol is gebleken en waarbij concrete resultaten zijn behaald.

31.2   Wat is 360°-based richtlijnontwikkeling?

Voor het verbeteren van onderlinge samenwerking is niet alleen communicatie, maar ook een duidelijke taakafbakening vereist tussen de verschillende beroepsbeoefenaren. Het afbakenen van taken onderling kent een formele kant (wie is waarin bevoegd?) en een meer informele kant. Heldere afspraken over taak- en verantwoordelijkheidsverdeling tussen professionals in de zorg blijken van groot belang te zijn voor een verantwoorde zorgverlening aan de patiënt.

Om verantwoorde en samenhangende zorgverlening aan de patiënt te kunnen bieden moeten betrokken zorgverleners dus niet alleen op de hoogte zijn van wat zij zelf moeten doen, maar moeten zich ook bewust zijn (c.q. worden) van hoe hun handelen zich verhoudt tot wat andere betrokken zorgverleners doen en ze moeten daarmee rekening houden.

Taakafbakening is zowel van belang voor mensen die in teams werken als voor bijvoorbeeld de samenwerking tussen de eerste en tweede lijn. Duidelijkheid over wat door wie en wanneer wordt gedaan geeft vervolgens ook duidelijke handvatten om de informatie-uitwisseling en de voorlichting aan patiënten te verbeteren.

---

1   In het programma Kennisbeleid, Kwaliteit, Curatieve Zorg (ZonMW), dat heeft gelopen van 2006 tot 2011, stond het ontwikkelen van multidisciplinaire richtlijnen centraal. Belangrijk daarbij was de inbreng van patiënten en aandacht voor arbeid en maatschappelijke participatie. Ook werd binnen KKCZ onderzocht wat de beste manier is om een nieuwe richtlijn te ontwikkelen of een bestaande richtlijn aan te passen.
2   Deze 360°-methode en de toepassing binnen de KKCZ projecten Multidisciplinaire Richtlijn Hartfalen en Ketenzorgrichtlijn Aspecifieke Lage Rugklachten is mede tot stand gekomen door de goede samenwerking met drs. H.J.H. in den Bosch, adviseur LEVV.

De taakafbakening kan concreet worden gemaakt aan de hand van de momenten van communicatie tussen de verschillende beroepsbeoefenaren. Bijvoorbeeld:

- het moment van verwijzing;
- het moment van terugverwijzen;
- het moment van gegevensoverdracht;
- de begeleiding van de patiënt;
- de voorlichting aan de patiënt.

De ervaring leert dat de beelden die men van elkaar heeft, niet altijd stroken met de werkelijkheid. Dit is een belangrijke bron van miscommunicatie. Om de communicatie goed te laten verlopen, moeten de verschillende beroepsbeoefenaren 'anders' naar elkaar gaan kijken en leren naar elkaar te luisteren. En daarmee gaan de beroepsbeoefenaren weer naar zichzelf en hun taken kijken. Dat betekent dat zij een 360°-blik zouden moeten ontwikkelen. Als dit slaagt, kunnen nieuwe en effectievere werkafspraken worden gemaakt.

31.3 Ontstaan van de 360°-based methode voor richtlijnontwikkeling[216–218]

In de Daniël den Hoed kliniek in Rotterdam is in de jaren negentig van de vorige eeuw een Zorgprotocol 'Borstkanker' ontwikkeld. Een essentieel onderdeel van dit protocol is de daarvoor ontwikkelde 'Momentenlijn' (zie ◘ figuur 31.1). Met behulp van deze lijn wordt schematisch weergegeven welke stappen patiënten doorlopen op hun weg van indicatie, diagnose, behandeling, nabehandeling en controle met betrekking tot borstkanker. Belangrijke momenten op deze lijn zijn genummerd van 1 tot en met 15. Deze nummers verwijzen naar de bijbehorende protocollen waarin wordt aangegeven welke zorgverlener wat op welk moment doet en hoe.

Dit protocol is in eerste instantie geschreven voor de zorgverleners van patiënten met een mammacarcinoom met als doel bij te dragen aan de continuïteit van zorgverlening. Door dit protocol wordt de weg die borstkankerpatiënten van het begin tot het einde van hun zorg afleggen duidelijk. Men weet wie, wanneer, op welke wijze zorg verleent en hoe informatie wordt doorgegeven aan andere zorgverleners en aan de patiënten.

Deze Momentenlijn is de basis geweest voor een project van het Integraal Kankercentrum Noord-Nederland (IKN in Groningen) eind jaren negentig van de vorige eeuw, waarin de continuïteit van zorg en de communicatie tussen de eerste en tweede lijn centraal heeft gestaan.

31.4 De 360°-methode bij het project 'De continuïteit van de zorg voor mensen met kanker'

Dit betrof een project van het Integraal Kankercentrum Noord-Nederland waarin huisartsen (n=76) en specialisten (n=12) consensus over verbetering in samenwerking bereikten. Ook patiënten (n=200) participeerden in dit project. In dit project dat eind jaren negentig van de vorige eeuw is uitgevoerd, is een richtlijn ontwikkeld om de continuïteit van de zorg in de eerste en tweede lijn voor mensen met kanker te verbeteren.

Continuïteit van de zorg voor mensen met kanker vraagt om afstemming van zorg tussen eerste en tweede lijn: wat moet waar gebeuren en door wie? In het Noorden van het land is hierover door mensen uit eerste en tweede lijn gebrainstormd. Dat leidde tot een project om een richtlijn op te stellen voor huisartsen en specialisten.

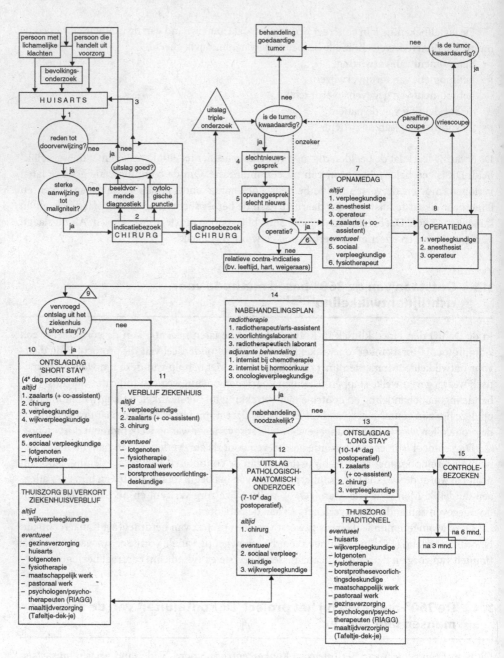

◘ Figuur 31.1   Momentenlijn binnen het zorgprotocol 'Borstkanker'.[164]

Het project bestond uit 3 fasen:

— Fase 1 Inventarisatie.

— Fase 2 Consensusbijeenkomsten.

— Fase 3 Vervolgmeting onder artsen en patiënten derde consensusbijeenkomst.

31.4 · De 360°-methode bij het project 'De continuïteit van de ...

197

31

Hieronder een nadere toelichting per fase. De percentages tussen haakjes betreffen de respons onder de benaderde doelgroep.

Ad Fase 1 Inventarisatie.   Het betrof zowel een inventarisatie met behulp van schriftelijke vragen onder huisartsen (n=76) (66% respons) en specialisten (n=12) (83% respons) over de onderlinge afstemming en taakafbakening aan de hand van zes verschillende communicatie-/meetmomenten, evenals een inventarisatie onder patiënten (n=98) (64% respons) over hun ervaringen met de verleende zorg.

Er zijn vooraf zes meetmomenten geformuleerd, ontleend aan de Momentenlijn van het Borstkankerprotocol van de Daniël den Hoed kliniek. Uit de Momentenlijn zijn deze zes momenten voor de vragenlijst geselecteerd, omdat bij deze momenten vaak sprake is van onduidelijkheid in de taakafbakening tussen huisartsen en specialisten. De gekozen (meet)momenten staan hieronder in het kader vermeld.

> I Verwijzing
> II Eerste consult bij de specialist
> III Slecht-nieuwsgesprek
> IV Ontslagdag
> V (Na)behandeling
> VI Uitzaaiingen

Uit de antwoorden bleek dat vooral in het natraject, de periode na ontslag uit het ziekenhuis, patiënten veel problemen ervaren met betrekking tot samenwerken van de professionals. Vooral tijdens de (na)behandelingen lijken duidelijke afspraken tussen huisartsen en specialisten dringend nodig.

Ad Fase 2 Consensusbijeenkomsten.   In deze fase zijn twee consensusbijeenkomsten met huisartsen en specialisten uitgevoerd om te komen tot afspraken over onderlinge afstemming en taakafbakening op de zes Meetmomenten. Tevens zou men spreken over het invoeren van de te maken nieuwe afspraken. Op grond van de door de huisartsen en de specialisten in de eerste fase gesignaleerde knelpunten en gegeven aanbevelingen zijn dertien stellingen geformuleerd. Vervolgens zijn de huisartsen (n=76) en de specialisten (n=12) die deelnamen aan het project uitgenodigd voor een eerste consensusbijeenkomst in het Wilhelmina Ziekenhuis Assen (WZA).

Aan deze eerste consensusbijeenkomst hebben 32 huisartsen (42%) en acht (67%) specialisten deelgenomen. Daarbij zijn de dertien stellingen in acht verschillende deelgroepen bediscussieerd, waarna door de gehele groep plenair nieuwe afspraken zijn gemaakt. Daarna is een tweede consensusbijeenkomst belegd om de gemaakte afspraken te toetsen aan de antwoorden van de patiënten. De tweede bijeenkomst werd bijgewoond door twintig huisartsen (26%) en vijf specialisten (42%). In de tweede consensusbijeenkomst zijn nadere afspraken gemaakt. Deze afspraken hebben geleid tot een Concept Richtlijn, die acht aanbevelingen omvatte. De Concept Richtlijn is vervolgens verzonden aan alle huisartsen en specialisten in het adherentiegebied van het WZA te Assen met het verzoek de gemaakte afspraken uit de tweede consensusbijeenkomst toe te passen in de dagelijkse praktijkvoering.

HUISARTS

PROJECT **'Verbetering van Continuïteit van Zorg in de Eerste en Tweede Lijn bij Patiënten met Kanker'**

RICHTLIJN VOORTGEKOMEN UIT DE ENQUÊTE EN DE DAAROP VOLGENDE PLENAIRE DISCUSSIE TIJDENS DE NASCHOLINGS-BIJEENKOMSTEN OP 13 FEBRUARI, 2 APRIL 1997 en 18 FEBRUARI 1998 IN HET WILHELMINA-ZIEKENHUIS TE ASSEN

VERWIJZING **Aanbeveling 1**
Huisarts • Indien een huisarts bij een patiënt een sterk vermoeden heeft van een maligniteit, bericht de huisarts dat vermoeden duidelijk naar de specialist en wordt op korte termijn een afspraak gemaakt.
Huisarts • De huisarts informeert de patiënt over de reden waarom hij/zij verwezen wordt.

EERSTE CONSULT **Aanbeveling 2**
Huisarts • De huisarts adviseert de patiënt iemand mee te nemen naar het eerste consult bij de specialist.

Aanbeveling 3
Specialist • De specialist rapporteert de diagnose - zodra deze bekend is - aan de huisarts.

SLECHT NIEUWS GESPREK **Aanbeveling 4**
Specialist • Huisartsen willen graag een verkort protocol in bezit hebben, in het bijzonder bij chemotherapie; bij voorkeur op A4 met belangrijkste zaken, bijwerkingen etc.

Aanbeveling 5
Specialist • In het Slecht Nieuws Gesprek adviseert de specialist de patiënt contact op te nemen met de huisarts.

ONTSLAGDAG **Aanbeveling 6**
Specialist • De ontslagen patiënt krijgt een adequate en duidelijk leesbare ontslagbrief mee met het verzoek deze bij de huisarts af te leveren en contact op te nemen met de huisarts over zijn/haar thuiskomst.

(NA)BEHANDELING **Aanbeveling 7**
De taakverdeling is in principe als volgt:
Specialist • 1) In ieder geval medisch technisch in handen van de specialist;
Huisarts • 2) Ten aanzien van de thuissituatie dient de huisarts zich ervan te vergewissen dat er sprake is van begeleiding in enige vorm:
– De huisarts stelt zich - na ontslag - zo spoedig mogelijk op de hoogte van de lichamelijke en psychosociale toestand van de patiënt.
– De huisarts stelt zich op de hoogte van gemaakte afspraken ten aanzien van eventuele nabehandeling + controle-afspraken.

UITZAAIINGEN **Aanbeveling 8**
Specialist • De specialist adviseert - na het geven van zorgvuldige en voldoende informatie - de patiënt over de behandeling van een (gemetastaseerd) carcinoom.
Specialist • De specialist informeert de huisarts over het gegeven advies.
Huisarts • Ten tijde van al dan geen behandeling heeft de huisarts een begeleidende taak naar de patiënt en is het aanspreekpunt bij eventuele problemen.
Huisarts • In het verdere beloop houdt de huisarts de specialist op de hoogte van de bevindingen (inclusief het eventueel overlijden van een patiënt).

  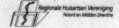

Regionale Huisartsen Vereniging
Noord en Midden Drenthe

☐ **Figuur 31.2** Richtlijn voortgekomen uit de enquête en de daarop volgende plenaire discussie tijdens de nascholingsbijeenkomsten op 13 februari, 2 april 1997 en 18 februari 1998 in het WZA te Assen. Project 'Verbetering van Continuïteit van Zorg in de Eerste en Tweede Lijn bij Patiënten met Kanker'.

Ad Fase 3 Vervolgmeting onder artsen en patiënten, derde consensusbijeenkomst. Om vast te stellen of de aanbevelingen uit de Concept Richtlijn daadwerkelijk werden toegepast in de dagelijkse praktijkvoering en ook leidden tot meer tevredenheid over de zorg, is enige maanden later bij een nieuwe groep patiënten(n=40) nagegaan hoe zij tegen de zorg aankeken (respons 75%).

SPECIALIST

PROJECT **'Verbetering van Continuïteit van Zorg in de Eerste en Tweede Lijn bij Patiënten met Kanker'**

RICHTLIJN VOORTGEKOMEN UIT DE ENQUÊTE EN DE DAAROP VOLGENDE PLENAIRE DISCUSSIE TIJDENS DE NASCHOLINGS-BIJEENKOMSTEN OP 13 FEBRUARI, 2 APRIL 1997 EN 18 FEBRUARI 1998 IN HET WILHELMINA-ZIEKENHUIS TE ASSEN

VERWIJZING   **Aanbeveling 1**

Huisarts • Indien een huisarts bij een patiënt een sterk vermoeden heeft van een maligniteit, bericht de huisarts dat vermoeden duidelijk naar de specialist en wordt op korte termijn een afspraak gemaakt.

Huisarts • De huisarts informeert de patiënt over de reden waarom hij/zij verwezen wordt.

EERSTE CONSULT   **Aanbeveling 2**

Huisarts • De huisarts adviseert de patiënt iemand mee te nemen naar het eerste consult bij de specialist.

                Aanbeveling 3

Specialist • De specialist rapporteert de diagnose - zodra deze bekend is - aan de huisarts.

SLECHT NIEUWS GESPREK   **Aanbeveling 4**

Specialist • Huisartsen willen graag een verkort protocol in bezit hebben, in het bijzonder bij chemotherapie; bij voorkeur op A4 met belangrijkste zaken, bijwerkingen etc.

                Aanbeveling 5

Specialist • In het Slecht Nieuws Gesprek adviseert de specialist de patiënt contact op te nemen met de huisarts.

ONTSLAGDAG   **Aanbeveling 6**

Specialist • De ontslagen patiënt krijgt een adequate en duidelijk leesbare ontslagbrief mee met het verzoek deze bij de huisarts af te leveren en contact op te nemen met de huisarts over zijn/haar thuiskomst.

(NA)BEHANDELING   **Aanbeveling 7**

De taakverdeling is in principe als volgt:

Specialist • 1) In ieder geval medisch technisch in handen van de specialist;

Huisarts   • 2) Ten aanzien van de thuissituatie dient de huisarts zich ervan te vergewissen dat er sprake is van begeleiding in enige vorm:
  – De huisarts stelt zich - na ontslag - zo spoedig mogelijk op de hoogte van de lichamelijke en psychosociale toestand van de patiënt.
  – De huisarts stelt zich op de hoogte van gemaakte afspraken ten aanzien van eventuele nabehandeling + controle-afspraken.

UITZAAIINGEN   **Aanbeveling 8**

Specialist • De specialist adviseert - na het geven van zorgvuldige en voldoende informatie - de patiënt over de behandeling van een (gemetastaseerd) carcinoom.

Specialist • De specialist informeert de huisarts over het gegeven advies.

Huisarts   • Ten tijde van al dan geen behandeling heeft de huisarts een begeleidende taak naar de patiënt en is het aanspreekpunt bij eventuele problemen.

Huisarts   • In het verdere beloop houdt de huisarts de specialist op de hoogte van de bevindingen (inclusief het eventueel overlijden van een patiënt).

ik n   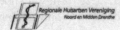 Regionale Huisartsen Vereniging Noord en Midden Drenthe   WZA

❑ Figuur 31.2   Vervolg.

Aan de uitkomsten van de tweede enquête onder patiënten en huisartsen en specialisten is vervolgens een *derde consensusbijeenkomst* gewijd. Hieraan is deelgenomen door veertig huisartsen (53%) en zes specialisten (50%).

De belangrijkste conclusies bij de derde bijeenkomst luidden:

— Het aantal patiënten dat vindt dat de huisarts een rol kan vervullen in de periode voorafgaand aan de behandeling is gestegen.

— Na ontslag in het ziekenhuis heeft de huisarts een begeleidende taak naar de patiënten en is de huisarts het aanspreekpunt voor de patiënt bij eventuele problemen.

De uitkomsten van de tweede patiëntenenquête en de bespreking tijdens de derde consensusbijeenkomst hebben geleid tot enkele aanpassingen van de conceptrichtlijn.

Op 1 april 1998 is de definitieve Richtlijn (zie ◘ figuur 31.2 voor de 'gele kaart') aan alle huisartsen en specialisten in de regio verzonden.

31.5   Samenvatting

De methode waarin het 360°-perspectief is gebruikt, blijkt uitermate geschikt voor het maken van onderlinge afspraken in een regio. In dit project hebben de deelnemende huisartsen en specialisten in een proces van overleg met elkaar consensus bereikt over de verbetering van de continuïteit van zorg voor mensen met kanker. Gezamenlijk hebben zij in enkele consensusbijeenkomsten een richtlijn (zie ◘ figuur 31.2) geformuleerd. De verwachting was dat door de wijze waarop deze richtlijn tot stand is gekomen de aanbevelingen ook daadwerkelijk in praktijk zouden worden gebracht. Het is inderdaad gebleken dat, hoewel de richtlijn al enige jaren geleden is opgesteld, hij ook nu nog wordt gebruikt, zowel door huisartsen als door specialisten in het adherentiegebied Assen.

De belangrijke elementen van de gebruikte methode die maken dat de afspraken effectief zijn, ook worden toegepast, en dat de afspraken worden gewaardeerd door professionals en patiënten zijn:

- Het zelf door de professionals maken van afspraken, niet opgelegd van bovenaf.
- Het expliciet maken en bespreken van de beelden die men over elkaar heeft en van elkaars taken en verantwoordelijkheden.
- Het gebruikmaken van een momentenlijn, waarbij de cruciale momenten van samenwerking in kaart komen.
- Het actief betrekken van patiënten.

31.6   Toekomst

Door de ontwikkelingen binnen de ketenzorg zal een andere wijze van werken door beroepsbeoefenaren plaatsvinden. Zal móeten plaatsvinden. Samenwerken en communiceren met andere beroepsbeoefenaren vraagt om vaardigheden die niet moeilijk zijn, maar waarvan men zich bewust moet worden. Door 360°-perspectief verkrijgen beroepsbeoefenaren inzicht in elkaars takenpakket en wensen van patiënten. Deze vorm van kijken is een kerncompetentie c.q. vaardigheid die bijzondere aandacht verdient en te ontwikkelen is. Zoals al eerder in een ander gedeelte van dit boek is aanbevolen: samenwerken en communicatie verdienen een plaats zowel binnen de opleiding tot arts als ook binnen de opleiding tot medisch specialist. Dit kan niet meer over het hoofd worden gezien.

Netwerkzorg COPD Waterland

Kees van der Plas

32.1   Voorgeschiedenis project Netwerkzorg COPD Waterland

Het project Netwerkzorg COPD Waterland kent een lange voorgeschiedenis. Vanaf 2000 zijn wij, de vier huisartsen in Monnickendam, steeds meer gaan samenwerken. We besloten geleidelijk over te stappen op één HIS (2000-2003), waardoor we tijdens waarneming in elkaars dossier konden werken. Daarna namen we gezamenlijk twee poh's aan: één voor somatiek, die een begin maakte met screening op astma en COPD en één voor management. Uiteindelijk betrokken we ook één gebouw (2007), samen met de apotheek. We hadden opvallend verschillende karakters, vaardigheden en ervaringen: bestuurlijk, medisch inhoudelijk, praktisch, financieel. Blijkbaar was dit een combinatie die goed heeft gewerkt. Direct al richtten we een stichting op met de fysiotherapeuten en de apotheek. Zo konden verbeterplannen worden uitgevoerd als multidisciplinaire projecten en konden we samenwerken als multidisciplinair eerstelijnsgezondheidscentrum.

Bij toeval belandden we bij ZonMw en schreven in op een COPD-verbeterproject: Optimaliseren Diseasemanagement COPD (2009-2011). Dit project slaagde, vooral door de medisch inhoudelijk zeer deskundige aanpak van de poh, maar ook door het feit dat het samenwerkingsverband haar de ruimte gaf om zich intensief met het project bezig te houden. Eén huisarts nam het voortouw en begeleidde het project. We deden ervaring op met geprotocolleerde samenwerking binnen de eerste lijn (fysiotherapeut, diëtist, apotheek). De resultaten leidden inderdaad tot een aanzienlijke kwaliteitsverbetering, gemeten aan negen kwaliteitsindicatoren. Aan het begin van het project was onze score gemiddeld 69 procent, aan het eind 94 procent.[219] Er waren ook tegenvallers, zoals het slechts matige effect van motivatie voor zelfmanagement en verandering van levensstijl.

Tijdens het project bleek dat huisarts, fysiotherapeut en apotheker niet alleen betrokken zijn bij GOLD I en II, maar vaak ook bij ernstiger vormen van COPD. Het inzicht groeide dat veel verbetering is te behalen door multidisciplinair samenwerken, vooral binnen de eerste lijn. Ook bleek dat de verbeteringen geborgd moeten worden. En dat kan eigenlijk niet zonder regionale samenwerking.

Lijst met afkortingen

COPD: *chronic obstructive pulmonary disease*

DOKh: Stichting Deskundigheidsbevordering Ondersteuning en Kwaliteitsbeleid Huisartsen Noordwest Nederland

GOLD classificatie: benoemt de ernst van COPD, oplopend van I tot IV

HIS: Huisarts Informatie Systeem

iBMG: Instituut Beleid & Management Gezondheidszorg, Erasmus Universiteit

ICPC: diagnose coderingssysteem voor huisartsen

Jan van Es Instituut: Kenniscentrum Geïntegreerde Eerste lijn

KIS: Ketenzorg Informatie Systeem

Koptarief: tarief voor ketenzorg waarbij extra kosten voor organisatie en kwaliteit los van de zorgkosten worden ingekocht en gefinancierd.

Motivational interviewing: een gespreksmethode, gericht op intrinsieke motivatie tot verandering

NHG: Nederlands Huisartsen Genootschap, wetenschappelijke huisartsenvereniging

NIVEL: Nederlands instituut voor onderzoek van de gezondheidszorg

poh: praktijkondersteuner van de huisarts

SEZ: Stichting Eerstelijns Zorggroep Zaanland Waterland

> ZonMw: stimuleert gezondheidsonderzoek en zorginnovatie en heeft als opdrachtge-
> vers het ministerie van Volksgezondheid Welzijn en Sport (VWS) en de Nederlands Organi-
> satie voor Wetenschappelijk onderzoek (NWO)

32.2 Toekomstbestendige regionale samenwerkingsstructuur

Nog tijdens het eerste project werd daarom een tweede project gestart, dit keer in het kader van het ZonMw-programma Op één lijn, met als hoofddoel het realiseren van een toekomstbestendige regionale multidisciplinaire samenwerkingsstructuur. Dat werd Netwerkzorg COPD Waterland, ons huidige kwaliteitsverbeteringproject.

Doelgroepen hierin zijn alle huisartsen in de regio Waterland (43 praktijken met 58 huisartsenpraktijkhouders en 25 poh's), de longartsen van het Waterlandziekenhuis in Purmerend, de specialisten ouderengeneeskunde uit de verpleeghuizen van regionale zorginstelling Zorgcirkel, de longverpleegkundigen van het Waterlandziekenhuis en van Evean thuiszorg, een vijftiental fysiotherapeuten met COPD-aantekening, verder apothekers, diëtisten, ergotherapeuten en logopedisten. Naar schatting zijn er in de regio 2500 tot 3000 patiënten met COPD, in alle stadia van ernst.

Het project heeft dus een breed spectrum. Het is uitgesproken multidisciplinair en bestrijkt COPD in de volle breedte, ook de zorg bij zeer ernstig COPD ('palliatieve zorg'). Thuiszorg en verpleeghuizen worden in de samenwerking betrokken.

Het project is opgebouwd uit samenwerkingsgroepen rondom de huisartspraktijken. We zijn begonnen met een kleine voortrekkersgroep van vier huisartsenteams, gekozen op grond van hun bestaande belangstelling voor het onderwerp, waarbij ook rekening is gehouden met een goede mix tussen stad en platteland. Daarbij voegden zich gefaseerd andere huisartsenteams met hun samenwerkingsgroepen. Zij worden ondersteund door een praktijkconsulent, die de praktijken bezoekt en verbeterplannen afspreekt. De voortrekkerpraktijken zijn aanspreekpunt voor praktische problemen bij de volgpraktijken: iedere volgpraktijk krijgt een voortrekkerspraktijk als buddy. Deze contacten lopen vooral via de poh's.

We kozen voor een kleine regionale stuurgroep die is samengesteld uit enkele experts en enkele vertegenwoordigers van de actiefste deelnemers: projectleider (huisarts), kaderhuisarts astma/COPD, beleidsadviseur, poh, fysiotherapeut en een vertegenwoordiger van de patiëntenorganisatie Zorgbelang Noord-Holland. In de stuurgroep zitten dus geen bestuurders, alleen deelnemers.

Deelnemers
38 van de 58 Waterlandse huisartsenpraktijkhouders (66%)
    Praktijkondersteuners
    Fysiotherapeuten met COPD-aantekening
    Longartsen Waterlandziekenhuis Purmerend
    Specialisten ouderengeneeskunde
    Apothekers
    Longverpleegkundigen
    Diëtisten

Ergotherapeuten

Logopedisten

Samenwerkingspartners

DOKh: nascholing

Zorgcirkel: optimaliseren zorg in verpleeghuizen en verzorgingshuizen; leiding kern-
team palliatieve zorg

Evean Thuiszorg: implementatie telemonitoring; casemanagement bij palliatieve zorg

Zorgbelang (patiënten): invoeren individueel zorgplan, enquêtes, forumdiscussies

Waterlandziekenhuis: project is in het adherentiegebied van dit ziekenhuis

Zorggroep SEZ: uitvoering KOP-tarief, verdere implementatie van het beleid

Huisartsencoöperatie: coördinatie huisartsendeelname

Longfonds: opzetten regionaal Longpunt

Projectbegeleiding

ZonMw: evaluatie van het project in het kader van 'Op één lijn' (220)

NIVEL: volgt het project in opdracht van ZonMw

Jan van Es Instituut: begeleidt het project in opdracht van ZonMw

Achmea (stichting SAG): deelfinanciering

ZONH: contact met andere projecten en andere regio's

32.3 Nascholing, implementatie, regionale werkafspraken

In 2010 kwam een nieuwe zorgstandaard COPD uit met een nieuwe, functionele indeling van
de ernst van COPD.[221] Kort daarna verscheen een handleiding voor protocollaire COPD-zorg
door de huisarts.[222] Dit was voor ons een belangrijke reden om te zorgen voor voldoende
aanvullende nascholing. In 2011 kwam er ook een landelijke richtlijn voor de zorg bij ernstig
COPD.[223] Het belang hiervan hadden we zelf al onderkend in het Monnickendamse project.
Daar bleek al dat de huisarts patiënten met ernstig COPD vaak ziet en (mee)behandelt bij exa-
cerbaties en bij comorbiditeit.[224]

In het project ligt de nadruk voor een groot deel op nascholing en begeleiding bij implementatie. In de stuurgroep heeft de kaderarts astma/COPD van de regionale nascholingsorga-
nisatie DOKh een belangrijke ondersteunende rol. DOKh organiseert de nascholingen, garan-
deert de kwaliteit en regelt de accreditaties. Nascholingen zijn zoveel mogelijk multidisciplinair
en zijn steeds exclusief voor de deelnemers aan het project. Bijna altijd is één van de regionale
longartsen daarbij betrokken. Per samenwerkingsgroep wordt de voortgang van de kwaliteit
geëvalueerd aan de hand van de rapportages van de praktijkconsulent, die we eveneens betrekken van DOKh.

In het eerste jaar van het project zijn de voorloperpraktijken in kleine werkgroepen begonnen met het formuleren van regionale afspraken. Dit gebeurde op basis van de landelijke zorgstandaard COPD. Aan het eind van het tweede projectjaar waren vier beknopte werkafspraken
klaar: Behandeling in de huisartspraktijk, Samenwerking binnen de eerste lijn, Samenwerking
tussen eerste en tweede lijn en Zorg bij zeer ernstig COPD. Deze laatste richtlijn bevat een
uitgewerkt organisatorisch plan voor een regionaal palliatief team, met centraal daarin de specialist ouderengeneeskunde en de longverpleegkundige van de thuiszorg, die als case manager
fungeert. Begin 2013 zijn de eerste patiënten voor palliatieve zorg aangemeld. Alle vier de richtlijnen zijn in 2013 nog eens herzien aan de hand van ervaringen in de praktijk.[224]

Extra aandacht wordt geschonken aan coping en aan de invloed daarop van psychische factoren. Het is een belangrijk nascholingsonderwerp geworden, gelieerd aan het toepassen van *motivational interviewing* en het implementeren van het gebruik van een persoonlijk zorgplan.

We mikken op echte inbreng van de patiënt in het project en hebben patiëntenorganisatie Zorgbelang vanaf het begin bij de nascholing betrokken. Zij organiseren ook patiëntenenquêtes en forumdiscussies.

Enkele onderdelen zijn gedeeltelijk uitgevoerd door samenwerkingspartners.

De specialisten ouderengeneeskunde in de verpleeghuizen van Zorgcirkel werden in eerste instantie bij het project betrokken wegens hun kennis van de palliatieve zorg. Zij zien namelijk betrekkelijk veel patiënten met ernstig COPD, meestal na een ziekenhuisopname. De andere zorgverleners profiteren van hun kennis. Maar daarnaast hebben zij ook veel patiënten in huis met COPD als comorbiditeit. Deze COPD-zorg verloopt bij hen nog ongestructureerd. Zorgcirkel wil dit op eigen kracht reorganiseren, maar maakt wel gebruik van het multidisciplinaire model van ons project. Hun zorgverleners baseren zich op de richtlijnen van het project en doen actief mee aan onze multidisciplinaire nascholingen.

Evean Thuiszorg doet op verzoek van ons een proef met implementatie van telemonitoring: beeldschermcontact tussen patiënt en thuiszorgmedewerker.[225] We willen weten of dit kan bijdragen aan de kwaliteit van zorg bij patiënten die aan huis zijn gebonden. Evean gebruikt ons project als pilot en denkt telemonitoring in de toekomst ook bij andere aandoeningen te kunnen toepassen.

Evean Thuiszorg heeft ook een casemanager aangesteld voor de coördinatie van de zorg bij ernstig COPD.[226] De organisatie van deze zorg wordt in de regionale richtlijn gedetailleerd beschreven.

In samenwerking met zorggroep SEZ is aanvullende financiering door een KOP-tarief gerealiseerd. De zorggroep is er vooral bijgehaald voor de continuïteit en zal het project voortzetten. Wij verwachten dat er zo een traditie van kwaliteitsbeleid in gang is gezet.

Samen met zorggroep SEZ en patiëntenorganisatie Zorgbelang onderzoeken we ook de mogelijkheden van automatische gegevensuitwisseling tussen hulpverleners onderling, een KIS, met de mogelijkheid van toegang voor de patiënt zelf.

32.4 Resultaten

Al met al een nogal pretentieus project! Maar het lijkt toch grotendeels te gaan slagen. Er zijn vier regionale werkafspraken geïmplementeerd. In 2013 doen 38 van de 58 huisartsenpraktijkhouders mee. In het kader van het project is nu 48 uur geaccrediteerde nascholing gerealiseerd en staat nog twaalf uur gepland, steeds multidisciplinair, met zeer uiteenlopende onderwerpen.

We streefden naar vrijwillige adherentie van huisartsen aan een kwaliteitsproject, ook zonder financiële prikkel. Dit en het geleidelijk opbouwen en starten met huisartsenvoortrekkers heeft gewerkt. Na bijna drie jaar doet een meerderheid van de praktijken mee. Er zal een groep overblijven, die nauwelijks of helemaal niet geïnteresseerd is. Een aantal van hen heeft ook geen poh en is alleen al daardoor niet in staat om deze zorg te leveren.

De inzet van een praktijkconsulent is succesvol. We zaten hierbij eerst op het verkeerde spoor door te kiezen voor een poh met veel COPD-kennis. Nu gaat het veel beter met een ervaren breed georiënteerde poh die bovendien ervaring heeft als praktijkconsulent NHG-accreditering. Het moet systematisch gebeuren, maar wel met de nodige subtiliteit en met voldoende begrip voor hoe moeilijk het vaak is om op de werkvloer veranderingen in te voeren.

De samenwerking met de patiëntenorganisatie loopt erg goed. Hun aanpak is professioneel. Zij hebben als deelproject een persoonlijk zorgplan ontwikkeld aan de hand van andere recente voorbeelden en door inventarisatie van wensen bij zorgverleners en patiënten. Vervolgens is het getest in een degelijke pilot. Verder is door hen samen met het Longfonds een patiënt-tevredenheidonderzoek verricht onder 660 patiënten. Zij werden geënquêteerd (respons 42%) en er werden panelgesprekken gehouden. De resultaten daarvan zijn teruggekoppeld aan de deelnemende huisartsen. Samen met Longfonds en Zorgbelang is een regionaal Longpunt opgericht, een ontmoetingsplaats voor longpatiënten.

De gewenste toekomstbestendigheid wordt inderdaad gerealiseerd, door samenwerking met de zorggroep SEZ. Hierdoor wordt ook een correcte registratie van alle patiënten en van de kwaliteitsparameters mogelijk. Een bijkomend voordeel van de samenwerking.

De zorgverleners krijgen een andere visie op het onderwerp door nascholing en implementatie van nieuw beleid. Het beleid bij COPD bestaat uit meer dan alleen spirometrie en medicatie. Er zijn op dit terrein veranderde inzichten ontstaan: andere classificatie, wijzigingen in medicatiebeleid, inzetten van vragenlijsten (ernst van de klachten, kwaliteit van leven), inzet van fysiotherapie en diëtiek. Er ligt ook meer nadruk op de invloed van levensstijl en op ondersteuning daarbij door bijvoorbeeld *motivational interviewing*. Bij COPD met ernstiger ziektelast wordt in bepaalde gevallen gedeelde eerste- en tweedelijnszorg aangeraden. Samenwerking met apotheek (afspraken over inhalatie-instructie en medicatiebewaking), fysiotherapeut, diëtist en thuiszorg wordt steeds belangrijker.

Er ontstaat bij de zorgverleners meer kennis op het terrein van de palliatieve zorg bij COPD.

Wij constateren dat het plezier in het werk toeneemt, waarschijnlijk door een combinatie van factoren. Begeleiden van COPD wordt als zinvoller ervaren als er meer kennis is en er meer kwaliteit wordt geleverd. De richtlijnen en werkafspraken zijn kort en bondig en vergemakkelijken de taak van de poh. Gestroomlijnd samenwerken met eerste en tweede lijn vergroot ongetwijfeld ook het werkplezier.

32.5   Wat ging minder goed?

In het begin was er een trage toestroom van deelnemers, misschien mede veroorzaakt door een tijdelijke landelijke tendens om niet meer aan ketenzorg te willen meewerken. Een tweede groep huisartsen ging pas meedoen aan het eind van het eerste jaar. Ook het buddysysteem kwam langzamer op gang dan verwacht, pas halverwege het tweede projectjaar. Waarschijnlijk was dit vooral drempelvrees. De poh's vinden het nu juist leuk om bij elkaar in de keuken te kijken.

De kwaliteit van de COPD-zorg bij nieuwe deelnemers was vaak opvallend laag, met bijvoorbeeld slechts weinig correcte diagnostiek en weinig ICPC-coderingen, of het ontbreken van een vervolgbeleid na het stellen van de diagnose. In veel praktijken moest eerst grote schoonmaak worden gehouden.

Verbeteren van motivatie en levensstijl gaat in het algemeen moeizaam, ook in dit project. Maar je moet hier wel laten meewegen dat een project van drie jaar erg kort is voor een COPD-patiënt en voor zijn zorgverlener, die de patiënt dikwijls slechts één of twee keer per jaar ziet.

Pas in het derde jaar zijn we echt begonnen met het implementeren van gestructureerd samenwerken binnen de eerste lijn (poh, huisarts, apotheker, fysiotherapeut, diëtist, thuiszorg). We zijn dit gaan beschouwen als de hoeksteen van de COPD-zorg. Omdat de wensen heel verschillend zijn, organiseren we nu cursussen op maat per samenwerkingsgroep. Het project is daarom met een half jaar verlengd tot medio 2014.

Het inzetten van een individueel zorgplan bleek in de pilot van patiëntenorganisatie Zorgbelang niet te voldoen. Het zorgvuldig samengestelde zorgplan werd al snel bijna niet meer gebruikt. De conclusie was: een persoonlijk zorgplan alleen is zinloos, het werkt waarschijnlijk pas als het wordt gebruikt in een bredere context van een motiverende benadering door de zorgverleners. Dat vergt een cultuuromslag bij alle zorgverleners. Daar wordt dus in het laatste jaar verder aan gewerkt.

Het was aanvankelijk de bedoeling om bij problematisch copinggedrag de poh-ggz in te schakelen, maar in de praktijk lukte dit alleen bij duidelijke psychische comorbiditeit. De zorgverleners worden wel extra geschoold in het herkennen van angst en depressie bij COPD.

De samenwerking met grote instellingen is succesvol, maar verloopt soms traag en weinig flexibel bij verpleeghuizen, verzekeraar en zorggroep. De wil is er wel, maar het nemen van beslissingen, ook met relatief kleine financiële gevolgen, kost veel tijd. De top-downstructuur in de besluitvorming past niet goed bij de opzet van ons project, waarbij het gaat om kwaliteitsverbetering vanaf de basis.

32.6 Succesfactoren

We hebben een efficiënte en soepele organisatievorm met weinig overhead, een kleine stuurgroep en een simpele dagelijkse leiding: de projectleider met de kaderarts astma/COPD en de praktijkconsulent. Het lukt ons om efficiënt en niet te vaak te vergaderen. Deelopdrachten, zoals het maken van regionale richtlijnen worden uitgevoerd in kleine werkgroepjes. We zorgen voor korte lijnen met achterban en deelnemers.

De huisartspraktijken spelen in de organisatie van dit project een hoofdrol. Huisartsen namen destijds ook het initiatief. Om een structureel ander beleid te gaan voeren bij chronische aandoeningen moet de huisartspraktijk wel een poh hebben. Bij het in stand houden van de samenwerking binnen de eerste lijn spelen de poh's een centrale rol en ook het slagen van het buddysysteem is geheel afhankelijk van hun medewerking. We geven daarom in de nascholingen veel aandacht aan de werkwijze van de poh's.

Het kwaliteitsniveau van de praktijken en de samenwerkingsgroepen verschilt flink. De begeleiding door de praktijkconsulent is hierop aangepast, aan de hand van nulmetingen en daarop gebaseerde verbeterplannen. Bij het eindresultaat zullen we dat proberen te verdisconteren.[227] De voortgang (en vanaf eind 2014 ook de resultaten) van het project is te volgen op de ZonMw-site.[227]

De opzet van de samenwerking was zeer breed. Dat was terecht. Zo werden alle disciplines bereikt en ook de belangrijkste instellingen. Het zoeken van samenwerking met enkele grote regionale partners heeft zeker bijgedragen tot het slagen van soms gewaagde deelprojecten.

We zitten in een regio waar 'iedereen elkaar kent'. Dat werkt positief. Soms leek er toch sprake te zijn van enige concurrentie. De kunst was dan om te zoeken naar een gemeenschappelijk belang, met wat geven en nemen, zoals bij de specialist die enerzijds door kwaliteitsverbetering in de eerste lijn patiënten naar de huisarts ziet verdwijnen, anderzijds door de samenwerking de adherentie aan zijn ziekenhuis vergroot.

Rondom het ZonMw-project is een fors begeleidingscircus opgetuigd, met onder andere het NIVEL en het Jan van Es Instituut. Het lukt ons om daarvan te profiteren, ook al komt het gedeeltelijk uit een wereld met een totaal andere bedrijfscultuur. Het Jan van Es Instituut begeleidt de samenwerking in de stuurgroep. Positie en belangen van zorgverleners (en patiënten) worden beter onderkend.

We beschouwen onze preferente verzekeraar Achmea nadrukkelijk als medestander. De verzekeraars willen naast kostenbeheersing ook kwaliteitsverbetering en zoeken daarvoor expertise in het veld. Ze nemen daarom graag deel aan verbeterprojecten. Ons project is steeds actief door Achmea ondersteund.

Over de definitieve resultaten van het project zullen we pas eind 2014 iets kunnen zeggen, maar we zijn optimistisch. Tot nu toe is het gelukt om een groot aantal zorgverleners van zeer diverse disciplines vruchtbaar te laten samenwerken. De centrale rol van de huisartsenteams en de soepele organisatie- en samenwerkingstructuur waren de belangrijkste succesfactoren.

Goede levenseindezorg kwetsbare oudere vergt proactieve zorgplanning

Yvonne G. van Ingen

33.1   Inleiding

De gemiddelde leeftijd stijgt. Dat met het stijgen van de leeftijd de kwaliteit van leven afneemt en mensen op hoge leeftijd niet altijd door willen leven is een feit.[228] Er zijn mensen die denken het met een wilsverklaring geregeld te hebben, euthanasie eisen of zelf het heft in handen willen nemen om hun leven te kunnen beëindigen. Echter, er is meer mogelijk dan velen zich bewust zijn. Samenwerking tussen patiënt en arts én hulpverleners onderling is cruciaal!

> **Casus 1 Patiënt L. COPD-stadium Gold IV (eindstadium longziekte)**
>
> Hij had diverse opnames in ziekenhuis kort na elkaar. In een geluidsfragment[1] is te horen dat een patiënt aangeeft dat hij geen reactie krijgt van de longarts op zijn verzoek om te stoppen met (door)behandelen. Hij en zijn familie zijn ten einde raad.
>
> Uiteindelijk biedt longarts aan bij verslechtering een opname in het ziekenhuis te regelen voor palliatieve sedatie. Patiënt hoort echter over een buurman, dat deze van de huisarts een drankje zou hebben gekregen en zo overleden is. Deze huisarts is toevallig ook de huisarts van patiënt. Patiënt bezoekt zijn huisarts en vraagt hem of hij ook bereid is zo'n drankje aan hem beschikbaar te stellen. Dat blijkt na enkele gesprekken het geval! Officiële euthanasieprocedure wordt gestart. Patiënt neemt nog enkele weken de tijd om afscheid te nemen van zijn familie, en zaken te regelen. Met name regelt hij de zorg voor zijn vrouw die beginnende Alzheimer heeft.
>
> Na enkele weken overlijdt hij thuis in alle rust middels hulp bij zelfdoding, begeleid door zijn huisarts in bijzijn van kinderen en zijn echtgenote met wie hij al ruim vijftig jaar samen is.

Duidelijk is dat (te) laat in het ziekteproces gesproken is over advance care planning en de samenwerking vanuit het ziekenhuis met de huisarts op dit punt niet gezocht is. Ook in de ontslagbrieven werd dit onderwerp niet belicht. De patiënt zelf was niet op de hoogte van de WGBO, maar had wel duidelijke ideeën. Hij had aangegeven dat hij niet meer behandeld wilde worden. Dit signaal had hij tegenover diverse professionals geuit. Zoals hij het zelf verwoordde: "Ze luisteren wel, maar doén niets". Een advance care plan werd pas na diverse opnames en herhaald aandringen laat in het ziekteproces opgesteld en afstemming met de huisarts bleef uit. Het uiteindelijke advance care plan: te weten opname in het ziekenhuis voor palliatieve sedatie was niet een plan dat afgestemd was op de individuele situatie van de patiënt. Voor palliatieve sedatie is ziekenhuisopname niet noodzakelijk, dit kan prima in de thuissituatie. Nog belangrijker is dat de voorkeur van de patiënt uitging naar euthanasie, thuis in zijn vertrouwde omgeving in nabijheid van zijn dementerende echtgenote van wie hij zo zielsveel hield. Uiteindelijke was dit mogelijk doordat patiënt hoorde van zijn buurman die hulp bij zelfdoding kreeg. Daardoor kwam patiënt op het idee zijn huisarts te benaderen voor hulp bij zelfdoding. Uiteindelijk werd zijn verzoek gehoord en gehonoreerd.

Het plannen van de euthanasie gaf hem de gelegenheid te anticiperen op zijn overlijden, alles goed door te spreken met zijn gezin en ook de zorg voor zijn echtgenote goed te regelen voor na zijn overlijden. Gezien haar beginnende dementie is het sterven van haar man voor

---

1   (Door Saar Slegers, radiomaker, met goedkeuring van de familie ter beschikking gesteld.) Te vinden op
▶ http://extras.springer.com. Vul in zoekveld 'Search ISBN' het ISBN van dit boek als volgt in: 978-90-313-9972-7.

haar een extra ingrijpende gebeurtenis en verdient het de voorkeur dat dit in de haar bekende thuissituatie geschiedt.

Er zijn meer mogelijkheden dan waarvan patiënten en ook behandelaren zich bewust zijn;
- Zorg voor kwetsbare ouderen vereist proactieve gestructureerde zorg.
- Advance care planning dient vanzelfsprekend onderdeel hiervan te zijn.
- Dit vergt bewustwording en verantwoordelijkheid nemen van de oudere zelf om samenwerking met hulpverlener aan te gaan conform de WGBO. Voor een behandeling is toestemming vereist; een behandelweigering dient gerespecteerd te worden.
- Individueel zorgbehandelplan, waarbij samenwerking tussen eerste- en tweede lijn een sine qua non is.
- Dit geldt ook voor het benoemen van het hoofdbehandelaarschap.

Casus 2 Patiënte K. 'Niet naar het ziekenhuis'

Echtgenote van voormalig KNO-arts ligt terminaal thuis. Zij heeft darmkanker. Beneden op het eettafeltje ligt een receptenbrief van haar al lang overleden man. Achterkant ligt boven: 'Niet naar het ziekenhuis.'

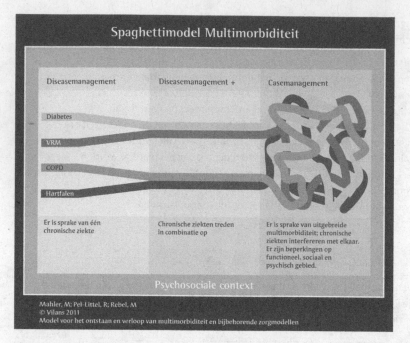

▢ Figuur 33.1 Spaghettimodel Multimorbiditeit (bron: Vilans).

Deze patiënte heeft wel degelijk een advance care plan gemaakt en met haar huisarts doorge-sproken. In tegenstelling tot casus 1 heeft wel afstemming plaatsgevonden tussen behandelaren. De huisarts start een euthanasieprocedure. De SCEN-arts die haar bezoekt treft het recepten-briefje op de keukentafel aan. Patiënte is bezorgd over de continuïteit van zorg en is bang dat als zij verslechtert zij toch naar het ziekenhuis vervoerd zal worden. Ondanks goede afspraken met huisarts en oncoloog is zij er niet gerust op dat de samenwerking tussen de professionals zodanig is, dat zij thuis kan blijven.

33.2 Proactieve zorg voor kwetsbare ouderen

Met het toenemen van de leeftijd of het aantal diagnosen treedt kwetsbaarheid op en verandert de aard van de benodigde zorg. In de zorg voor kwetsbare ouderen is proactieve gestructureer-de zorg vereist. Vilans heeft dit mooi weergegeven in het spaghettimodel (zie ▢ figuur 33.1).[239] Multimorbiditeit vereist een andere aanpak dan een enkelvoudig zorgprogramma zoals bij diabetes mellitus, COPD of hart- en vaatziekte. Naarmate de kwetsbaarheid toeneemt komt patiënt zelf in steeds mindere mate met een hulpvraag en ontstaat een spaghettikluwen die ontward dient te worden. Met proactieve zorg is ook te voorkomen dat er een al te ingewik-kelde kluwen ontstaat. Vragen hierbij zijn: welke problemen spelen, in hoeverre beïnvloeden zij elkaar, welke oplossingen zijn er in dit individuele geval te bedenken en hoe kan rekening gehouden worden met het systeem van mantelzorg waarin patiënt fungeert.

In het Nationaal Programma Ouderenzorg zijn er diverse programma's voor proactieve ou-derenzorg gericht op kwetsbare ouderen. Geen van deze programma's besteedt echter aandacht aan het levenseinde.

◻ Tabel 33.1 Stappenplan levenseinde

Knelpunt	Inventarisatie	Interventie
1 vragen over levenseinde	1 hoe is de gezondheidstoestand 2 wat is de verwachting van het beloop van de ziekte/het leven (angst voor de dood/welke vragen zijn er over wat de patiënt kan verwachten) 3 hoe zal de patiënt zich de komende tijd voelen 4 is er behoefte aan geestelijke ondersteuning 5 hoe is de eventuele partner/naaste(n) van de patiënt betrokken	– maak notitie in HIS (vrije tekst) – verwijs naar huisarts met mantelzorger – begeleid indien nodig gesprek met de mantelzorger
2a bij wilsverklaring	Is dit bekend bij de huisarts: – ja – nee	– maak notitie in HIS – verwijzen naar huisarts voor bespreken van wilsverklaring
2b bij donorregistratie (tot max. 86 jr.)	is dit bekend bij de huisarts: – ja – nee	bij 'nee': – maak notitie in HIS – huisarts inlichten
2c bij geen wilsverklaring of donorregistratie	is de patiënt op de hoogte van alle soorten wilsverklaringen en verzoeken: – afzien/staken van behandeling/NRB – behandelverbod – hulp bij zelfdoding/euthanasieverklaring – levenswensverklaring – morfine – palliatieve zorg/chemotherapie/sedatie – versterven – zelf niet meer kunnen beslissen – reanimatiebeleid (bij patiënten in verzorgingstehuis/ziekenhuis) vraag of er behoefte is aan voorlichting	– geef voorlichting – bij behoefte aan wilsverklaring opstellen: verwijs naar huisarts met mantelzorger – bij euthanasiegesprek maak notitie in HIS – begeleid indien nodig gesprek met de mantelzorger

In Noord-Kennemerland is deelgenomen aan de FIT-studie van professor De Rooij van het AMC. In grote lijnen behelst het zorgprogramma screening van ouderen op kwetsbaarheid en proactieve begeleiding van de groep kwetsbare ouderen door de poh ouderenzorg. De geriatrische thema's hierbij zijn onder andere: polyfarmacie, ondervoeding, valgevaar, cognitieve achteruitgang, eenzaamheid. Aan de hand van stappenplannen wordt eventuele problematiek in kaart gebracht en adviezen gegeven of verwezen naar huisarts.[230,231]

33.3 Advance care plan als onderdeel van ...

Voor de Huisartsen Organisatie Noord-Kennemerland (HONK) heeft auteur een vertaling gemaakt van de academische onderzoeksopzet van de FIT-studie naar een programma dat in de huisartsenpraktijk hanteerbaar is. Er is een extra stappenplan 'levenseinde' ontwikkeld (zie ◻ tabel 33.1). Aan de hand van vragen gaat de poh ouderenzorg in gesprek over het levenseinde en brengt hij of zij vragen, wensen ten aanzien van het levenseinde, informatie over de aanwezigheid van een ingevulde wilsverklaring in kaart. Dit is ter voorbereiding op het consult waarin de patiënt zijn of haar wensen met de huisarts bespreekt en advance care planning laat vastleggen in het HIS.

De laatste tijd is er veel aandacht voor advance care planning. Ontwikkelingen die hierbij aansluiten zijn:

— KNMG heeft in samenwerking met de ouderenbonden het document 'Tijdig bespreekbaar maken levenseinde' opgesteld. Er is een publieksversie én een versie voor professionals.[232]

— Vanuit de beroepsvereniging van specialisten ouderengeneeskunde Verenso is er in 2013 een wetenschappelijke richtlijn over reanimatie bij kwetsbare ouderen opgesteld.[233,234]

— Vanuit de Nederlandse Vereniging voor Cardiologie is een richtlijn opgesteld over ICD's en het levenseinde.[235]

— Ziekenhuizen besteden ook aandacht aan behandelbeperkingen. Als voorbeeld geeft het Rijnstate ziekenhuis een voorlichtingsfilm op zijn site.[236]

— Inmiddels is door ZonMW het programma 'Moet alles wat kan?' opgesteld.

— In mei 2013 is de stuurgroep vanuit de KNMG gestart.

33.4   Wet op de geneeskundige behandelingsovereenkomst (WBGO)

Zoals in casus 1 geïllustreerd is, zijn veel patiënten zich niet bewust van de WGBO. Veel patiënten kennen niet de kansen die deze wet de patiënt biedt bij een wens tot behandelweigering.

De wet klinkt in theorie simpel; patiënt en behandelaar gaan een overeenkomst aan waarin de hulpverlener de patiënt voorlicht over therapie en bijbehorende kansen en risico's, en alternatieven als therapie niet ingezet wordt. In de praktijk wordt de behandelkeuze door patiënt echter weinig gevoeld. De manier van presenteren door de hulpverlener speelt daarbij een belangrijke rol. Als het alternatief voor behandelen 'dan ga je dood' als een soort schrikbeeld gepresenteerd wordt, dan is de keuze snel gemaakt. De vraag is of dat bij nader inzien de door patiënt gewenste keuze oplevert.

Helaas is voor behandelaren de uitvoering van de WGBO ook soms lastig. Artsen zijn opgeleid om patiënten beter te maken en afzien van een behandeling kan voor artsen lastig zijn.

33.5   Bewustwording

De bewustwording in de maatschappij over wat de geneeskunde voor de kwetsbare oudere kan betekenen en de stijgende risico's van behandelingen bij toenemende kwetsbaarheid dient vergroot te worden. Het is goed dat de ouderenbonden betrokken zijn geweest bij het opstellen van het document 'Tijdig bespreekbaar maken van het levenseinde'. Dit vergt immers ook dat de oudere zelf meer verantwoordelijkheid neemt in zijn of haar eigen zorgproces en behandelbesluiten. Dit onderwerp zal de komende jaren nog veel meer aandacht moeten krijgen. Ook de richtlijn over reanimatie bij kwetsbare ouderen geeft als voorbeeld de praktische informatie dat een reanimatie bij toenemende kwetsbaarheid een uiterst kleine kans op een goede afloop heeft.

Op individueel niveau dient de samenwerking tussen patiënt en behandelaar verbeterd te worden om tot shared decision making te komen. De behandelaar biedt de begeleiding en de goed geïnformeerde patiënt maakt haar of zijn keuzes. Dit klinkt gemakkelijk maar in de praktijk valt het vooral de huidige generatie ouderen zwaar zelf verantwoordelijkheid voor de keuzes te nemen. Ook professionals dienen geschoold te worden.[237] In de praktijk zal dit zeker betekenen dat een uitgebreidere voorlichting en meer tijd nodig zijn. Het betrekken van de mantelzorg dient vanzelfsprekend te worden. Een hierbij behulpzame site met lotgenotenvoorlichting door middel van zestien video's die ook op DVD verkrijgbaar zijn is ► www.alsjenietmeerbeterwordt.nl.[238]

33.6   Individueel zorgplan

Een individueel zorgbehandelplan is ontwikkeld in de revalidatiegeneeskunde en wordt in de verpleeghuissetting gebruikt om het palet van behandelingen en afspraken met betrekking tot de zorg en behandeling vast te leggen. Aan de hand van probleemstellingen en aandachtspunten worden doelen geformuleerd en de bijbehorende acties beschreven. Zo wordt duidelijk wie betrokken is bij een bepaalde patiënt. Daardoor zijn de doelstellingen van behandeling helder. Deze worden minimaal tweemaal per jaar geëvalueerd in een multidisciplinair overleg (MDO).

Buiten de verpleeghuissetting was deze werkwijze tot voor kort relatief onbekend. In de eerste lijn wordt het werken met zorgbehandelplannen gepromoot. In eerste instantie geldt dit voor enkelvoudige diagnosen zoals diabetes. Ook voor kwetsbare ouderen in de eerste lijn is een zorgbehandelplan nuttig. De uitkomst van het advance care planning gesprek tussen poh en huisarts met patiënt en mantelzorger dient in dit individuele zorgplan vastgelegd te worden.

Ook hier geldt weer dat de samenwerking van belang is. Dit zorgplan moet leidraad zijn voor de zorg en behandeling van de individuele patiënt en gerespecteerd te worden door de diverse zorgverleners. Dit geldt dus ook voor de dienstdoend huisarts op de post als deze gebeld wordt, en ook voor de ambulanceverpleegkundige die de patiënt vervoert. Bij voorkeur geldt het plan ook in de tweede lijn. Dat dit logistiek qua automatisering nog een hele klus is moge duidelijk zijn.

Huisarts Jaap Schuurmans legt de regie bij de patiënt en geeft patiënten hun eigen advance care plan in een brief mee. In het artikel hierover in Medisch Contact kan ook doorgelinkt worden naar wilsverklaringen.[239]

33.7   Hoofdbehandelaarschap

Tot slot iets over de dilemma's rond het hoofdbehandelaarschap. Wanneer een patiënt opgenomen wordt in het ziekenhuis is vaak de dienstdoend specialist degene op wiens naam de patiënt ingeschreven wordt. De vraag is of diegene altijd de aangewezen persoon is de regie over het totale behandelbeleid te voeren. Een ander aspect is de samenwerking met de huisarts. Ontslagbrieven volgen vaak pas na enige tijd. Het gebeurt maar sporadisch dat de huisarts tijdens een ziekenhuisopname betrokken wordt bij de besluitvorming over wel of niet behandelen. Naast de praktische aspecten lijkt er ook een psychologisch aspect aan te zitten. Multidisciplinair werken waarbij kwaliteit van leven uitgangspunt moet zijn met aandacht voor zingeving vergt nadere scholing.

33.8   Afsluiting

Het nieuwe model van proactieve gestructureerde ouderenzorg biedt een kans advance care planning vast te leggen. Dit vergt samenwerking tussen patiënt, poh-ouderen en huisarts. Ook kan het zorgbehandelplan in de tweede lijn of tijdens het vervoer in de ambulance leidraad zijn. Voorwaarden zijn dan wel dat er de bereidheid is en de praktische uitvoering zodanig geborgd wordt dat hulpverleners dezelfde taal spreken over de advance care planning vanuit het individuele zorgbehandelplan. Dit betekent zeker bij de oudere patiënt ook een tijdsinvestering. Hoewel het thema actueel is, zijn er genoeg praktische obstakels van diverse aard.

De kunst van het verbindend organiseren

Pim Valentijn en Marc Bruijnzeels

34.1   Inleiding

Samenwerken gaat over het kunnen omgaan met verschillen. Verschillen in ambitie, belangen en relaties. Maar ook verschillen tussen organisaties, bestuurders, managers, zorgprofessionals en patiënten. De kunst van het samenwerken is deze verschillen te kunnen verbinden. Door verschillen te verbinden is het mogelijk duurzaam te organiseren. Duurzaam organiseren is nodig omdat niemand de gezondheidsvraagstukken van deze tijd alleen aan kan. De toenemende vraag naar zorg en het veranderende politieke klimaat vragen een ondernemende instelling van de betrokken organisaties, bestuurders en zorgprofessionals. Bestuurders, managers en zorgprofessionals staan voor de complexe opdracht om voor iedere patiënt maatwerk te organiseren. Zorgorganisaties gaan samenwerkingsverbanden aan om de zorg dicht bij huis beter te organiseren. Tegen deze achtergrond is het nationaal innovatieprogramma 'Op één Lijn' van ZonMw van start gegaan. In dit programma wordt bij een zeventigtal samenwerkingsverbanden onderzocht hoe je duurzaam kan organiseren in de eerste lijn. Dit is een complexe veranderkundige uitdaging die een projectmatige benadering ontstijgt. Hoe organiseer je draagvlak onder zorgprofessionals en bestuurders voor veranderingen? En welke veranderingen zijn nodig om een samenwerkingsverband echt te laten samenwerken? In dit hoofdstuk staat het verbinden van verschillen en duurzaam organiseren centraal. We combineren onze inzichten met theorieën en modellen uit de organisatie- en menswetenschappen.

34.2   De kloof tussen ideaal en praktijk

Standaard 'verbeterrecepten' voor innovaties en duurzame organisatiemodellen bestaan niet, want dit is afhankelijk van de lokale omgeving. Wel spelen in elke sector waarin professionals zorg of diensten aanbieden dezelfde innovatiemechanismen een rol. Vaak gaan mensen enthousiast aan de slag met een project, maar na de pioniersfase treedt stagnatie op. Vaak blijken mensen, teams en organisaties niet echt bereid om te veranderen. Dit is logisch, want innovaties om zorg duurzaam en dicht bij mensen thuis te organiseren vragen structurele veranderingen in het werkproces. Deze veranderingen vragen grote mutaties in de 'emotionele mindset' van de betrokken mensen. Het gaat om een gedragsverandering, die niet vanzelf tot stand komt. De vraag is hoe je mensen, teams en organisaties in beweging krijgt om te veranderen. Rogers[240] laat zien dat veranderingen via een diffusiecurve verlopen. 'Innovators' maken een intuïtieve keuze om te veranderen, dit zijn als het ware de avonturiers die hun idealen najagen. Het idee van de innovators kan worden opgepikt door de 'early adopters'. In deze overgangsfase kan de ervaring van de innovators worden vertaald in het eerste bewijs. Dit is een cruciale fase voor de verdere verspreiding van nieuwe kennis en inzichten. Het vertalen van intuïtie in bewijs is nodig om de 'early en late majority' mee te krijgen. In de laatste fase kan nieuw bewijs worden omgezet in standaard richtlijnen en protocollen om de achterblijvers mee te krijgen (◘ figuur 34.1).

Toch mislukken veel goedbedoelde innovatieprojecten omdat ze niet passen binnen de heersende patronen en regels. Uit onderzoek blijkt dat zestig tot tachtig procent van innovatieprojecten mislukt.[241,242]

Om de status-quo te doorbreken en zorg echt anders te organiseren zijn innovators van belang. De echte innovators zien en voelen de noodzaak om in hun omgeving de zorg beter te organiseren. Het zijn veelal mensen met een zorginhoudelijke achtergrond die handelen

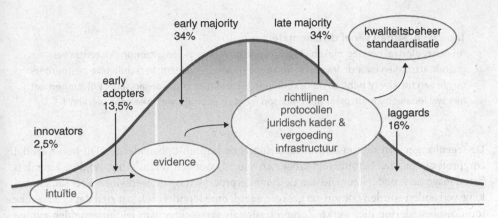

vanuit een maatschappelijk ideaal. Tegelijkertijd jagen ze ook hun eigen ondernemersbelang na. Maar ze worden niet primair gedreven door financiële prikkels. Ze zoeken naar middelen om innovatieruimte te creëren binnen hun eigen organisatie. Deze groep is niet afhankelijk van externe geldstromen (zoals subsidiegelden) om hun idealen in de praktijk te realiseren. Verder zijn ze constant op zoek naar de mazen in de wet om ruimte te vinden voor hun ideeën. Ze vertonen een vorm van burgerlijke ongehoorzaamheid, die aanstekelijk werkt op hun directe omgeving. Het zijn de inspirerende voorlopers die in staat zijn de kloof tussen ideaal en praktijk te beslechten. Zoals ook al blijkt uit de diffusiecurve van Rogers is deze groep in de praktijk dun gezaaid.

34.3   Verbindend organiseren vraagt meesterschap

De zorg innoveert met kleine of meer ingrijpende veranderingen. Internationaal onderzoek naar succesvolle innovaties laat een aantal belangrijke kenmerken zien:
— ambitie van het management is doorvertaald binnen de hele organisatie;
— zorgprofessionals voelen zich betrokken bij de innovatie;
— zorgprofessionals kunnen invloed uitoefenen binnen duidelijke kaders;
— zorgprofessionals zijn gefaciliteerd in hun klinisch leiderschap en kennisontwikkeling.

Ook in samenwerkingsverbanden worden deze kenmerken in verschillende bewoordingen herhaald: 'gedeelde visie', 'commitment', 'draagvlak', 'verbinding'. Toch mislukken samenwerkingsverbanden vaak omdat de verbinding tussen management en zorgprofessionals ontbreekt. Innovaties en samenwerkingsverbanden worden veelal door het management als een blauwdruk vormgegeven. Deze benadering mist de verbinding en het draagvlak onder zorgprofessionals. Zorgprofessionals zijn vaak slecht betrokken bij de besluitvorming aan de tekentafel. We spreken ook wel van een klassieke top-downbenadering. Wanneer er geen verbinding is tussen het management en zorgprofessionals spreken we over een bestuurlijke praatclub of schijnsamenwerking. Omdat er in het primaire proces niks gebeurt of verandert.

Top-down 'Sturen vanaf de tekentafel'

"In een regionaal overleg maken verschillende directeuren van gezondheidscentra vergaande afspraken over de invoering van een nieuw ICT-systeem. Verschillende bestuurders geven aan moeite te hebben dit te verkopen binnen hun eigen organisatie. Wij kunnen het hier wel leuk verzinnen, maar mijn mensen moeten er straks wel mee gaan werken ..."

De tegenhanger van de top-downbenadering is de bottom-upbenadering. Dit houdt in dat zorgprofessionals zelf het initiatief krijgen en nemen voor een verandering. Bij deze aanpak is het management ondersteunend aan de veranderprocessen op de werkvloer. Veel samenwerkingsverbanden worden bottom-up georganiseerd, omdat onderzoek laat zien dat de klassieke top-downbenadering niet werkt. Zorgprofessionals verwachten van leidinggevenden ruimte voor autonomie en vrijheid. Toch is de bottom-upbenadering niet de heilige graal om duurzaam te veranderen en organiseren. Zorgprofessionals verwachten namelijk ook van hun leidinggevenden dat ze gunstige randvoorwaarden creëren. Het gevaar van bottom-up organiseren is dat de verbinding met het management vervaagt. Een samenwerkings- of innovatieproject kan vooral binnen een grote organisatie makkelijk van het netvlies van het management verdwijnen. Dit gevaar ligt vooral op de loer wanneer een samenwerkingsverband bestaat uit een mix van verschillende grote en kleine organisaties. Eerstelijnsorganisaties kenmerken zich als een breed palet van kleine zelfstandige aanbieders, ook wel het monodisciplinaire midden- en kleinbedrijf genoemd. Wanneer deze kleinere organisaties met grote organisaties, zoals een gemeente, ziekenhuis of thuiszorgorganisatie, gaan samenwerken ontstaat een complexe dynamiek. Binnen grote organisaties is de uitvoering van een samenwerkings- of innovatieproject veelal in handen van het middenmanagement. Deze aansturingsvorm maakt dat een project makkelijk van het netvlies van een bestuurder kan verdwijnen. Interne bezuinigingen en reorganisaties kunnen dit proces versnellen. Er ontstaat dan een interne overlevingsfocus waarbij het management zich terugtrekt in de bestuurskamer. In het samenwerkingsverband ontstaat vervolgens een gebrek aan bestuurlijk vermogen, waardoor er geen beslissingen genomen kunnen worden. Het samenwerkings- of innovatieproject blijft hangen in een projectmatige modus, waarbij er geen structurele veranderingen worden doorgevoerd.

Bottom-up: 'Zorgprofessionals in de marinade'

"Als je zorgprofessionals aanspreekt om hun vakinhoudelijke kennis en kunde willen ze wel veranderen. Ik heb mijn collega's voor een verandering vrij makkelijk in de marinade liggen om hun handelingswijze aan te passen. Alleen moeten de verschillende raden van bestuur ook nog mee en dat laat vaak lang op zich wachten. Daardoor verliezen mijn collega's hun enthousiasme. Dit soort langdradige besluitvorming is dodelijk, hierdoor krijg ik niet weer snel iets gedaan van mijn collega's."

Dergelijke demoraliserende ervaringen zuigen de energie uit de betrokken professionals en een syndroom van verandermoeheid en zelfs weerstand ligt op de loer. De verbinding tussen management en zorgprofessionals binnen één organisatie, maar vooral ook tussen organisaties is dus cruciaal. Dit wordt ook wel de intermediumbenadering genoemd, een combinatie van de top-down en bottom-up perspectieven. Echt veranderen vraagt dus om verbindend te organiseren op verschillende niveaus binnen en tussen organisaties. Een fascinerend driedimensionaal schaakspel wat veel kennis en kunde vraagt van de betrokken leidinggevenden en zorgprofessionals. Dit vraagt persoonlijke, management- en politiek strategische vaardigheden, ook wel meesterschap genoemd.

34.4   Botsende belangen in een veranderproces

De essentie van samenwerken is het opgeven van een stukje autonomie in het vertrouwen daar samen meer voor terug te krijgen. Dit is een dilemma tussen het eigen belang en het gezamenlijk belang van de samenwerking. Het 'prisoners dilemma' is continu aanwezig, wat de samenwerking onder druk zet.[243,244] Hierbij lopen het persoonlijke en zakelijke perspectief voortdurend door elkaar heen. De zorg ontleent zijn kracht aan sterke, vaak persoonlijke relaties. Een zorgprofessional heeft zijn hart en ziel bij de patiënt, maar een bestuurder moet ook op de winkel letten. Tevens hebben we in de zorg steeds meer te maken met raden van bestuur, die het organisatiebelang laten prevaleren. Allen hebben hun eigen belang en in een samenwerking zijn conflicterende belangen dan ook moeilijk te vermijden. De kunst van het samenwerken is juist deze conflicterende belangen te verbinden.

Veel samenwerkingsverbanden besteden veel tijd en energie aan het bouwen van goede persoonlijke relaties. In samenwerkingsprojecten in de zorg wordt vaak snel overgegaan op de inhoud van zorg omdat dit zorgprofessionals verbindt. Er wordt makkelijk voorbijgegaan aan de zakelijke kant van samenwerken en organiseren. Dit vertroebelt het beeld waarom mensen en organisaties eigenlijk mee doen. Vooral het uitspreken van het zakelijke belang om deel te nemen aan een samenwerking wordt snel onder de tafel geveegd. Men gaat vlug over op het benoemen van het gemeenschappelijk belang in termen van 'goede kwaliteit van zorg' of 'patiënt centraal'.

> **Onzakelijk samenwerken: 'Wij zijn doeners'**
> "Strategie en organisatiebelangen, het zal wel. Ik ben zorgverlener geworden om goede zorg te verlenen en niet met dit soort strategische spelletjes bezig te zijn. Dat kan ik ook helemaal niet. Laat mij maar gewoon lekker doen, echt aan het werk gaan. Liever dan continu te kletsen over belangen."

Toch blijkt dit niet genoeg om mensen en organisaties echt te verbinden. Het niet naar elkaar uitspreken van de zakelijke belangen legt namelijk een potentiële bom onder de relationele kant van de samenwerking. Als onduidelijk is wat het wederzijdse economische voordeel is van de samenwerking laat dat veel ruimte voor dubbelzinnigheid. De samenwerkingspartners blijven om elkaar heen draaien en gezamenlijke ambities blijven oppervlakkig en onduidelijk. Er heerst een zekere angst om een dialoog over zakelijke belangen te voeren. Men is bang dat zo'n gesprek leidt tot verhardende tegenstellingen tussen de samenwerkingspartners. Zorgprofessionals geven aan niet gewend te zijn een zakelijk gesprek met elkaar te voeren. Uiteraard is gesprekstechniek cruciaal voor het welslagen van een open dialoog over belangen. Snel wordt het argument 'geen tijd' naar voren gebracht om het gesprek over belangen niet te (hoeven) voeren.

> **Samenwerken is als trouwen, je praat bij de start al over scheiden**
> "Samenwerken is nu veelal vrijblijvend, financieel en juridisch verbinden we ons niet echt met elkaar. Als we dat wel doen, dan moeten we bij de start al gaan spreken over het rampscenario. Dan wordt dat net als een huwelijk, bij de start spreek je dan al over scheiden."

Een subsidie- en projectstructuur maken ook dat samenwerkingspartners niet de dialoog over zakelijke belangen hoeven aan te gaan. Het ontbreken of niet helder hebben van de economische of juridische verbindingen tussen de partners maakt een samenwerkingsverband kwetsbaar. De samenwerkingspartners hebben dan vooral een relationele relatie met elkaar maar weinig zakelijke commitment. In deze situatie behoudt iedereen zijn professionele en/of ondernemersautonomie. Dit is een fragiele verbinding, waarbij samenwerkingsverbanden moeilijk het projectmatige karakter kunnen ontstijgen. Het gevaar van deze benadering is dat verbindende termen als 'goede kwaliteit van zorg' of 'patiënt centraal' snel kunnen vervallen tot bovenstroomuitdrukkingen: iets wat men wel zegt maar niet doet.

34.5   Van buiten naar binnen kijken

Veranderen en verbindend organiseren is dus een kunst. Elke meester moet af en toe afstand nemen om zijn werk te aanschouwen. Ook in verander- en samenwerkingsprojecten moeten deelnemers de tijd nemen om beschouwend te kijken naar hun eigen en gezamenlijke gedragingen. Deze veranderkundige aanpak staat bekend als het transformationeel (Triple-Loop) leren.[245] Hierbij krijgen deelnemers aan een samenwerkings- of innovatieproject op drie niveaus (willen, denken en doen) kennis aangereikt om veranderkundig te kunnen handelen. Deelnemers gaan van een afstand naar hun eigen project kijken en stappen letterlijk even uit de waan van de dag om in de spiegel te kijken. Dit geeft nieuwe inzichten in de eigen drijfveren en mogelijkheden en confronteert de deelnemers met 'oude' patronen. Binnen het ZonMw-programma worden alle samenwerkingsverbanden middels spiegelbijeenkomsten geconfronteerd met hun samenwerkingsgedrag.

> **Voorbeeld spiegelbijeenkomst vinger aan de pols voor de samenwerking**
> "Het is prettig om met iemand dieper op het proces in te gaan. Die helikopterview daar gunnen we ons in de waan van de dag geen tijd voor. Terwijl het juist belangrijk is met elkaar de vinger aan de pols te houden. We denken dat we wel op koers liggen, maar vragen het niet aan elkaar en spreken het ook niet uit."

Deze continue reflectiemethodiek zorgt voor een terugblik en bezinning op de samenwerking. Het stimuleert het leren door te doen. Er wordt bewustwording gecreëerd rondom de essentiële aspecten van duurzaam samenwerken en organiseren. Hierdoor kunnen de deelnemers hun eigen meesterschap in verbindend organiseren verder ontwikkelen.

34.6   Conclusie (toekomstgericht verbindend organiseren)

Het samenbrengen van verschillende belangen rondom een gedeelde (zorg)inhoudelijke ambitie is een complexe veranderkundige uitdaging. Verbindend organiseren wordt pas effectief als mensen de aangereikte inzichten kunnen toepassen met een creatieve persoonlijke blik, want kant-en-klare oplossingen bestaan niet. Dit vraagt meesterschap van bestuurders, managers en zorgprofessionals. Alleen een meester is in staat echt te verbinden en verschillen te overbruggen, waarbij de status-quo wordt doorbroken en door variatie in kennis en kunde zorg duurzaam en vernieuwd kan worden georganiseerd. Dit vraagt lef om de grenzen van de huidige regels en structuren op te zoeken. Maar ook vaardigheden om een persoonlijk en zakelijk gesprek over belangen te voeren. En een kritische en beschouwende blik op je eigen gedrag.

Key messages:
- Koester een andere blik, stijl, professie en functie.
- Durf te stoppen (met een samenwerkings- of innovatieproject) als men er niet inhoudelijk achterstaat.
- Als je niks doet, gebeurt er ook niks.
- Het gaat om prestatie en relatie.
- Professionaliseren vraagt meesterschap (driedimensionaal schaken).

Samenwerken in de ggz: kopzorgen?

Fred Koster, Marcella Petri en Nils Stoll

35.1   Inleiding

De krantenkoppen over de geestelijke gezondheidszorg (ggz) gaan de laatste jaren vaak over geld: de ggz moet extra bezuinigen, er worden eigen bijdragen geïntroduceerd of verhoogd en vergoedingen worden uit het pakket geschrapt. Overleven in de ggz als zorgverlener lijkt momenteel dus al moeilijk genoeg, waarom zou je dan nog tijd en energie stoppen in samenwerken met je collega's?

In deze omstandigheden is in 2012 Vicino Noord-Holland Noord (hierna: Vicino NHN), eerstelijnsketen voor psychische gezondheid en welzijn, van start gegaan. Deze ketenorganisatie laat zien dat met de juiste ingrediënten samenwerking wel degelijk positief kan zijn. Voor de patiënt: hij ontvangt de juiste zorg op het juiste moment door de juiste zorgverlener en zoveel mogelijk in de buurt. Voor de zorgverlener: ketenzorg betekent elkaar en elkaars vakgebied beter leren kennen en via gezamenlijke scholingen en faciliteiten de kwaliteit en efficiëntie van de zorg verbeteren. En voor de maatschappij: samenwerking kan de kostenstijgingen dempen.

35.2   Achtergrond Vicino NHN

Vicino NHN is ontstaan uit een behoefte de zorg op het terrein van psychische en sociale problemen in de regio Noord-Holland Noord beter te organiseren en de ruimte te vullen die ontstaan was na diverse beleidswijzigingen. Vanaf de jaren negentig van de vorige eeuw werden SPV (sociaal psychiatrisch verpleegkundige) in de eerste lijn ingezet om de toestroom naar de tweede lijn te beperken en de huisarts te ontlasten en ondersteunen. Toen in 2008 de financiering voor een dergelijke constructie wegviel en vervangen werd door de poh-ggz-beleidsmaatregel werd dit soort samenwerking teruggedraaid. De introductie van de poh-ggz kwam in de regio niet echt van de grond en de schotten tussen de verschillende lijnen leken hoger te worden.

In 2010 werd het Vicino-concept in het leven geroepen, in eerste instantie om de samenwerking tussen tweedelijnsggz en huisartsen nieuw leven in te blazen. In de pilotperiode werden SPV'ers van ggz Noord-Holland Noord ingezet in vier huisartsenpraktijken in de regio. De resultaten waren positief: een grote groep mensen kon geholpen worden door een beperkt aantal contacten in de huisartsenpraktijk (gemiddeld waren er in 2010 2,6 contacten met de SPV per patiënt). Verder werd de zorg door de patiënt als laagdrempelig en prettig ervaren, kon de huisarts gerichter en adequater verwijzen, kwamen zorgvernieuwingsthema's van de grond en waren er aanwijzingen dat er minder rechtstreeks werd verwezen naar de tweede lijn.[246]

Deze positieve resultaten waren aanleiding voor vier partijen (huisartsenorganisatie Noord-Kennemerland, huisartsenorganisatie Kop van Noord-Holland, ggz Noord-Holland Noord en zorgverzekeraar VGZ) om dit concept voor meer patiënten in de regio beschikbaar te maken. De drie zorgverlenende organisaties richtten daartoe gezamenlijk B.V. Vicino Noord-Holland Noord op en kregen samen met zorgverzekeraar VGZ toestemming van de Nederlandse Zorgautoriteit om het Vicino-concept te leveren voor een periode van drie jaar op basis van de beleidsregel Innovatie. In die periode wordt een aantal indicatoren gemonitord om de resultaten van het programma te kunnen beoordelen.

Bij de verdere ontwikkeling van het concept werd tevens als doel gesteld om andere deskundigheidsgebieden aan te sluiten op het concept. Uit gesprekken met regionale partijen op het gebied van maatschappelijk werk, kinder- en jeugdpsychiatrie, eerstelijns psychologische zorg en verslavingszorg bleek namelijk dat de behoefte aan betere samenwerking breder speelde dan tussen huisartsen en algemene ggz.

Met deze uitgangspunten ontwikkelt Vicino NHN zich inmiddels tot een brede organisatie, die vooruitloopt op de herinrichting van de Basis ggz zoals de NZa voor ogen heeft.[247] In lijn met de overheidsdoelstellingen voor de Basis ggz streeft Vicino NHN na dat er minder mensen met lichte psychische problematiek vanuit de basiszorg in de specialistische ggz terechtkomen en dat mensen – wanneer behandeling in de duurdere specialistische zorg nodig is – indien mogelijk na behandeling weer terugkeren naar de (goedkopere) basiszorg. Ook wil Vicino NHN door het aanbieden van verschillende mogelijkheden van internettherapie vanaf 2013 aansluiten bij de trend waarin mensen meer zelf verantwoordelijkheid nemen voor hun proces en daarvoor de hulpmiddelen in handen krijgen en ondersteund worden door de hulpverlener.

35.3 Stand van zaken na bijna een jaar

In 2012 zijn ruim zestig huisartsenpraktijken van start gegaan met Vicino NHN en is hun praktijk uitgerust met een poh-ggz. Deze poh's-ggz zijn centraal in dienst van Vicino NHN en komen regelmatig bijeen voor plenaire scholingen en voor casuïstiekbesprekingen en intervisie in kleinere teams. Het centrale werkgeverschap heeft als meerwaarde dat de poh's van elkaars ervaringen kunnen leren en best practices zich uniform over hun praktijken verspreiden. Vraagstukken die in de bijeenkomsten aan bod komen zijn bijvoorbeeld: Wanneer verwijs je een patiënt en naar welke zorgverlener? Hoe vul je je rol in ten opzichte van je collega's in de huisartsenpraktijk? Wanneer is consultatie van een (tweedelijns-)expert gewenst? Hoe zorg je voor het opbouwen van een lokaal (zorg)netwerk?

Daarnaast is in 2012 een verbinding tussen huisartsenpraktijken en algemene tweedelijns-ggz gerealiseerd door een vaste psychiater van ggz NHN beschikbaar te hebben voor consultatie. Dit is de eerste stap in het realiseren van consultatiefuncties met de andere specialistische functies in de keten, zoals een verslavingsarts of een kinderpsychiater. De casus in onderstaand kader illustreert de meerwaarde van deze consultatiefunctie in de keten: er wordt snel en laagdrempelig specialistische diagnostiek ingeschakeld in de eerste lijn, de huisarts houdt overzicht en regie en er wordt voorkomen dat er onnodig een (dure) tweedelijns-DBC wordt geopend.

> **Casus: consultatie psychiater**
>
> Een mevrouw van vijftig jaar meldt zich met klachten bij de huisarts en wordt verwezen naar de poh-ggz om de situatie verder uit te vragen. De klachten blijken langer te bestaan, verschillende vormen van hulpverlening in de voorgeschiedenis zijn steeds vroegtijdig afgebroken. De klachten zijn nu verergerd na ernstige financiële problemen en oplopende spanning binnen haar relatie.
>
> Gelet op de heftige emotionele en urgente presentatie vraagt de huisarts rechtstreeks een consult met de vaste psychiater aan met de vraag om uitsluiting van psychiatrie in engere zin. Voor aanpak van de financiële situatie wordt maatschappelijk werk ingeschakeld. Binnen twee weken heeft de patiënt het gesprek met de psychiater. De psychiater koppelt vervolgens schriftelijk terug aan de huisarts dat er mogelijk sprake is van persoonlijkheidsproblematiek, maar verder geen psychiatrie in engere zin. De poh-ggz verwerkt deze informatie in het huisartseninformatiesysteem en gaat verder met de patiënt. Na het in kaart brengen van de persoonlijke stijlen ontstaat meer overzicht en evenwicht bij mevrouw. De

persoonlijke stijlen wil mevrouw op dit moment liever laten zoals ze zijn, zij kiest niet voor een verdiepend traject met een eerstelijnspsycholoog. Na vier gesprekken en een traject met maatschappelijk werk geeft mevrouw aan voldoende inzicht te hebben opgedaan om zelf weer verder te kunnen.

Samen met ketenpartners van andere deskundigheidsgebieden wordt ook voor die gebieden een specialistische consultatiefunctie mogelijk gemaakt. Onder bepaalde voorwaarden kunnen de ketenpartners ook ingezet worden voor een kort behandeltraject in de keten. Alle partijen werken daarbij volgens het regionale zorgprogramma dat gezamenlijk is vormgegeven. Ter ondersteuning zorgt Vicino NHN voor kwaliteitsbevordering en gezamenlijke scholingen. Hiermee leren de zorgverleners elkaar en elkaars vakgebied steeds beter kennen, wat ten goede komt aan de samenwerking in de dagelijkse praktijk.

Naast mensen met lichtere problematiek kunnen ook cliënten met ernstige psychiatrische aandoeningen in de stabiele fase terecht bij Vicino NHN. In 2012 is het kader ontwikkeld voor terugstroom van deze groep uit de tweede lijn naar de eerste lijn. Indien patiënten voldoen aan de uitstroomcriteria en een signaleringsplan hebben neemt de behandelaar in de tweede lijn contact op met de huisartsenpraktijk om de uitstroom te bespreken. Als de patiënt overgaat, komt deze onder behandelverantwoordelijkheid van de huisarts en heeft de patiënt laagfrequent contact met huisarts, poh-ggz en eventueel de psychiater of een andere specialist uit de keten. De patiënt ontvangt vanaf dat moment de zorg laagdrempelig in de eerste lijn, maar kan in geval van ernstig recidief weer aankloppen bij de behandelaar in de tweede lijn. Kortom: korte lijnen en flexibele zorg voor zowel patiënt als betrokken zorgverleners.

35.4 Openstaande uitdagingen

Bij een startende, innovatieve organisatie komt veel kijken en gaat niet alles in één keer zoals gepland. Zo vraagt de doelstelling om zorg in de buurt te organiseren om beschikbare ruimte, die niet altijd op de gewenste plaats voorhanden is. Soms wordt er dan een beroep gedaan op de creativiteit van de individuele zorgverleners, maar ook wordt centraal vanuit Vicino NHN geholpen bij het zoeken naar maatwerkoplossingen. Zo heeft Vicino NHN een ruimte gehuurd in een praktijk voor fysiotherapie in de buurt van een huisartsenpraktijk om de poh-ggz te huisvesten. Bijkomend voordeel van een dergelijke constructie is dat er op die manier een verbinding ontstaat tussen verschillende zorgverleners in de wijk.

Samenwerken start met het hebben van een gezamenlijke visie op de toekomst en de wil om je in elkaar te verdiepen. Zelfs als deze ingrediënten aanwezig zijn, is het concretiseren van ketenambities nog niet eenvoudig. Vooral niet wanneer er (financiële) belangen samenhangen met de te maken afspraken. Zo is het binnen Vicino NHN nodig om te bepalen wie het beste de diagnostiek en behandeling kan uitvoeren bij bepaalde patiëntgroepen (domeingrenzen bepalen). De afkappunten zijn hiervoor niet altijd eenduidig vast te stellen, zelfs niet aan de hand van (medisch) inhoudelijke richtlijnen en kunnen dus tot discussie leiden.

Neem het voorbeeld van een persoon met somberheidsklachten. Voor depressie of depressieve klachten is een aanbod beschikbaar vanuit het maatschappelijk werk, de eerstelijns psychologische zorg, de huisartsenpraktijk en de tweedelijns-ggz. Daarbij is ernst van de klachten een belangrijk, maar niet altijd eenduidig criterium. Het vergt dus tijd en gesprekken om vanuit verschillende perspectieven tot een gezamenlijk gedragen programma te komen. Daarbij leert de ervaring dat het toevoegen van één extra partij aan tafel de discussie vaak meer dan evenredig compliceert.

Om aan deze complexiteit tegemoet te komen werkt Vicino NHN met een groeimodel waarin ketenpartners geleidelijk worden aangesloten en het zorgprogramma geleidelijk wordt uitgebouwd. Dit heeft als voordeel dat het behapbaar blijft en er daadwerkelijk concrete stappen worden gezet, maar als nadeel dat niet alle partijen vanaf dag één kunnen deelnemen aan de keten.

Een laatste uitdaging ligt in het uitwisselen van informatie op een veilige en efficiënte manier. Dit geldt voor zorgverleners onderling, maar ook tussen zorgverleners en zorgverzekeraars. Verschillende zorgverleners werken met verschillende ICT-systemen, zelfs huisartsen werken al met zeven tot acht verschillende systemen. Het uitwisselen van informatie tussen deze systemen is niet altijd goed mogelijk en het wordt als belastend ervaren om meerdere systemen naast elkaar te hanteren. Ook speelt de vraag *welke* informatie een zorgverlener mag en wil uitwisselen of inzien. Hierbij zijn regels ten aanzien van privacy relevant, maar ook speelt de wens om overzicht te houden en regie te voeren. Het ei van Columbus is op dit vlak nog niet voorhanden en een continu ontwikkelproces in de wereld van ketenzorg.

35.5 Succesfactoren Vicino NHN

Ondanks deze uitdagingen is Vicino NHN na een jaar goed op weg om hun ambities waar te maken. Het ontwerp dat aansluit op het concept van Basis ggz biedt perspectief om ook in de toekomst een plek in het zorgspectrum te verdienen. Terugkijkend is er een aantal factoren geweest dat bepalend is geweest om Vicino NHN van de grond te krijgen.

Ten eerste is er sprake van urgentie. Beleidswijzigingen en omvangrijke bezuinigingen hebben in de afgelopen periode geleid tot teruglopende patiëntenaantallen en/of inkomsten bij de ggz. Dit noodzaakt zorgverleners om naar oplossingen te zoeken door over de grenzen van hun eigen organisaties heen te kijken en ervoor te zorgen dat een substantiële patiëntengroep niet tussen de wal en het schip belandt.

Ten tweede kon door geografische en historische aspecten van de regio met een beperkt aantal partijen de basis voor Vicino NHN worden gelegd. De regio Noord-Holland Noord is door het omringende water een redelijk goed afgebakend gebied. Daarnaast kent de regio van oudsher een dominante ggz-instelling en drie goed georganiseerde huisartsenorganisaties. In dit overzichtelijke speelveld konden de drie aandeelhoudende partijen – met commitment van zorgverzekeraar VGZ – relatief eenvoudig tot afspraken komen om met het concept te starten. Ook het commitment van deze vier partijen om Vicino NHN (minimaal) drie jaar de tijd te geven om zich te bewijzen is van belang geweest om met elkaar in zee te gaan.

Als derde succesfactor is te noemen de bereidheid van vele zorgverleners in de regio van uiteenlopende vakgebieden om verder dan de grenzen van de eigen praktijk te kijken. Zeker in tijden van bezuinigingen en onzekerheden vergt het moed om het gesprek over domeingrenzen aan te gaan en mogelijke consequenties te aanvaarden. Het toont vertrouwen in elkaar en consideratie voor de patiënt en maatschappij om deze stap te zetten.

Tot slot zou Vicino NHN niet mogelijk zijn geweest zonder de overtuiging, inzet en het doorzettingsvermogen van individuele zorgverleners. Zo hebben de poh's en huisartsen uit de oorspronkelijke pilot met hun enthousiasme de weg gebaand voor het starten van Vicino NHN en zijn zij belangrijke vertegenwoordigers geweest van de nieuwe organisatie richting hun collega's in de zorg.

35.6   Conclusie

Concluderend willen we stellen dat, met de juiste ingrediënten, ketenzorg in de ggz geen extra kopzorgen hoeft te geven, maar eerder een zorg minder. Ketenzorg betekent dat je elkaar en elkaars werk beter leert kennen en over lastige onderwerpen in gesprek gaat. Hierdoor creëer je samen duidelijkheid en ontstaat wederzijds begrip, met plezierige samenwerking als gevolg. Verder kan ketenzorg leiden tot gezamenlijke activiteiten op het terrein van scholing, ICT en personeel. Dit is niet alleen leuk en leerzaam, maar vaak ook kostenbesparend. Samenwerken betekent ook samen verantwoordelijkheid nemen voor een toekomstbestendige, stabiele sector waar iedereen baat bij heeft. Tot slot, ketenzorg is geen doel in zichzelf, maar een middel om ons gezamenlijke doel te bereiken: een tevreden patiënt die de hulp krijgt die hij nodig heeft, nu en in de toekomst.

Formele en informele vormen van samenwerking

Antoinette Bont en Marlies Maaijen

36.1   Inleiding

"We drinken samen geen koffie meer." Dit kleine zinnetje in de geschiedenis van een gezondheidscentrum in het zuiden van het land illustreert hoe samenwerking in de eerste lijn is veranderd. Aan de koffietafel ontmoetten huisartsen, maatschappelijk werkers, en wijkverpleegkundigen elkaar dagelijks en deelden elkaars beslommeringen, bijzondere ervaringen en weetjes. De koffie wordt koud en de koffietafel is leeg omdat de wachtkamer vol zit.

Samenwerking is niet minder belangrijk geworden. Integendeel. Samenwerking in de zorg wordt echter meer en meer georganiseerd in projecten, netwerken of andere structuren. Zorgmanagers en zorgverleners vragen subsidie aan om bestaande informele samenwerkingsverbanden te verankeren in juridische afspraken of in een organisatiestructuur, zij volgen trainingen in projectmanagement en vullen formulieren in waarmee ze vastleggen hoe ze samenwerken en wat ze daarin willen verbeteren. In de koffiepauze van een training of een projectvergadering hebben ze het over het nut en de noodzaak van organiseren: Waarom zoveel vergaderen?, Wat doe jij met dat formulier?, Zal deze afspraak werken in mijn praktijk? Het doel van dit hoofdstuk is om aan de hand van praktijkvoorbeelden te illustreren hoe samenwerking in de eerste lijn is veranderd.

We zijn geneigd om de samenwerking beter te presenteren dan hoe we die samenwerking zelf werkelijk ervaren. Enerzijds omdat we samenwerking zo belangrijk vinden – het is iets waar je niet tegen kunt zijn – en anderzijds omdat door derden – verzekeraars, gemeenten, VWS – druk wordt uitgeoefend op het resultaat. Neem een voortgangsverslag van ZonMw voor deelnemers aan het programma 'Op een lijn' – een nationaal innovatieprogramma voor de eerste lijn. Ondanks het feit dat ZonMw-deelnemers expliciet uitnodigt om de problemen die zij ervaren bij samenwerking te melden, staan de problemen in de voortgangsverslagen in de meeste gevallen niet of verdekt vermeld.

De opzet van dit hoofdstuk is als volgt. Eerst beschrijven we kort waarom juist nu in de Nederlandse gezondheidszorg behoefte is aan de organisatie van samenwerking. Daarna geven we vier praktijkvoorbeelden. De voorbeelden zijn ontleend aan het ZonMW-onderzoek naar de organisatie van de samenwerking in de eerste lijn. Tot slot geven we een kort overzicht van de recentste literatuur over de verhouding tussen formele en informele vormen van samenwerking op basis waarvan we enkele aanbevelingen formuleren.

36.2   Waarom nu? Over netwerken en vertrouwen

Samenwerking in de zorg werd een thema in de jaren zeventig van de vorige eeuw. In een historische studie van de ontwikkeling van gezondheidscentra geeft het Nederlands Huisartsen Genootschap (NHG) twee specifieke redenen waarom in deze jaren zeventig aandacht kwam voor samenwerking in de zorg. De eerste reden was de specialisatie van beroepen in de eerste lijn. Denk bijvoorbeeld aan verloskundige en farmaceutische zorg die huisartsen meer en meer hebben overgedragen aan verloskundigen en apothekers. De tweede reden was de toenemende arbeidsparticipatie van vrouwen. Een huisartsenpraktijk is geen familiebedrijf meer waar de vrouw de huisarts assisteert.

Met andere woorden, de wens om meer samen te werken in de zorg bestaat al langer. Wat is de reden dat er nu – vandaag de dag – opnieuw aandacht voor samenwerking wordt gevraagd? Wie recente beleidsdocumenten over de noodzaak van samenwerking in de eerste lijn leest, vindt belangrijke overeenkomsten met de argumenten uit de jaren zeventig van de vorige eeuw.

De specialisatie in de eerstelijnszorg is verder doorgezet. Denk bijvoorbeeld aan de introductie van praktijkondersteuners, kaderartsen en de specialist ouderenzorg in de eerste lijn. Idem voor de scheiding tussen werk en privé. Steeds meer zorgverleners werken parttime. Daarnaast is na 2000 de zorg buiten kantooruren overgedragen aan doktersposten.

Het is door de toenemende specialisatie en de reductie van de werkweek, dat de aard van de samenwerkingsverbanden is veranderd. Waar eerder werd samengewerkt in teams op een locatie binnen een organisatie, wordt nu samengewerkt in netwerken met diverse organisaties en locaties.[248] De meeste bekende voorbeelden zijn de oprichting van de doktersposten en de zorggroepen. Andere – wellicht minder bekende – voorbeelden zijn het netwerk van gezondheidscentra in Zuid-Nederland en de zorgateliers in Nijmegen.

Er zijn belangrijke verschillen tussen samenwerken in een team en samenwerken in een netwerk. Een team kenmerkt zich door een vaste samenstelling, een gedeelde achtergrond en een gedeelde locatie. Een netwerk kenmerkt zich door dynamische samenstelling (zonder vaste kern), diverse achtergronden en diverse fysiek gescheiden locaties. De verschillen tussen teams en netwerken hebben belangrijke consequenties voor de wijze van samenwerking. Onderling vertrouwen binnen teams kent namelijk een andere basis dan vertrouwen binnen netwerken. Het is een onderscheid tussen vertrouwen op basis van bekendheid (ik weet wie zij is, ik ken haar naam) en vertrouwen op basis van regels (ik heb gecontroleerd dat zij de regels heeft gevolgd). Vertrouwen tussen bekenden van elkaar maakt samenwerking mogelijk zonder vragen te hoeven stellen. Voorwaarde is een zekere mate van homogeniteit, dat wil zeggen een gedeelde achtergrond. De zorgverleners kennen niet alleen elkaars naam, nog belangrijker is: ze hebben dezelfde opleiding gevolgd en kennen elkaars sociale achtergrond – hun familie, hun vrienden en, niet te vergeten, hun opleiders.[249] Vertrouwen op basis van regels vraagt echter om discipline. Er worden juist wel vragen gesteld: Kan ik deze zorgverlener vertrouwen?, Volgt hij of zij de regels?, Kan hij of zij laten zien dat de regels zijn gevolgd?, Welke informatie heb ik daarover? Met andere woorden, een zekere mate van wantrouwen en scepsis is juist voorwaardelijk voor vertrouwen binnen netwerken.

Samenvattend, de specifieke aanleiding waarom er nu aandacht is voor samenwerking in de eerste lijn is dus de verschuiving van samenwerking binnen teams naar samenwerking in netwerken. Samenwerken in netwerken vraagt om controle en daarom ook om een zekere mate van wantrouwen. Dat is lastiger dan gedacht want we stellen liever geen vragen over elkaars werk en of iemand zich aan de afspraken heeft gehouden. We vertrouwen elkaar bij voorkeur zonder vragen te stellen en juist daarom willen we elkaar kennen. We zoeken elkaar op in de gang, drinken koffie of spreken af in een café. De opdracht waar we voor staan is om elkaar op nieuwe manieren te vertrouwen waarbij we vertrouwen op basis van bekendheid combineren met vertrouwen op basis van regels en discipline om de regels te volgen. Deze zoektocht illustreren we in vier praktijkvoorbeelden.

36.3 Van teams naar netwerken; oefenen met vertrouwen

In deze paragraaf bespreken we vier voorbeelden over hoe in netwerken de twee vormen van vertrouwen worden ontwikkeld en, al dan niet, bij elkaar worden gebracht. In het eerste voorbeeld zijn de procedures en rapportages dominant. In het tweede voorbeeld prevaleren de informele processen. Het derde voorbeeld laat een conflict zien tussen de procedures en het informeel overleg. Het vierde voorbeeld laat zien hoe een conflict tussen de beide vormen van vertrouwen werd opgelost.

Casus 1: Projectmanagement

In een projectgroep van zorgverleners en managers van een netwerk van eerstelijnsorganisaties loopt de samenwerking wat stroef. Gemaakte afspraken worden niet nagekomen. De voortgang van het project is traag. Een subsidie van ZonMw keert de kansen. Met het extra geld wordt een externe projectadviseur aangesteld. De adviseur werkt doortastend. Zij maakt van het idee een project. Allereerst komt er een projectplan met duidelijke afspraken over wat wanneer dient te worden gedaan. Vergaderingen zijn niet langer vrijblijvend. Elk agendapunt is gekoppeld aan een concrete actie die is vastgelegd in de bijgevoegde vergaderstukken, zijnde een actielijst, een projectplan en een contract. Afspraken worden vastgelegd en de projectadviseur belt voorafgaande aan de vergadering welke actie is ondernomen.

Casus 2: Geef me je mobiele nummer

Zelfstandige adviseurs hebben een unieke bijdrage aan samenwerking in de eerste lijn anno nu. Ze zijn gewend om in losse verbanden te werken en zetten dezelfde strategieën in bij de opzet van netwerken in de eerste lijn. Het volgende citaat komt uit een interview met een zelfstandige adviseur die in het kader van een project voor het programma op een lijn netwerkcafe's organiseert. "We hebben een zestal netwerkcafés georganiseerd in de wijken en omliggende dorpen. Waar dus alle eerstelijners – opbouwwerkers van de welzijn, wijkverpleegkundigen van de thuiszorg, WMO-consulenten van de gemeenten, die zeg maar in dat dorp of in de wijk betrokken zijn – aanwezig waren. […] Een aantal had ook zo iets van, waarom ontmoeten we elkaar niet gewoon vaker? […] En waarom ken ik jou nog niet als mantelzorgconsulent? […] Dus het grappige is: er werden ook direct 06-nummers uitgewisseld. Ze zijn ook samen koffie wezen drinken."[1]

Casus 3: Voortgangsrapportage

Een aantal zorgpraktijken heeft een project opgezet om een informatiesysteem op te zetten ten behoeve van casemanagement. De ambitie is om voor patiënten met complexe problemen een casemanager aan te stellen. De casemanager wordt verantwoordelijk voor de afstemming van de zorg die geleverd wordt door de verschillende hulpverleners. Voorwaarde is dat de casemanager toegang heeft tot alle informatie. Daartoe wordt een ICT-systeem opgezet. In de praktijk blijkt dat lastig. Er is weinig voortgang geboekt. De projectleider heeft de taak om voor het einde van de maand een voortgangsrapportage op te stellen voor ZonMw. In de voortgangsrapportage aan de subsidiegever meldt de projectleider voortgang. Die voortgang bestaat echter alleen op papier: er is inderdaad veel vergaderd, maar concrete stappen zijn nog niet gezet. Er is een plan, maar dat is niet uitvoerbaar. Althans niet binnen de termijn van het project. De projectleider besluit door te gaan met vergaderen en plannen schrijven. Iedereen doet mee. Ook al leveren de vergaderingen weinig op. De vergaderingen en de plannen zijn het doel geworden.

36

---

1   Dit citaat komt uit het afstudeeronderzoek van Maartje Ten Barge. Zij heeft onderzoek gedaan naar de specifieke bijdragen van ZZP'ers aan de vormgeving van samenwerking in netwerken.

Een netwerk van managers van eerstelijnsorganisatie vergadert elke drie maanden. Het doel is om een stichting op te richten voor het ontwikkelen en delen van kennis over innovaties. Naast dit formele doel is er ook een informeel doel. De managers zijn op zoek naar sparringpartners. De managers werken veelal alleen. Tijdens een van de vergaderingen delen de managers interne bedrijfsgegevens over hoe het centrum draait: hoeveel patiënten, welke extra gelden van zorgverzekeraars, wat is het verlies? Het is een bijzonder openhartige discussie. Toch wordt niet alles gevraagd. Het delen van ervaringen is niet zonder problemen. Neem bijvoorbeeld ervaringen met verkrijgen van GES-gelden (bekostiging Geïntegreerde Eerstelijns Samenwerking). Het ene centrum krijgt meer dan het andere. Als een centrum leert hoe een hoger bedrag te krijgen van een zorgverzekeraar, krijgt een ander centrum mogelijk minder. De centra zijn voor extra gelden van verzekeraars ook elkaars concurrenten. Tijdens de lunch gaat de discussie verder. Er kunnen andere vragen worden gesteld. "Ik denk dat je centrum te klein is om in de toekomst rendabel te blijven. We draaien nu beter omdat we zijn gaan samenwerken met andere centra."

36.4   Conclusie

Samenwerking in de eerste lijn verschuift van teams naar netwerken. Daarmee verandert ook de aard van samenwerking. We zijn samenwerken gaan organiseren met behulp van structuren, formulieren en afspraken. Samenwerken in netwerken vraagt om controle en een zekere mate van wantrouwen. Deze vorm van samenwerking botst echter met hoe we gewend zijn om samen te werken, namelijk zonder vragen te hoeven stellen omdat we elkaar kennen.

Daarom is kennis nodig over de interactie tussen informele en formele organisatieprocessen. De eerste studies naar de informele processen binnen organisaties gaven inzicht in de dagelijkse wereld achter de formele structuren: de emoties die mensen verbinden aan een organisatie, normen die mensen delen of verdelen en machtsprocessen die onderscheid maken tussen wie organiseert en wie georganiseerd wordt. Onderlinge interacties, zo werd gedacht, bepalen wie wat doet en hoe structuren, afspraken en formulieren werken. Belangrijke aanbevelingen uit deze studies zijn voor managers en zorgverleners om weer tijd te maken om koffie te gaan drinken. Informeel overleg heeft belangrijke functies voor samenwerking. De belangrijkste zijn:

- emotionele ondersteuning (een lief woord bij een dreigend faillissement, samen stoom afblazen over de opgelegde kortingen in de huisartsenzorg);
- gezamenlijke begripsvorming (samen sparren over hoe de eerstelijnsverloskunde er over tien jaar uit zal zien, bomen over de opstelling van verzekeraars bij de inkoop van de DBC kwetsbare ouderen);
- bevestigen van gedeelde waarden en normen ("We gaan geen yogaclub beginnen om meer te kunnen verdienen", "Gemeenten werken zo beleidsmatig, ze kunnen veel van ons leren door gewoon te doen");
- functionele ondersteuning (tips en trics om de GES-gelden te verhogen, uitdelen van projectplan als voorbeeld voor andere projecten).

In latere studies in de organisatiewetenschappen is de tegenstelling tussen informele en formele organisatieprocessen gerelativeerd. We leven in een wereld met structuren en instrumenten.

Dankzij de structuren en instrumenten kunnen we op andere manieren met elkaar werken. De belangrijkste functies van formele organisatieprocessen zijn:

- coördinatie van complexe processen (we kunnen met meer mensen werken, en we hoeven niet op dezelfde tijd te werken);
- borging (diffuse verantwoordelijkheden worden verdeeld en vastgelegd in projectplannen).

Nieuw onderzoek richt zich op hoe informele en formele processen in organisaties bij elkaar worden gebracht. Belangrijke randvoorwaarden voor effectieve interactie tussen formele en informele processen, zo blijkt uit studies, zijn:

- homogeniteit: ken elkaars naam, verdiep je in de achtergrond van een netwerkpartner;
- gelegenheid, tijd en ruimte voor informeel overleg: deel je 06-nummer, blijf in de gang 'hangen' na een vergadering, koop de beste koffiemachine.

Een voorlopige maar belangrijke conclusie is dat de relaties tussen informele en formele processen ingewikkelder is dan werd gedacht. In de dagelijkse praktijk brengen managers, professionals en patiënten formele en informele processen op tal manieren bij elkaar. Daar ligt de uitdaging en het succes van samenwerking in netwerken.

36

Deel 4 Samenwerking toen, samenwerking morgen

Veranderende samenwerking in de toekomst: geleerde lessen of stip op de horizon

Wiebe Jan Lubbers

37.1   Van verleden en heden naar toekomst van samenwerken

Hoe de toekomst van de zorg eruit ziet weten we niet. In consulten praten dokters wel over de prognose van de patiënt. Op individueel niveau zal het 'Individueel zorgplan' belangrijk zijn, of dat wat Yvonne van Ingen in ► hoofdstuk 33 'advance care planning' noemt.

Hoe die zorg er als geheel uitziet weten we niet. Adjidj Bakas noemt zijn filmpje uit 2011 ook niet de toekomst van de gezondheidszorg maar de toekomst van de gezondheid.[250] Yvonne van Kemenade en Antoinette de Bont (tevens auteur van ► hoofdstuk 36) geven in een filmpje uit 2012 hun visie op de zorg.[251]

In dit hoofdstuk hopen we meer puzzelstukjes aan te reiken. Het blíjven echter puzzelstukjes omdat de oplossing al verouderd is als we hem bedenken. Bovengenoemde filmpjes zijn eigenlijk al heel belegen, en met zoeken op Twitter naar #toekomst kom je ook termen als 'de toekomst van de ketenzorg' tegen. Maar behelst deze term ook al niet een beetje 'de toekomst van het verleden'? Eigenlijk zijn er twee soorten hits.

Toekomst kan vertaald worden met 'geleerde lessen' (lessons learnt) of met 'stip op de horizon' of is dat geen tegenstelling? 'Toekomst' heeft verschillende betekenissen. En zou eigenlijk dit hoofdstuk ook niet door onze kinderen geschreven moeten worden of door onze toekomstige artsen, huisartsen, specialisten, verpleegkundigen? Zij begrijpen soms beter wat er totaal anders is aan de toekomst dan het beeld dat wij – de huidige generatie – onder toekomst verstaan.

In de inleiding van het boek (► hoofdstuk 1) gebruiken we een aantal kernwoorden die voor samenwerking belangrijk zijn. Deze woorden zijn: patiënt centraal, bewustwording, vertrouwen, respect, brede generalistische blik, cultuur, taakafbakening/taakherschikking, opleiding/onderwijs/nascholing, regie/hoofdbehandelaar, coördinator, momenten van communicatie/verwijzing/overdracht, overlegvormen/transparantie.

In de inleiding van deel 3 (► hoofdstuk 24) geven we ook een aantal tendensen aan binnen de huidige zorg. Dit zijn bijvoorbeeld populatiebekostiging, loket voor zorg en welzijn, overdracht, anderhalvelijnszorg, standaarden, taakdelegatie en taakdifferentiatie en de veranderende rol van de patiënt. Deze tendensen zijn dus mogelijk ook belangrijk voor de toekomst, en zouden dus onderdeel moeten zijn voor een strategie in de zorg. Waarschijnlijk zijn er meer relevante ontwikkelingen te noemen.

Met deze woorden en tendensen in het achterhoofd willen wij proberen u enkele schetsen te laten zien van hoe het samenwerken in de toekomst vorm zou kunnen krijgen.

Eigenlijk is kijken naar de toekomst een continu proces dat start bij het formuleren van een missie en visie. Zonder missie geen toekomst. Missie is datgene dat een organisatie naar buiten wil uitdragen, met als onderdeel de normen en waarden van de organisatie. Met een visie over samenwerken valt duidelijk te maken wat beoogd wordt met samenwerken. Visie behelst een algemene voorstelling van de toekomst van een organisatie. Het is een toekomstdroom. Die droom kan veranderen. Een missie helpt daarbij om aan te geven op welke wijze samenwerken tot stand kan komen. Een visie en missie formuleren is natuurlijk niet zaligmakend maar kan wel helpen. Bij een missie en visie komen ook de beperkingen naar voren. Echter, in de beperking toont zich de meester. Soms is door de hectiek van de dagelijkse praktijk de visie beperkt. Een in variaties gehoord citaat is "We gaan het nog maar niet doen want we hebben het al zo druk [...], later misschien".

Belemmeringen en beren op de weg kun je benoemen door te denken in scenario's, of wel in alle vrijheid door te filosoferen over denkbeelden zonder je a priori te laten remmen. Zo kan het bijvoorbeeld een belemmering zijn wanneer ICT in de dagelijkse zorg niet voldoet. In deze tijd zou je verwachten dat ICT in de zorg een vanzelfsprekendheid is, maar dat is het nog steeds niet. We werken in de zorg met gemankeerde systemen die bovendien niet aansluiten op systemen van derden in de keten. In deze tijd van mogelijkheden is geen gebruik maken van ICT wel de grootste flater die je kunt bedenken. Er kan zo veel meer en we doen er zo weinig mee. Wat kan helpen is door scenariodenken dit soort gedachten juist achter je te laten. Een white paper van het Jan van Es Instituut over substitutie[252] geeft aan dat je eerst moet fantaseren, en vervolgens moet bedenken hoe je kunt realiseren dat ICT ondersteunend kan zijn in dat administratie wél verminderd kan worden én dat silodenken wél doorbroken kan worden. Immers, in de zorg gaat het niet zozeer mis in de overdracht door een ICT-probleem. Dat wordt wel gedacht en gezegd, maar het blijkt niet zo te zijn. Het gaat mis in de overdracht, omdat de professionals niet steeds bedenken wie na hen de behandeling verder oppakt. ICT is op zijn gunstigst faciliterend, de mensen moeten het doen. Samenwerken is iets menselijks en wordt niet door machines gedaan.

We willen u uitnodigen het komende deel te lezen met in het achterhoofd 'welke scenario's zouden er bij kunnen horen?' Misschien nodigt *dit hoofdstuk wel uit tot een brede blik.* Soms moet je even expliciet tijd nemen om buiten je eigen denkraam te komen.

> "Neem me niet kwalijk!'", mompelde de oude, "Er schijnt een fout in mijn denkraam te zijn! Ik volg u niet. Ik heb daar trouwens meer last van, van mijn denkraam bedoel ik."
> Bron: aflevering 870 van verhaal 38 'Tom Poes en Kwetal, de breinbaas', d.d. 7 januari 1950.

Marktwerking: wat zou er gebeuren als dat extreem zou doorgaan, maar probeer ook de voordelen te zien (zie ook ▶ H. 42 van Guus Schrijvers; marktwerking bestaat nu alleen in onvolkomen vorm).

Populatiebekostiging: heeft u al een idee hoe het eruit zou zien? Het komt er hoe dan ook aan! Meer is te lezen in ▶ H. 41 en 43.

Taakdelegatie: hoe zou dat doorgezet kunnen worden? Zijn er eigenlijk wel zo veel dokters nodig als ondersteunend personeel goed wordt ingezet? Een PA kan 95 procent van het werk van een huisarts overnemen. De poh heeft aantoonbaar tot betere kwaliteit geleid. Ziekenhuizen zijn explosief gegroeid zonder dat deze groei veel aan kwaliteit heeft toegevoegd. Waarom gaan we toch door op onze oude weg?

ICT: hoe ziet gezondheid in de 'cloud' eruit? Voorbeelden van sociale media in de zorg zijn te lezen in ▶ hoofdstuk 45. Miniaturisering gaat door, maar welke gevolgen heeft dat? Wat is het evenwicht tussen techniek en het gebruik ervan?

Substitutie: er is geen principieel bezwaar minstens de helft van de ziekenhuiszorg elders onder te brengen. Of toch niet?

Flexibiliteit in werkplek: is het wel gewenst dat dokters tientallen jaren op dezelfde plek zitten? Zou het niet voordelen opleveren als professionals wat vaker over de grenzen van hun werkplek kijken, gluren bij de buren, maar misschien ook wel elke vijf jaar gewoon ergens anders werken?

In november 2013 schaarden minister, zorgverleners, patiënten en ziektekostenverzekeraars zich op het symposium van De Eerstelijns achter 'zelfmanagement' door een convenant te tekenen. Maar hoe ziet dat zelfmanagement (en shared decision making) er nu in de toekomst uit?

Formuleer zelf nog een of twee aspecten van mogelijke scenario's. Zoals gezegd zijn we niet volledig. We zijn subjectief en onze opsomming is alweer verouderd op het moment van schrijven.

Een aantal van deze gedachten lijkt zich vooral op macroniveau af te spelen. Maar op het gebied van ICT en taakdelegatie kunnen op lokaal niveau grote stappen gemaakt worden. In de voorgaande delen is te lezen dat er op regionaal niveau initiatieven zijn op het gebied van substitutie. In de volgende paragraaf staat per hoofdstuk beschreven wat er aan bod komt. Het valt meteen al op dat er ook veel níet aan bod komt.

37.2   Leeswijzer

Om naar de toekomst te kunnen kijken, moet je eerst de geschiedenis kennen.

In ► hoofdstuk 38 stappen we terug naar het verleden. Hoe was vroeger de samenwerking tussen specialist en huisarts georganiseerd? Er was toen aandacht en ruimte voor verbetering. Een van de instrumenten ingezet voor verbetering van de samenwerking tussen huisartsen en specialisten, heeft geresulteerd in de LTA's, de Landelijke Transmurale Afspraken.

In ► hoofdstuk 39 komt aan bod op welke wijze de zorg is georganiseerd, en vooral hoe de samenwerking in de eerste lijn eruit ziet. Door het kwaliteits- en standaardenbeleid van het NHG gaan huisartsen zich meer profileren als de meest in aanmerking komende zorgverlener voor niet al te complexe hoogprevalente chronische aandoeningen.

► Hoofdstuk 40 beschrijft hoe het opleidingsstelsel inspeelt op de veranderende zorgbehoefte en hoe competenties als de CanMEDS-competenties hierbij een rol kunnen spelen De opleidingen behoren flexibeler te zijn en zullen moeten veranderen onder invloed van vergrijzing, multimorbiditeit, ontwikkelingen zoals zorgconcentratie, taakherschikking en beperkte budgetten.

► Hoofdstuk 41 laat zien dat deze ontwikkelingen en de gepaard gaande groeiende zorgvraag die leidt tot een situatie van schaarste, een van de redenen is dat de samenwerking tussen professionals in de komende jaren zal veranderen. Mogelijk gaat ook de populatiebekostiging het huidige vergoedingensysteem vervangen. De tweede reden dat de samenwerking zal gaan veranderen is dat er meer wetenschappelijke kennis is over niet-professionele samenwerking en de derde reden is dat de digitalisering van zorg en het beschikken over een gezamenlijk patiëntendossier een andere vorm van samenwerking mogelijk maakt.

In ► hoofdstuk 42 is te lezen dat samenwerking haaks lijkt te staan op marktwerking. De Zorgverzekeringswet uit 2006 stuurt op marktwerking, maar dit leidt niet tot kwaliteitsconcurrentie, en ook niet tot een gelijke bekostiging van eenzelfde verrichting uitgevoerd door een huisarts of een specialist. Hetzelfde product geleverd door de specialist ontvangt een hogere prijs. Marktwerking met de huidige bekostigingssystematiek leidt niet altijd tot kostenverlaging.

Het hoofdstuk hierop volgend, ► hoofdstuk 43, gaat in op de bekostigingsstructuur en neemt de lezer mee in voor- en nadelen van diverse typen bekostigingssystemen. Bij een productiegericht bekostigingssysteem is het belang van samenwerking tussen de zorginstellingen kleiner in vergelijking met een populatiebekostiging. U vindt er een betoog voor innovatie van het bekostigingssysteem.

► Hoofdstuk 44 gaat in op innovatie in de samenwerking vanuit het perspectief van continuïteit van de zorg. Er zijn heden ten dage meer parttime werkende professionals, en patiënten zien meer dan één zorgverlener. Continuïteit van overdracht kan worden benaderd via het model van demand supply chain management (DSCM). Een goed werkend DSCM beschikt over één gesloten continu ICT-systeem van cliënt naar het zorgontwerp en vice versa waar bijvoorbeeld cliënten hun eigen dossier kunnen beheren. Dat de patiënten hun eigen dossier kunnen beheren is een nieuw fenomeen in de zorg, net zoals het gebruik van sociale media dat nog is.

37

Het laatste hoofdstuk van dit deel gaat in op wat ervoor nodig is om nieuwe technologieën te kunnen gaan gebruiken. Er wordt een indruk gegeven van de benodigde competenties voor eHealth en de inzet van Twitter. Van belang blijft echter om ook bij de inzet van sociale media te blijven werken vanuit de beroepscode van de eigen discipline.

We hopen dat u door het lezen van deze hoofdstukken zelf inspiratie krijgt iets innovatiefs te bedenken en te ondernemen, waarbij u hopelijk het aspect samenwerking niet vergeet.

Geschiedenis van de samenwerking tussen huisarts en specialist

Wil van den Bosch

38.1 Inleiding

Mijn voorganger in de praktijk, Frans Huygen, de tweede hoogleraar huisartsgeneeskunde in Nederland, medeoprichter van het NHG en schrijver van de klassieker Family Medicine, is in de praktijk begonnen in 1943. De huisartspraktijk en het ziekenhuis waren toen nog gescheiden werelden waarin met respect maar op afstand met elkaar werd omgegaan. Specialisten hadden bovendien vaak naast hun werk in het ziekenhuis een eigen praktijk aan huis. Specialisten waren verder voor hun omzet vaak afhankelijk van huisartsen. Dit gegeven bepaalde nogal eens de toon van hun communicatie. Brieven aan huisartsen begonnen met: "Amice collega, beste Frans. Allereerst hartelijk dank voor de verwijzing van deze patiënt en voor de meegestuurde informatie ..." De goede relaties werden gekoesterd en huisartsen waren steeds welkom in het ziekenhuis voor lunchbijeenkomsten en een borrel aan het einde van de werkdag. Er werd echter ook inhoudelijk samengewerkt, soms op een bijzondere innovatieve manier. Frans Huygen hielp wel eens narcose te geven bij een ingreep in het ziekenhuis. Het kwam ook voor dat de cardioloog bij de patiënt thuis een ECG kwam maken; een hele onderneming waarbij soms een kabel uit het raam gegooid moest worden om via een staaf in de grond van de tuin voldoende aarde te krijgen.

38.2 Verleden

Het respect van de specialist voor de huisarts had in die tijd meer te maken met de vertrouwensfunctie van de huisarts dan met diens inhoudelijke kennis. Op dat terrein achtte de specialist zich veruit superieur. Nascholing was bijna altijd een eenzijdig gebeuren waarbij de specialist sprak en de huisarts luisterde.

Er kwam een aantal ontwikkelingen die invloed hadden op de samenwerking huisarts-specialist. De huisarts ging zich meer verantwoordelijk voelen voor de continuïteit van zorg van zijn patiënten. De poortwachtersfunctie kreeg, ook gestuurd door de groeiende kostenbewustheid van de verzekeraar, steeds meer betekenis. De huisarts probeerde de patiënt uit een ziekmakend medisch circuit te houden. In Nijmegen heette dat preventie van somatische fixatie. Er kwamen meer diagnostische mogelijkheden in de huisartspraktijk. Er kon betrouwbaar een bloedsuiker bepaald worden, een ECG, spirometrie, audiometrie en doppleronderzoek. Er kwamen meer mogelijkheden voor aanvullende diagnostiek in de tweedelijn zonder de noodzaak van verwijzingen op gebied van lab, röntgen, echo en endoscopieën. De ligduur in het ziekenhuis werd steeds korter waardoor de huisarts een grotere rol kreeg bij de nazorg na ontslag.

Een van de belangrijkste ontwikkelingen was het NHG-standaardenbeleid. De richtlijnen die voor en door huisartsen gemaakt waren op basis van alle relevante evidence zorgden voor een andere verhouding tussen huisarts en specialist. Huisartsen schoolden elkaar bij met specialisten als aanvulling. Er kwamen landelijke Transmurale afspraken waarbij huisartsen en specialisten als inhoudelijk gelijkwaardige partners gezamenlijke afspraken over samenwerking maakten. De standaarden hebben een enorme boost gegeven aan het zelfvertrouwen van huisartsen en daarbij aan hun opstelling bij de samenwerking met specialisten.

Specialisten gingen zich toenemend specialiseren op een beperkt deel van het veld. Dat maakte de behoefte aan een coördinerend en generalistisch werkende huisarts voor de continuïteit van zorg steeds groter.

38

38.3 Communicatie

In het verleden waren persoonlijke contacten belangrijk. Men kende elkaar. Men kon elkaar aanspreken. Schriftelijke verwijzingen waren vooral bij ziekenfondspatiënten een administratieve handeling. Legendarisch is de verwijzing 'hart?' geschreven op de verwijskaart voor de cardioloog. Er was geen routine in het delen van informatie over probleemlijst, actuele medicatie, voorgeschiedenis en allergieën. Een goede huisarts gaf relevante informatie, een slechte gaf niets. Specialistenbrieven kwamen terug maar lang niet na iedere verwijzing en nog minder bij controleafspraken. Iedere huisarts had een eigen systeem om deze brieven te archiveren. Door een korte samenvatting te maken van de brief op de patiëntenkaart werd de continuïteit van zorg optimaal gegarandeerd. Brieven werden steeds per post gestuurd. Een korte tijd heeft de fax een rol gespeeld maar die functie werd snel overgenomen door de e-mail. Voor deze laatste optie werden systemen ingevoerd om e-mails beveiligd te kunnen versturen.

Een verdere innovatie van het verwijsproces waren systemen zoals Zorgdomein waarbij de verwijzingen en het geven van informatie gestructureerd werden. Zorgdomein maakt gebruik van een interface waarbij gericht kan worden verwezen uitgaande van een aandoening of een klacht. Patiënten kunnen bijvoorbeeld voor een kleine chirurgische ingreep rechtstreeks voor de ingreep verwezen worden in plaats van eerst naar de poli heelkunde en later een nieuwe afspraak voor de ingreep. Deze systemen hadden veel invloed op de samenwerking tussen huisartsen en specialisten omdat er voor de meest voorkomende verwijsindicaties samenwerkingsafspraken gemaakt moesten worden. Een nieuwe innovatie op het gebied van communicatie tussen huisartsen en specialisten maakt gebruik van teleconferencing; de specialist kan zo virtueel in de spreekkamer van de huisarts zijn voor een driegesprek tussen patiënt, huisarts en specialist of de huisarts virtueel in het ziekenhuis. Deze laatste vorm wordt vooral toegepast om de huisarts in de gelegenheid te stellen mee te praten bij multidisciplinaire bijeenkomst zoals oncologiebesprekingen.

Huisartsen en specialisten zagen steeds meer in dat het belangrijk was elkaar contexten te kennen. Er kwam meer aandacht voor het samenwerkingsproces. Acties waarbij specialisten een dag meeliepen met de huisarts en huisartsen met een specialist werden hoog gewaardeerd en hadden naast het verdiepen van persoonlijke contacten meer inzicht, respect en waardering voor elkaars werk tot gevolg.

Een andere vorm om tot betere samenwerking te komen is gevonden in gemeenschappelijke nascholingen. Een goed voorbeeld daarvan is de Compagnoncursus, een bekende cursus die in meerdere regio's wordt georganiseerd door specialisten en huisartsen tezamen. De cursus in de regio Drachten is de eerste die werd georganiseerd en heeft een lange traditie. De cursus bestaat uit drie dagen aaneengesloten bijeenkomsten met huisartsen en medisch specialisten die hetzelfde programma volgen. De cursus vindt plaats op Vlieland. Alle deelnemers verblijven alle dagen in hetzelfde hotel en brengen alle dagen gezamenlijk door. Het belangrijkste doel van de cursus is het versterken van de samenwerking en stimuleren van afspraken tussen de eerste en tweede lijn.

38.4 Gezamenlijke consulten

Er kwamen experimenten met de specialist als consulent. Dat kon op afstand maar kon ook in de praktijk van de huisarts of ten behoeve van groepen huisartsen.

Zo heb ik al in het begin van de jaren tachtig van de vorige eeuw samen met een collega-huisarts maandelijks een orthopeed in de praktijk uitgenodigd om samen een aantal patiënten te beoordelen. Dat leidde niet alleen tot een afname van het aantal onnodige verwijzingen maar ook tot meer deskundigheid van de huisarts op dit gebied en meer inzicht bij de specialist in de complexiteit van de huisartsgeneeskunde.

Ook ben ik, omgekeerd, een paar jaar consulent in het ziekenhuis geweest om de medische staf en de verpleging advies te geven over zaken als context, continuïteit van zorg, familie en communicatie met huisartsen.

Bijzonder interessant was een project waarbij assistenten interne geneeskunde in hun laatste opleidingsjaar een halfjaar lang een dagdeel per week in de huisartspraktijk kwamen werken.

Eind jaren tachtig van de vorige eeuw is door dr. W. Vierhout vanuit de Universiteit Maastricht, in samenwerking met het Transmuraal Diagnostisch Centrum Maastricht, een onderzoek naar de effecten van gezamenlijke consultatie op het gebied van de orthopedie uitgevoerd.[253]

Vervolgens zijn soortgelijke studies verricht op het gebied van cardiologie (dr. J. Vlek), dermatologie (drs. Y. Bullens) en reumatologie (drs. G. Schulpen).[181–185,254] Zie hiervoor ook ► H. 26.

Meer recent is veel inzicht gekregen in de motieven voor samenwerking tussen huisartsen en specialisten ook vanuit het perspectief van de patiënt door het werk van Annette Berendsen, huisarts die in 2009 in Groningen promoveerde op dit onderwerp.[255]

Voor huisartsen geldt als motief het opbouwen van wederzijds respect en status en het vergroten van het inzicht van de specialist in de werkwijze en expertise van de huisarts. Voor de specialist is het verkleinen of vergroten van de toestroom van patiënten een belangrijk motief om samen te werken. Patiënten vinden het belangrijk dat zij vlot worden geholpen, voldoende informatie krijgen, het liefst op maat en dat zij serieus worden genomen.

Specialisten vinden dat huisartsen telefonisch slecht bereikbaar zijn. Huisartsen en patiënten vinden dat de terugrapportage van de specialist te lang op zich laat wachten. Patiënten vinden dat de informatie bij ontslag uit het ziekenhuis moet worden verbeterd. Zie hiervoor ook ► H. 31.

38.5   NHG

Van de 55 jaarlijkse NHG-congressen die er sinds 1957 zijn georganiseerd waren er twee specifiek gericht op de samenwerking tussen huisarts en specialist. Het NHG-congres 1984 had betrekking op samenwerking tussen huisarts en internist. Het Genootschap organiseerde dit in samenwerking met de Nederlandse Internisten Vereniging. Ook het congres in 1995 had als titel 'Samenwerking huisarts en specialist'.

In maart 1996 wordt de basis gelegd van transmurale afspraken met de NHG-Beleidsnota Transmurale Afspraken, over samenwerking met wetenschappelijke verenigingen van specialisten rond NHG-Standaarden.[256] In 1998 verschijnt de eerste Landelijke Transmurale Afspraak, Astma bij kinderen.

In 2000 verscheen de NHG-Richtlijn Informatie-uitwisseling tussen Huisarts en Specialist bij verwijzingen (HASP; NHG/OMS, specialistenverenigingen). Deze richtlijn is herzien in 2008.

Ontwikkelingen in de eerstelijnsgeneeskunde gaan naar wijkgerichte zorg, geïntegreerde multidisciplinaire zorg al dan niet onder een dak, steeds meer mogelijkheden voor diagnostiek en behandeling, meer differentiatie met uitbreiding van het totale pakket in de eerste lijn en verdere inhoudelijke professionalisering bijvoorbeeld met kaderartsen. Op gebied van een aantal belangrijke chronische aandoeningen hebben huisartsen zich aangesloten bij zorggroepen.

38

Bij specialisten is een sterke trend naar verdere subspecialisatie en concentratie van zorg. Aan de andere kant is er een groeiende behoefte aan de inzet van meer algemene expertise in de eerstelijnszorg. Ondersteund door expertise van de specialist, maar gegeven in de veilige en terughoudende context van de huisartspraktijk zal dit niet alleen kosteneffectiever zijn maar vooral kwalitatief beter. Dit proces zal door de huidige schaarste toenemend onder druk komen staan. Het vraagt om nieuwe vormen van samenwerking tussen huisartsen en specialisten. De lessen uit het verleden kunnen hierbij behulpzaam zijn.

Organisatie van zorg: perspectief van samenwerking in verleden en heden

Cor Spreeuwenberg

39.1   Inleiding

Samenwerken is volgens Van Dale het in gemeenschap aan een zelfde taak werken. Beter is echter om niet over een 'een zelfde taak' maar over 'hetzelfde doel' of 'dezelfde doelen' te spreken. Om een bepaald doel te bereiken kan het immers noodzakelijk zijn dat mensen daarbij, weliswaar in onderlinge afstemming, uiteenlopende taken vervullen.

Effectief en doelmatig samenwerken vergt een bij het doel en de middelen passende organisatie. Doel(en), taken en organisatie moeten in een logische verhouding tot elkaar staan. Samenwerking moet tot iets leiden en zo zijn georganiseerd dat de inspanningen ervoor en de resultaten ervan in balans zijn. Doelstellingen moeten hierbij niet abstract – bijvoorbeeld 'goede gezondheid' – maar concreet – zoals 'bereiken van een nuchtere glucosewaarde onder de 7 mmol/l'– worden beschreven.

Het verrichten van taken houdt ook verdelen van taken in. Op dit moment is taakverdeling dan ook een belangrijk item voor het organiseren van zorg. Idealiter wordt met een patiënt met diabetes overlegd naar welke bloedsuikerwaarde wordt gestreefd, wat er moet gebeuren om deze waarde te bereiken, wat de patiënt zelf kan doen en welke zorgverleners bij informatie, behandeling en begeleiding worden betrokken – huisarts, praktijkondersteuner en diëtist – en hoe wat ieder doet wordt afgestemd. Hulpmiddelen hierbij zijn protocollen, een individueel zorgplan, apps voor het ondersteunen van zelfmanagement en een gezamenlijk dossier of patiëntvolgsysteem om te monitoren of deze gestelde doelen en afspraken worden bereikt of moeten worden aangepast.

Samenwerking hoeft niet het einddoel maar kan ook tussen- of nevendoelen betreffen. Bij diabetes komt bijvoorbeeld tweemaal zo vaak depressie voor. Afgesproken kan worden dat een psycholoog of ggz-verpleegkundige zich tot het probleem depressie beperken, dat een huisarts zich beperkt tot een jaarlijkse controle en dat een praktijkondersteuner fungeert als eerste aanspreekpunt en begeleider en zorgt voor de afstemming van de verschillende aanpakken. Expliciete verdeling van taken is tevens noodzakelijk bij multimorbiditeit.

Welke tendensen zijn te ontdekken in het samenwerken binnen de gezondheidszorg?

39.2   Samenwerking in het verleden

Samenwerking is geen nieuw verschijnsel in de gezondheidszorg. Op een operatiekamer wordt al lang gedisciplineerd en gestructureerd samengewerkt. Gezondheidsproblematiek betrof in het verleden echter vaker acute aandoeningen en de behandelingsmogelijkheden waren aanzienlijk beperkter dan tegenwoordig. De medische en verpleegkundige disciplines waren streng gescheiden qua functie, opleiding en professionele cultuur. Ziekenhuizen – zowel de katholieke als de protestantse – werden vaak geleid door religieuzen en verpleegkundigen en artsen werden daar toegelaten: ze hadden weliswaar status maar beperkte zeggenschap. De specialisatie binnen beide beroepsgroepen was beperkt en er waren nauwelijks paramedici. In de vorige eeuw trad binnen de geneeskunde sterke specialisatie op en gingen specialisten in de tweede helft steeds meer in ziekenhuizen werken. De scheiding werd mede bevorderd door de lang gehuldigde opvatting dat artsen 'cure' en verpleegkundigen 'care' als beroepsgebied hebben. Als er al sprake was van overleg en samenwerking bestond deze vooral uit signalering. Het medische beleid werd bepaald tijdens visites aan het bed waarin de specialist tegenover de verpleegkundige en zaalassistent verordineerde wat medisch moest worden gedaan. Van inspraak door en samenwerking met de patiënt was al helemaal geen sprake.

Onderling werkten artsen destijds juist meer samen. Zo bezochten specialisten tot in de jaren zestig van de vorige eeuw op verzoek van de huisarts patiënten aan huis. Begin jaren tachtig van de vorige eeuw waren huisartsen en specialisten – mede door de expliciete echelonnering van overheidswege in 1974[257] – zodanig uit elkaar gegroeid dat transmurale samenwerking als een nieuw fenomeen opnieuw werd aangezwengeld.[258]

39.3 De eerste lijn

Lang werkten huisartsen buiten het ziekenhuis vrijwel uitsluitend samen met wijkverpleegkundigen. Ook hier betrof het vooral signalering. Vanaf de jaren zeventig van de vorige eeuw gaan huisartsen steeds vaker in duopraktijken, groepspraktijken, hometeams en gezondheidscentra werken. In een aantal samenwerkingsverbanden wordt regelmatig en min of meer systematisch overlegd tussen huisarts, wijkverpleegkundige, gezinsverzorger en maatschappelijk werker en wordt daarover gepubliceerd.[259] Samenwerking wordt vaak vanuit negatieve beelden van het persoonlijk en beroepsmatig functioneren gemotiveerd. Zo noemt de huisarts Dubois als motief voor samenwerking zijn onvrede met de rolverwachting als arts en met zichzelf, insufficiëntiegevoelens, onvermogen om adequaat psychosociale problematiek op te lossen, groeiend gevoel tekort te schieten tegenover het eigen gezin, toenemende behoefte aan overleg met anderen, teleurstelling over de vaak eenzijdige aanpak van problemen en angst om zich te veel aan patiënten te binden.[260,261]

De socioloog Groffen schreef de teleurstelling van huisartsen met het werken in samenwerkingsverbanden toe aan moralistische opvattingen over samenwerken en ontbreken van doordachte motieven, verwachtingen en doelstellingen.[262] Hierdoor geschiedde samenwerking weinig doelgericht, systematisch en doelmatig. Hij stelde voor de dagelijkse beroepsbezigheden van de hulpverlener in drie categorieën te onderscheiden:

- het *beroepsspecifieke gebied*: het terrein waarover de hulpverlener specifiek aan zijn beroep gebonden kennis en vaardigheden heeft;
- het *subdisciplinaire gebied*: het overgangsgebied tussen het beroepsspecifieke gebied naar activiteiten met een alledaags karakter; hier vertonen de terreinen van disciplines een overlap of behoren ze tot het algemeen-beroepsmatig gebied;
- het *gebied dat behoort tot algemeen-menselijke activiteiten* die in de beroepsactiviteiten ingebed zijn.

Samenwerking zou het meest lonend zijn als deze zich richt op het subdisciplinaire gebied.[263] Een soortgelijke visie had de Amerikaan Rakel die een praktisch samenwerkingsmodel propageerde waarin de inbreng van de specifieke deskundigheid van de afzonderlijke teamleden ten behoeve van ieders specifieke deskundigheid overstijgend doel het uitgangspunt van de samenwerking vormt.[264]

Vanuit de eigen beroepsgroep kreeg de organisatie van samenwerking steeds meer belangstelling. Aan de orde kwam of zorgverlening alleen het klassieke medische domein betreft en alleen door de betrokken professionals wordt bepaald of dat ook de gemeenschap waarvoor zorg wordt verleend hierbij betrokken moet worden. In 1977 presenteert het Nederlands Huisartsen Genootschap (NHG) drie samenwerkingsmodellen:

— een *overlegmodel* waarbij met behoud van eenieders verantwoordelijkheid hulp wordt verleend vanuit gezamenlijke doelstellingen;

— een *teammodel* waarbij de samenwerkenden een zelfstandige groep vormen die aan zichzelf, de betrokken groep en de bevolking verantwoording schuldig is. Voor de kwaliteit van de hulpverlening is men zowel als persoon als gezamenlijkheid verantwoording schuldig;

— een *gemeenschapsmodel* waarbij men als gemeenschap van hulpverkrijgenden en hulpverlenenden gezamenlijk de verantwoordelijkheid voor de hulp aanvaardt, ook waar dit de sociale en hygiënische misstanden in de gemeenschap betreft.[265]

Het model dat men voor samenwerking hanteert, uit zich ook in de juridische vormgeving. Voor een gemeenschapsmodel komt al gauw de stichtingsvorm in aanmerking waarin ook vertegenwoordigers van de gemeenschap zitting hebben en medewerkers met uiteenlopende disciplinaire achtergrond in dienstverband werken. Voor het overlegmodel volstaat een (semi)-groepspraktijk waarvan de huisartsen als zelfstandig beroepsbeoefenaar eigenaar zijn en een regelmatig en gestructureerd overleg van professionals bestaat. Voor het teammodel zijn er allerlei tussenvormen gecreëerd.

Halverwege de jaren tachtig van de vorige eeuw lijkt het er even op dat huisartsen, kruisverenigingen, maatschappelijk werk en gezinszorg zich in één sterke landelijke eerstelijnsorganisatie verenigen. Al gauw blijkt dit onhaalbaar waarna de huisartsen hun eigen weg gaan, de kruisverenigingen en gezinszorg opgaan in grote thuiszorgorganisaties en het maatschappelijk werk praktisch uit de gestructureerde eerstelijnszorg verdwijnt. De verdere ontwikkeling van gezondheidscentra en brede interdisciplinaire samenwerking stagneert vervolgens. De positie van de wijkverpleegkundige als schakel tussen het medisch circuit en de gemeenschap wordt uitgehold.

Onderling gaan huisartsen echter – via meermans- en groepspraktijken – nauwer samenwerken. Hun samenwerkingsbehoefte verandert doordat de nadruk verschuift van het bereiken van brede maatschappelijke doelstellingen naar het optimaliseren van de medisch-inhoudelijke aspecten van hun vak. Deze heroriëntatie wordt mede gestimuleerd door het kwaliteits- en standaardenbeleid van het NHG waardoor huisartsen zich steeds meer gaan profileren als de meest in aanmerking komende zorgverlener voor niet al te complexe hoog-prevalente chronische aandoeningen. Om het hiervoor benodigde kwaliteitsniveau te bereiken wordt niet alleen met de thuiszorg maar steeds meer ook met fysiotherapeuten en apothekers samengewerkt. Zo heeft het farmacotherapeutisch overleg (FTO) rationele, veilige, effectieve en efficiënte medicatieverstrekking en -bewaking als doel.

39.4   Complexere samenwerkingssituaties

Thans willen overheid en zorgverzekeraars huisartsen een sleutelpositie geven bij niet al te complexe veelvoorkomende chronische problematiek. Voor de zorg hierbij worden zorgstandaarden ontwikkeld waarin de in richtlijnen en NHG-standaarden beschreven medisch-inhoudelijke handelingsaanwijzingen worden gekoppeld aan grote betrokkenheid van de patiënt zelf en de daarvoor noodzakelijke organisatie. Voor de zorgstandaarden op het gebied van diabetes, vasculair risicomanagement, COPD en astma zijn financieringsarrangementen gecreëerd waarbij huisartsen als hoofdaannemer en ontvanger van de aanneemsom fungeren. Deze in 2006 ingezette en in 2008 door de overheid bekrachtigde ontwikkeling heeft aan samenwerking opnieuw een wending gegeven.[266] Huisartsen moeten tegenwoordig op drie deelgebieden intensief samenwerken:

- Met de patiënt. Dit expliciete uitgangspunt van zorgstandaarden uit zich in zaken als gezamenlijke besluitvorming, ondersteuning van zelfmanagement, opstellen van een individueel zorgplan en aanwijzen van een centrale zorgverlener die voor de patiënt de eerst aanspreekbare zorgverlener is en de zorg coördineert.
- In zorggroepen. De financieringsmethodiek heeft gestimuleerd regionale huisartsen als groep en niet langer als individuen – schoorvoetend met andere professionals als fysiotherapeuten – de verantwoordelijkheid te laten nemen voor adequate zorgverlening.
- In zorgketens. De toegenomen complexiteit van zorg maakt expliciete samenwerking noodzakelijk. Deze vindt zowel horizontaal – tussen ziekenhuis, eerste lijn, gemeenten en welzijnsorganisaties – als verticaal – tussen artsen, verpleegkundigen, paramedici, psychologen, apothekers en met het oog op ouderenzorg ook welzijnswerkers – plaats.

39.5 Werken als netwerkorganisatie

De samenwerking betreft dusdanig veel professionals en instanties dat traditionele samenwerkingsvormen niet meer voldoen. Zorg moet tegenwoordig als netwerken worden georganiseerd. De vraag met wie en hoe voor een concreet probleem het beste kan worden samengewerkt is afhankelijk van de aard van het probleem. Netwerken functioneren alleen goed als de netwerkstructuur past bij de aard en de functie ervan, afspraken helder en haalbaar zijn en er voldoende ondersteuning is. Binnen een netwerk hoeft niet iedereen bij alles te worden betrokken. Er kunnen substructuren bestaan, bijvoorbeeld voor medische en sociaalpsychologische problematiek, mits deze door multidisciplinair overleg van kernspelers worden verbonden. Communicatie en goed vastgelegde afspraken over functie, taken en bereikbaarheid zijn broodnodig evenals een goed ondersteuningsapparaat. ICT is noodzakelijk voor beslissingsondersteuning, informatie, documentatie, registratie en bedrijfsvoering.

Ook verdienen de zakelijke aspecten om als netwerk te functioneren aandacht.

Organisatorisch moet de afstemming tussen besturen en uitvoeren goed worden geregeld. Bestuurders zijn immers verantwoordelijk voor de organisatie maar de uitvoering is in handen van professionals en personeel. Elke aan het netwerk deelnemende organisatie heeft zijn eigen beslissingslijnen en regeling van bevoegdheden. Het bestuur van een zorggroep heeft nu eenmaal minder over zijn huisartsen te zeggen dan dat van een thuiszorgorganisatie over de verpleegkundigen en verzorgenden. De bevoegdheden van professionals en overig personeel om zelfstandig beslissingen te nemen lopen aanzienlijk uiteen. Voorkomen moet worden dat er in strategie, verantwoordelijkheden of uitvoering binnen of tussen organisaties fricties ontstaan. Werken als netwerkorganisatie vergt voorts aandacht voor de formele aspecten, zoals wet- en regelgeving. Veel regelgeving veronderstelt individuele professionele verantwoordelijkheid, terwijl dit in de praktijk veelal op gespannen voet staat met de werkelijkheid.

39.6 Heroriëntatie van de gezondheidszorg

Wetenschappelijke, technologische en demografische ontwikkelingen en kostenbeheersing, dwingen de gezondheidszorg zich opnieuw te organiseren. Oude taken gaan op andere wijze door andere disciplines of apparatuur verricht worden. Ergens zal deze heroriëntatie moeten worden geregisseerd. Noodzakelijk hierbij is de belangen van cliënten en niet die van de professionele betrokkenen als vertrekpunt te nemen.

De vraag is of de heroriëntatie gebaseerd kan worden op internationale ervaringen. Ondanks dat alle Westerse landen met gelijke gezondheidszorgproblemen kampen – dubbele vergrijzing, meer chronische aandoeningen en budgettaire problemen – veroorzaakt de eigenheid van geschiedenis en politiek en cultureel klimaat dat de inrichting van de gezondheidszorg binnen Europa aanzienlijk verschilt. Dit is te zien aan zaken als financiering van de zorg, positie van huisartsen ten opzichte van specialisten, hiërarchische verhoudingen in ziekenhuizen en praktijken, relatie artsen en verpleegkundigen, positie gezondheidszorg ten opzichte van welzijn, klein- of grootschaligheid van voorzieningen en zeggenschap van de patiënt.

In ons land worden lessen en modellen uit de pioniersfase opnieuw actueel zoals het inzicht dat samenwerking lonend moet zijn en functioneel bijdragen aan het doel van de zorgverlening. Netwerken structureren subdisciplinaire samenwerking. Ondersteuning van zelfredzaamheid van chronisch zieken en ouderen doet op buurtniveau het gemeenschapsmodel weer in het vizier komen.

Succesvolle verandering vergt motivatie, tijd en scholing. Motivatie wordt bevorderd door robuuste zichtbare resultaten. Beleid wordt uitgezet om opleidingen te rationaliseren en vanuit dezelfde filosofie met een groter gemeenschappelijk traject op te zetten.

Samenwerken veronderstelt ten slotte kennis van en belangstelling voor het terrein van de ander of deze nu een patiënt, beroepsgenoot of iemand van een andere discipline betreft.

Medische opleidingen en beroepsuitoefening in verleden en heden

Lode Wigersma

40.1   Inleiding

In 2002 bracht de KNMG[1] het rapport *De arts van straks* uit. Daarin werd de (nabije) toekomst van de artsopleiding, de medische vervolgopleidingen en de beroepsuitoefening onderbouwd voorspeld. Allerlei ontwikkelingen die wij anno 2013 als min of meer vanzelfsprekend beschouwen, en die deels al dagelijkse praktijk zijn, waren dat toen nog niet. Maar zij wierpen wel hun schaduw vooruit, zoals uit het rapport blijkt. Enkele hoofdlijnen uit het rapport:

- Het opleidingsstelsel speelt flexibel in op maatschappelijke ontwikkelingen, en op de omwenteling van aanbod- naar vraaggestuurde zorg.
- De patiënt staat centraal. Er vindt forse taakverschuiving en substitutie naar 'lagere' echelons en andere professionals plaats.
- Artsen willen normale werktijden.
- Diverse competenties (analoog aan de ons nu bekende CanMEDS-competenties)[79,80] zullen centraal staan in de opleiding, en daar moeten artsen hun beroepsleven lang aan werken.
- Het onderwijs wordt modulair ingericht; modules zijn toegankelijk voor aio's (vroeger: assistenten in opleiding) uit verschillende vervolgopleidingen.
- Er komt een tweejarige opleiding tot basisspecialist, desgewenst gevolgd door een verdere opleiding tot specialist.
- Basisspecialismen zijn opgebouwd rond clusters van verwante specialismen (snijdend, beschouwend, ondersteunend).
- Didactische scholing van opleiders is een noodzaak en zal een leven lang moeten duren.

In 2010 bracht de NFU het rapport *De medisch specialist van straks* uit, waarin de voorspellingen uit het KNMG-rapport van 2002 nog eens werden herhaald, maar dan alleen voor de klinische specialismen in de ziekenhuizen.

Het komt ons nu allemaal bekend voor, mede omdat er van deze doelstellingen al het nodige is gerealiseerd. De CanMEDS-competenties vormen al een bekend begrip waarmee inmiddels in alle opleidingen wordt gewerkt. Voordat we aandacht besteden aan alle nieuwe ontwikkelingen, eerst een blik op de organisatie van de opleidingen.

40.2   Organisatie opleidingen

De (basis)artsopleiding is de verantwoordelijkheid van de universiteiten. Het Raamplan artsopleiding is richtinggevend voor de inhoud van deze opleiding, hoewel faculteiten tamelijk veel vrijheid hebben om eigen accenten te leggen. Bij de totstandkoming van het Raamplan (het laatste was in 2009) worden wel allerlei partijen uit het medische beroepsveld betrokken. De medische vervolgopleidingen zijn qua inhoud primair de verantwoordelijkheid van de beroepsgroep. De wetenschappelijke verenigingen van specialisten[2] bepalen de opleidings-

---

1   Koninklijke Nederlandsche Maatschappij tot bevordering der Geneeskunst, de landelijke federatie van zeven artsenverenigingen: Landelijke Huisartsen Vereniging, Orde van Medisch Specialisten, Landelijke vereniging van Artsen in Dienstverband, Koepel Artsen Maatschappij en Gezondheid, Vereniging Specialisten Ouderengeneeskunde, Nederlandse Verenging voor Arbeids- en Bedrijfsgeneeskunde, Nederlandse Vereniging voor Verzekeringsgeneeskunde.

2   Specialisten zijn artsen die een door het CGS erkende vervolgopleiding hebben afgerond en in het RGS-specialistenregister zijn geregistreerd. Hieronder worden verstaan: huisartsen, specialisten ouderengeneeskunde, artsen voor verstandelijk gehandicapten, medisch (klinisch) specialisten, sociaalgeneeskundigen.

plannen van de vervolgopleidingen ('wat moet er geleerd worden'). Het KNMG College voor Geneeskundige Specialismen (CGS), een onafhankelijk college waarin vertegenwoordigers van specialisten, zorginstellingen en aio's zitting hebben, bepaalt op basis van de opleidingsplannen de regels van de opleidingen, dus de eisen waaraan de opleiding, de opleidingsinstelling en de opleiders moeten voldoen. Die regelgeving wordt breed in het veld getoetst alvorens ze voor goedkeuring naar het KNMG-bestuur gaat. Vervolgens stelt de minister de regelgeving vast. De KNMG Registratiecommissie Geneeskundig Specialisten (RGS) houdt toezicht op de uitvoering. Dat wil zeggen dat zij opleiders en opleidingsinstellingen erkent. Erkenningen moeten via visitaties periodiek worden herbeoordeeld. De RGS registreert artsen in opleiding tot specialist, registreert afgestudeerde specialisten in het specialistenregister, en herregistreert specialisten elke vijf jaar. Daartoe moeten specialisten kunnen aantonen dat ze aan de herregistratie-eisen voldoen. Die eisen omvatten op dit moment ten minste twee dagen per week werkzaamheid in het betreffende specialisme, het volgen van voldoende, geaccrediteerde nascholing, en het meewerken aan kwaliteitsvisitaties.

Er zijn 33 specialismen in de geneeskunde en (buiten het specialistenregister) tien zogenaamde profielen. Profielartsen zijn artsen die bekwaam zijn in een deelgebied van de geneeskunde dat als zodanig is erkend door de KNMG, en waarvan de opleiding aan nauw omschreven kwaliteits- en organisatorische eisen voldoet. Het zijn echter *geen* specialismen. Er zijn acht sociaalgeneeskundige profielen, en daarnaast het profiel arts spoedeisende geneeskunde en het profiel verslavingsarts. Er lopen nog profielaanvragen voor de arts tropengeneeskunde en de ziekenhuisarts.

In de sociale geneeskunde is de aio in dienst van de instelling (bijvoorbeeld GGD, bedrijfsgeneeskundige dienst, gemeente, jeugdzorginstelling), die bovendien ook de opleiding betaalt. Een onafhankelijk instituut (Netherlands School of Public and Occupational Health, NSPOH) verzorgt de theoretische opleiding. De aio die een *medisch specialistische* opleiding volgt is in dienst van het ziekenhuis, dat voor het salaris van de aio en overige opleidingskosten gefinancierd wordt vanuit het Opleidingsfonds van de overheid. De huisarts in opleiding en de specialist ouderengeneeskunde in opleiding zijn in dienst van de SBOH, een volledig door de overheid gefinancierde stichting, die ook de overige opleidingskosten betaalt, te weten de honoraria van de opleiders, en de volledige kosten van de acht universitaire afdelingen huisartsopleiding en de drie universitaire opleidingsafdelingen voor ouderengeneeskunde.

Voor de verschillende clusters specialismen zijn de verantwoordelijkheden dus niet hetzelfde belegd en verschillen de financieringsstromen. De kern is echter wel hetzelfde: de wetenschappelijke vereniging bepaalt de inhoud, het CGS (en uiteindelijk de minister) de daarop gebaseerde regelgeving, en de RGS houdt toezicht, controleert en (her)registreert.

40.3 Modernisering: CanMEDS-competenties

De CanMEDS-competenties, waar al in het KNMG-rapport *De arts van straks* aan werd gerefereerd, zijn de afgelopen jaren gemeengoed geworden bij het denken over en vormgeven van de opleidingen in de geneeskunde. Als eerste werden zij rond 2004-2005 geadopteerd door huisartsgeneeskunde, gynaecologie en kindergeneeskunde, die er het profiel voor hun opleidingen van maakten. De (toen nog drie) colleges van de KNMG[3] werkten in kaderbesluiten voor de

---

3 Het Centraal College Medische Specialismen (CCMS), het College Huisarts- en Verpleeghuisgeneeskunde en geneeskunde voor verstandelijk gehandicapten (CHVG), en het College Sociale Geneeskunde (CSG). Deze drie colleges zijn in 2011 samengevoegd tot het College Geneeskundige Specialismen (CGS).

drie clusters specialismen, en later in specifieke besluiten voor alle afzonderlijke specialismen, de CanMEDS-competenties uit tot basis voor alle vervolgopleidingen. Vervolgens werd met subsidie van het ministerie van VWS een grootscheeps implementatieproject opgezet door de KNMG, in samenwerking met NFU, NVZ/STZ, Huisartsopleiding Nederland, KAMG, OMS, LVAG en Jonge Orde.[4] Dit project 'Modernisering Medische Vervolgopleidingen' loopt van 2011 tot 2015 en heeft als doel de invoering van het competentiegericht opleiden te faciliteren. Speerpunten van het moderniseringsproject zijn het bieden en verspreiden van kennis en goede voorbeelden, het ondersteunen van de vernieuwde visitatie van opleiders en opleidings-instellingen, het opstellen en invoeren van een nieuw competentieprofiel voor opleiders, het professionaliseren van opleiders, het invoeren van een opleidingsportfolio, het ondersteunen van nieuwe vormen van beoordeling en toetsing van de aio's, en het bevorderen en borgen van de kwaliteit van competentiegestuurde opleidingen. Het deelproject 'CanBetter' wil de algemene CanMEDS-competenties integreren in de opleidingsprogramma's en met name bin-nen het medisch handelen. De gedachte hierachter is dat er in de opleiding nog altijd te weinig aandacht wordt besteed aan deze algemene competenties. CanBetter heeft patiëntveiligheid, doelmatigheid in de zorg, medisch leiderschap en ouderenzorg gekozen als kernthema's. Daar-binnen gaat in dit deelprogramma de aandacht vooral uit naar de competenties communicatie, samenwerking, (zelf)reflectie en maatschappelijk handelen.

In navolging van de vervolgopleidingen is ook het Raamplan artsopleiding van 2009 opge-steld conform de CanMEDS-competenties. Hiermee is de aansluiting tussen de basisartsoplei-ding en de vervolgopleidingen tot stand gekomen (zie ook ► H. 12).

Naast dit omvangrijke moderniseringstraject is de KNMG ook bezig te komen tot een her-ziening van de herregistratie-eisen en -procedure, en tot modernisering van de erkenningen van en het toezicht op opleiders, opleidingsinstellingen en opleidingen. Hoewel dit proces nog volop aan de gang is kan hierover wel gemeld worden, dat er gezocht wordt naar aansluiting bij gevalideerde interne kwaliteitssystemen in instellingen voor gezondheidszorg. Voor wat de in-dividuele beroepsbeoefenaren betreft wordt tevens aansluiting gezocht bij het Kwaliteitskader Medische Zorg dat de KNMG in 2012 heeft uitgebracht.[5]

De modernisering van erkenningen en het toezicht op opleidingsinstellingen en opleiders is er in principe op gericht de verantwoordelijkheid voor de kwaliteit meer bij de beroepsbeoe-fenaar/opleider en de opleidingsinstelling te leggen. Zij dienen toereikende interne kwaliteits-systemen te hebben die er op gericht zijn de kwaliteit, ook van opleidingen en van prestaties tijdens de beroepsuitoefening, te bevorderen en te borgen. De RGS kan op die wijze meer 'gelaagd' toezicht gaan houden, namelijk door te controleren of de interne kwaliteitssystemen op orde zijn zodat helder is dat de opleiders en opleidingen aan de juiste eisen voldoen. Voor de herziening van de herregistratie-eisen en -procedure wordt nog gezocht naar soortgelijke mogelijkheden.

---

4   Resp. Nederlandse Federatie van Universitair medische centra, Nederlandse Vereniging van Ziekenhuizen, Stichting Topklinische Ziekenhuizen, Huisartsopleiding Nederland (samenwerkingsverband van 8 univer-sitaire huisartsopleidingen), Koepel Artsen Maatschappij en Gezondheid, Orde van Medisch Specialisten, Landelijke vereniging van Assistent-Geneeskundigen, Jonge Orde (medisch specialisten in opleiding).

5   Dit Kwaliteitskader bevat één set kwaliteitsnormen voor alle specialismen en profielartsen. Het kwali-teitskader bestrijkt acht kwaliteitsdomeinen voor medische zorg. Deze zijn uitgewerkt in aanbevelingen aan artsen en hun wetenschappelijke verenigingen. Zij krijgen zo een totaaloverzicht van de gangbare kwaliteitseisen, in onderlinge samenhang bezien: van bevoegd handelen tot visitatie, van nascholings-eisen tot omgaan met incidenten. Het kwaliteitskader maakt duidelijk wat de eigen beroepsgroep en de maatschappij van elke arts en elke wetenschappelijke vereniging verwachten op het terrein van kwaliteits-bevordering en het afleggen van verantwoording.

Ten slotte wordt intensief nagedacht over het zogenaamde schakeljaar en over flexibilise-ring van de vervolgopleidingen. Er wordt al geëxperimenteerd met de mogelijkheid om het laatste jaar van de artsopleiding te gebruiken als 'schakeljaar' met de vervolgopleiding naar keuze. De student kan in dit jaar vast voorsorteren op de gekozen vervolgopleiding. Hiermee kan een bekorting van de totale opleidingsduur worden bereikt. Flexibilisering van de duur van de vervolgopleiding kan bereikt worden door eerder (voorafgaand aan de vervolgopleiding) of sneller verworven competenties tijdig in beeld te brengen via toetsing. Hierdoor zal de snelheid waarmee aio's de vervolgopleiding doorlopen, uiteen kunnen lopen.

40.4 Structuur en indeling beroepen en opleidingen heroverwegen

Er zijn goede redenen om de structuur van medische beroepen en opleidingen onder de loep te nemen en op niet al te lange termijn te heroverwegen. De vergrijzing, de bedreiging van de volksgezondheid door welvaartsziekten, concentratie en herverdeling van zorg, taakherschik-king en het beperkte budget voor de gezondheidszorg zijn de belangrijkste redenen.

■ **Cure en care**

De zorgbehoefte in de samenleving is sterk aan het veranderen. De komende twee decennia komen er zeer veel ouderen bij, leidend tot een navenante toename van kwetsbaarheid en multimorbiditeit. Het ziektemodel dat in de curatieve zorg van vandaag nog altijd overheerst (klacht → diagnose → behandeling → genezing) is straks voor een groot deel van de zorgvra-gende bevolking niet meer van toepassing. Het gaat er dan om de kwaliteit van leven van de oudere mens met vaak meerdere chronische aandoeningen en andere kwalen zo goed mogelijk in stand te helpen houden. Maar ook zal de rol van arts bij deze bevolkingsgroep bescheidener zijn dan nu; het welzijn en de kwaliteit van leven van ouderen vergt immers slechts voor een beperkt deel medische betrokkenheid.

De veranderende morbiditeit vraagt deels om andere competenties van artsen dan die wel-ke de medische beroepsgroep voor het huidige ziektemodel nodig heeft. Er zal meer behoefte zijn aan generalistisch denkende en werkende artsen, en daarnaast aan een scala van andere zorg- en welzijnsprofessionals en vrijwilligers die de noden van deze mensen helpt lenigen. Samenwerking en afstemming zijn daarbij essentieel. Dat neemt niet weg dat er natuurlijk be-hoefte blijft bestaan aan specialisten op medische deelgebieden. Daarbij doet zich de vraag voor wat die behoefte is, dus over welke aantallen specialisten het in de toekomst moet gaan, wat hun competenties moeten zijn, en hoe zij opgeleid moeten worden. Is, bijvoorbeeld, een langdurige opleiding met een generalistisch én een (super)specialistisch deel (zoals nu) nodig om aan de maatschappelijke behoefte te kunnen beantwoorden? Of kunnen we volstaan met veel kortere opleidingen die tot een beperkt aantal specialistische vaardigheden leiden?

■ **Volksgezondheid, welvaart en verantwoordelijkheid**

De 'welvaartsziekten' die mede of hoofdzakelijk het gevolg zijn van ongezond gedrag, onge-zonde leefgewoonten en een omgeving (waaronder voedselproducenten, de detailhandel en de vermaaksindustrie) die daarop inspeelt, vormen een bedreiging voor de volksgezondheid. Inmiddels zijn vele actoren in de gezondheidszorg ervan overtuigd dat het tij gekeerd moet worden: de toekomstige generatie moet beschermd en weerbaar gemaakt worden tegen deze bedreiging. Met zorg alleen komen we er lang niet: dat is het paard achter de wagen spannen en ontkennen waar de verantwoordelijkheden liggen.

Velen dragen verantwoordelijkheid voor een ongezonde leefomgeving en ongezond leven. Overheden, voedsel- en (fris)drankproducenten, de verantwoordelijken voor bouw en ruimtelijke ordening, supermarkten, scholen, bedrijven, en tal van anderen. Sociaaleconomische verschillen zorgen ook voor verschillen in gezond leven, gezond eten en gezondheid. En de burger zelf is ook verantwoordelijk, zij het dat hij aan vele verleidingen is blootgesteld en gezond leven hem niet gemakkelijk wordt gemaakt.

Artsen spelen een bescheiden maar wel cruciale rol in het domein van gezond leven en gezond gedrag. Artsen signaleren de risico's en de gevolgen van ongezond leven en ongezond gedrag, brengen die op grotere schaal in kaart en kunnen daarmee trends voorspellen die beleidsbepalend zouden moeten zijn. Artsen kunnen, en moeten, ook op individueel niveau preventie bedrijven, al dan niet gekoppeld aan het diagnosticeren en behandelen van (welvaarts)-ziekten en hun kennis van de gewoonten en de omgeving van individuele patiënten. Daar hoort ook bij dat artsen in geval van een vermoeden van ongezond gedrag actief moeten informeren naar leefomstandigheden, gezinsleden, werk, school enzovoort.

Deze perspectiefkanteling vereist van artsen dat zij met een andere blik naar ziekte, gezondheid en samenleving gaan kijken. Artsen zijn niet alleen meer de 'hoeder' van en zorgverlener voor de zieke, maar hebben ook een verantwoordelijkheid in het signaleren van individuele en collectieve gezondheidsbedreigingen en hun relatie met de directe omgeving van de patiënt. Artsen hebben ook een verantwoordelijkheid in het helpen voorkómen of terugdringen van die bedreigingen, hetzij collectief, hetzij individueel. Dat vraagt nieuwe competenties, niet alleen bij artsen die in het publieke domein werkzaam zijn, maar ook bij curatief werkzame artsen en artsen die epidemiologisch onderzoek doen.

■ Overige redenen voor heroverweging van het beroepen- en opleidingenpalet

- De concentratie van hooggespecialiseerde zorg in een beperkt aantal ziekenhuizen, die geleidelijk zijn beslag krijgt, heeft consequenties voor de vervolgopleidingen. (Sub)specialisten in concentratieziekenhuizen zullen nooit de volle omvang van de geneeskunde uitoefenen, wat gevolgen kan hebben voor hun opleidingstraject. Dat geldt ook voor specialisten die in de basiszorg gaan werken: zij hoeven in hun opleiding niet het gehele (sub)specialistische traject te doorlopen.
- Taakherschikking tussen enerzijds artsen en anderzijds verpleegkundigen, verpleegkundig specialisten, physician assistants en andere beroepen heeft wettelijk zijn beslag gekregen. De praktijkinzet van deze beroepsbeoefenaren kan en zal gevolgen hebben voor de taakverdeling in de zorg en uiteindelijk dus ook voor de inhoud en omvang van de medische beroepen en vervolgopleidingen.
- De beperkte groei van het budget voor de gezondheidszorg leidt tot bezuinigingen in met name de verzorging en de care, waardoor een (veel) groter beroep zal worden gedaan op mantelzorg en vrijwilligers. Maar er wordt ook gekort op de specialistenopleidingen en op het budget voor de cure, wat gevolgen zal hebben voor het aantal op te leiden specialisten in de cure.

De ontwikkelingen in de morbiditeit, de volksgezondheid en de organisatie en bekostiging van zorg nopen tot een herbezinning op de structuur van de opleidingen en beroepen in de geneeskunde, uiteraard in samenhang met soortgelijke aanpassingen in de beroepen en opleidingen van andere zorgprofessionals. Daarbij moeten de volgende vragen worden beantwoord:
- Hoe ziet de zorgbehoefte er het komende decennium uit? Daarbij wordt rekening gehouden met de ontwikkelingen op het gebied van vergrijzing en multimorbiditeit (cure en care), de bevordering van de (volks)gezondheid en het tegengaan van welvaartsziekten, en de mogelijkheid, wenselijkheid en noodzaak van taakherschikking.

- Welke competenties, welke beroepen en welk zorgvolume zijn noodzakelijk om aan de toekomstige zorgbehoefte, zoals geformuleerd onder vraag 1, tegemoet te kunnen komen?
- Hoe vindt de vertaling plaats van competenties en zorgvolume naar opleidingen en beroepen per professie – dus in dit geval voor de medische beroepsgroep?
- Hoe kan de structuur en samenhang van de medische vervolgopleidingen optimaal leiden tot het in de toekomst gewenste en noodzakelijk aanbod aan artsen, rekening houdend met maatschappelijke ontwikkelingen als zorgconcentratie, taakherschikking en substitutie, en beperkte budgetten?

De beantwoording van deze vragen is primair een taak van de in 2013 ingestelde Sectie Beroepen en Opleidingen van het Zorginstituut Nederland, in nauwe samenspraak met de betrokken beroepsgroepen (artsen, verpleegkundigen, physician assistants enzovoort) en vertegenwoordigers van patiënten en consumenten. Dit proces is inmiddels op gang gekomen en zal vermoedelijk eind 2013 een eerste globale prognose opleveren.

40.5 Samenwerking en verantwoordelijkheidsverdeling

In de modernisering van de medische vervolgopleidingen via de CanMEDS-competenties is samenwerking, inclusief overdracht en uitwisseling van gegevens, een belangrijk thema. Ook andere recente ontwikkelingen, hierboven beschreven, zetten het grote en toenemende belang van samenwerking in de schijnwerper. Steeds meer artsen en andere zorgverleners werken parttime, waardoor er aanzienlijk meer overdrachtsmomenten zijn in de zorg. Ook neemt bij een toenemend aantal met name oudere patiënten het aantal zorgverleners toe, omdat deze patiënten steeds vaker kampen met multimorbiditeit en kwetsbaarheid. Ook voor de jeugdzorg geldt dat er vaak veel zorgverleners ingeschakeld zijn per persoon of gezin. Een groot aantal zorgverleners rond een patiënt vereist nauwkeurige samenwerking en overdracht. Taakherschikking van artsen naar andere zorgverleners (en van verpleegkundigen naar verzorgenden) en de toenemende inzet van mantelzorgers en vrijwilligers doet evenzeer een groot beroep op het delen van informatie en het overdragen van essentiële gegevens. Het ingezette onderscheid tussen basiszorg (dichtbij) en hooggespecialiseerde zorg (verder af) is zonder een hechte samenwerking en gegevensuitwisseling gedoemd te falen.

De eigen verantwoordelijkheid van de patiënt wordt door steeds grotere delen van de zorgsector, na jaren van lippendienst, serieus genomen. Shared decision making, zelfmanagement, eigen regie, eigen keuze, het zijn geen loze begrippen meer maar termen waarin zorgverleners en patiënten zich herkennen en waar zij samen hun weg in zoeken. Maar de eigen verantwoordelijkheid van de patiënt, de mate waarin hij de regie heeft over zijn zorgproces, de wijze waarop hij zijn eigen zorg regelt, de mate waarin hij zelf onderbouwde beslissingen kan nemen, staan of vallen met de samenwerking met de zorgverleners, de voorlichting en ondersteuning van zorgverleners, de informatie waarover de patiënt kan beschikken. Minstens even belangrijk is, of de zorgverleners voldoende in staat zijn om in te schatten of, en zo ja in hoeverre, patiënten bereid en in staat zijn tot zelfmanagement, eigen regie en eigen besluitvorming over het zorgproces. Zo is dus ook de informatie-uitwisseling en samenwerking tussen patiënt en zorgverlener, ten dienste van het (al dan niet) nemen van eigen verantwoordelijkheid door de patiënt, een cruciaal feit geworden, en zal dat in de toekomst nog meer zijn.

De KNMG heeft, samen met negen andere organisaties, in 2010 de *Handreiking Verantwoordelijkheidsverdeling bij samenwerking in de zorg* uitgebracht. Hierin worden dertien aanbevelingen gedaan hoe de samenwerking, overdracht en verantwoordelijkheidsverdeling tussen zorgverleners rondom de patiënt, en tussen zorgverleners en de patiënt, vormgegeven moeten worden. Ook de raden van bestuur van zorginstellingen hebben hierin een duidelijke, sturende en controlerende rol. Hoewel er weinig revolutionairs in deze Handreiking staat, blijkt dit in de praktijk toch weerbarstige materie te zijn. Vele zorgverleners en instellingen menen dat zij dit goed geregeld hebben, maar veelal blijkt dat niet of slechts deels het geval te zijn, en worden verantwoordelijkheden niet goed belegd, niet benoemd, niet gecontroleerd, of is de overdracht en de aanspreekpersoon niet goed georganiseerd. Reden genoeg voor de Inspectie voor de Gezondheidszorg om de aanbevelingen uit deze Handreiking op korte termijn aan de orde te gaan stellen in toezichtgesprekken met zorginstellingen.

40.6   Conclusie

De modernisering van de (basis)artsopleiding en de medische vervolgopleidingen voltrekt zich in belangrijke mate volgens de contouren die in 2002 in het rapport *De arts van straks* zijn geschetst. De opleidingen worden in toenemende mate gestuurd door de CanMEDS-competenties, en aan de voorwaarden om op die wijze op te leiden en de kwaliteit van opleidingen te bewaken, wordt invulling gegeven, onder meer via het project Modernisering Medische Vervolgopleidingen. Er valt echter nog wel wat te winnen. De algemene competenties moeten meer uit de verf komen. Het is nog niet zo ver dat aios van verschillende opleidingen die wel iets van elkaar kunnen leren, bij elkaar in de keuken kijken en gedeelde modules volgen. Opleiders zijn vaak oudere artsen en voor hen is het niet makkelijk aan nieuwe mores en methoden te wennen. Het bouwwerk van beroepen en opleidingen dat we kennen zal moeten veranderen onder invloed van vergrijzing, multimorbiditeit, (de preventie van) welvaartsziekten, en ontwikkelingen zoals zorgconcentratie, taakherschikking en beperkte budgetten. Zorgverleners werken steeds meer parttime, en het aantal zorgverleners rondom patiënten neemt toe, met name bij (kwetsbare) ouderen met multimo biditeit, maar ook bij jeugdigen. Hierdoor neemt het aantal overdrachts- en samenwerkingsmomenten sterk toe. Ook zullen patiënten vaker de regie over hun zorgproces in eigen hand nemen en eigen keuzen maken. Deze zaken stellen hoge eisen aan de overdracht van informatie en het beleggen en borgen van verantwoordelijkheden in de zorgketen.

Er is, kortom, een goede start gemaakt met het aanpassen van de opleidingen aan maatschappelijke eisen en ontwikkelingen, maar we zijn er nog lang niet. Met de blik op de wat verdere toekomst gericht, zullen er nog ingrijpende wijzigingen moeten worden doorgevoerd.

Nieuwe ontwikkelingen in de zorg – Samenwerking en schaarste

Guus Schrijvers

41.1   Inleiding

Er zijn drie redenen waarom de samenwerking tussen professionals in de komende jaren gaat veranderen. Dat is ten eerste omdat we meer wetenschappelijke kennis hebben over interprofessionele samenwerking. Er is veel onderzoek naar gedaan. Ten tweede gaat de zorgvraag sneller groeien dan de beschikbare financiële middelen. De samenwerking kan dan onder druk komen te staan (iedere professional werkt voor zich) of juist niet (schaarste maakt creatief en leidt tot tijdbesparende samenwerking). Ten derde maken het digitale berichtenverkeer en een gezamenlijke patiëntendossier een andere vorm van samenwerking mogelijk. Hieronder bespreek ik deze drie redenen en geef ik aan hoe de samenwerkingzoekende professional met wetenschappelijke kennis, schaarste aan tijd en geld en met een goede ICT-ondersteuning zich het beste kan handhaven.

41.2   Wetenschappelijke kennis

In 2008 publiceerden de Canadese onderzoekers Butt[267] en collega's een model (op basis van een literatuurstudie) over interprofessionele samenwerking bij zorg aan mensen met chronische aandoeningen. Zij baseren daar een theoretisch model op. Zij concluderen dat samenwerking vaak mislukt, omdat 1. deze complex is 2. het tijd kost om deze op te zetten 3. ze inzet vraagt van tijd en geld en 4. de besluitvorming tussen partners niet goed te formaliseren is. Butt en haar collega's onderkenden drie kenmerken aan samenwerking met positieve of negatieve invloed op de patiëntenzorg;
1. Basiscondities: willen professionals wel samenwerking, collegiale relaties, onderlinge afhankelijkheid en leiderschap binnen de samenwerking?
2. Organisatorische factoren: is er voldoende ondersteuning voor de samenwerking op het terrein van bijvoorbeeld (digitaal) berichtenverkeer, secretarieel en gemeenschappelijke richtlijnen?
3. Maatschappelijke factoren zoals status- en inkomensverschillen tussen samenwerkende professionals, bestaande eigen beroepsregulering en verkeerde financiële prikkels.

De genoemde auteurs onderscheiden drie uitkomsten van samenwerking. De eerste uitkomst is verbetering van de motivatie tot samenwerking. In wezen is dit het verbeteren van de basiscondities. De tweede betreft organisatorische verbeteringen liggend op de terreinen van factoren 2 en 3. Ten derde zijn er verbeteringen in de kwaliteit in de patiëntenzorg en in de gezondheid van de bediende populatie.

Dit is de finale uitkomst van samenwerking en de belangrijkste. Ik verwacht dat in de komende jaren samenwerkingsverbanden met meer wetenschappelijke kennis worden gestart, voortgezet of beëindigd. Het model van Butt en haar collega's biedt hiervoor een goed schema om alle argumenten pro- en contra samenwerking te inventariseren. Ook al hebben zij zich geconcentreerd op de zorg aan mensen met een chronische aandoening.

In 2012 maakte de Engelse oud-hoogleraar interprofessioneel onderwijs Hugh Barr[268] een waarschuwende opmerking: een integratie van organisatiestructuren is niet voldoende om samenwerking tot stand te brengen. Dus een fusie tussen huisartsenmaatschappen of van eerste lijn met ziekenhuis bijvoorbeeld helpt niet, zeker niet als deze de basiscondities van Butt en anderen doet verslechteren. Barr bepleit dat bij een structurele integratie de professionals vanaf het begin intensief betrokken zijn en continu worden bijgeschoold in nieuwe werkwijzen die ontstaan door de integratie. Ook de waarschuwing van Barr is van betekenis gelet op de vele fusies die in de zorg hebben plaatsgevonden. Andere wetenschappers zoals de Canadezen Goldman en collega's pleiten voor het invoeren van triagesystemen, richtlijnen, beslisbomen en zorgpaden als vehikel om professionele samenwerking te verbeteren. In dergelijke multidisciplinaire interventies krijgt de samenwerking tussen professionals concreet vorm. Holmesland c.s.[269] en Kilgore & Lanford[270] voegen aan de bovengenoemde recente inzichten in samenwerking toe, dat wederzijds vertrouwen en wederzijds begrip ook belangrijke factoren voor een goede samenwerking zijn. Ten slotte geeft Bronstein[271] aan dat flexibiliteit in een samenwerkingsrelatie van groot belang is. Want professionals moeten toestaan dat andere professionals zich af en toe op hun terrein begeven en moeten willen dat zij zelf waar nodig buiten hun eigen domein werken. Ook wijst Bronstein op de totstandkoming van nieuwe beroepen, bijvoorbeeld van Nurse Practitioners (NP, tegenwoordig Verpleegkundig Specialisten, VS, genoemd) die zelf medicijnen voorschrijven. De komst van zo'n soort beroep maakt samenwerking minder noodzakelijk. Immers een Physician Assistant of Verpleegkundig Specialist kan meer zelfstandig taken uitvoeren en hoeft daarom minder samen te werken met een huisarts. Als deze recente kennis over samenwerking breed toepassing verwerft, verwacht ik voor de komende jaren snellere vooruitgang van samenwerking met gunstige condities van Butt en al andere genoemde auteurs. Maar ook sneller stoppen met ongunstige vormen van samenwerking.

41.3   Toenemende schaarste en samenwerking

In de voorspoedige jaren 1910-1925 introduceerde Taylor in de VS zijn wetenschappelijk management (scientific management) theorie. Hij ging richtlijnen van ingenieurs gebruiken om de snelheid van de lopende band in de Fordfabrieken te bepalen. In de jaren dertig van de grote depressie lukte het niet meer om met richtlijnen te werken. Want die verhoogden de kosten van de lopende band, omdat arbeiders doorkregen dat ingenieurs kwamen meten. De wereldberoemde Hawthorne-experimenten bewezen dit en stammen uit die tijd. In de jaren dertig van de vorige eeuw werd de budgettering uitgevonden: managers kregen geen wetenschappelijke richtlijnen meer mee maar een budget. Het motto werd: onder financiële druk worden alle richtlijnen vloeibaar. Ze moesten het maar uitzoeken hoe ze hun taken volbrachten en dat zonder richtlijnen vooraf. Het budget verdrong hiermee de voorcalculatie op basis van richtlijnen. Dit klassieke verhaal over Taylor en Hawthorne en daarna budgettering zou wel eens het verhaal van de zorg kunnen worden in de 21ste eeuw. We hebben achter ons een voorspoedige periode met vele richtlijnen en die op hun beurt ten grondslag liggen aan DBC's en andere tarieven. De zorg wordt daarmee in een bedrijfskundige mal gedrukt. Nu (begin 2013) gaan er vele stemmen op om de betaling per verrichting af te schaffen en te vervangen door een vorm van budgettering. Die heet tegenwoordig populatiegebonden bekostiging. Op basis van indicatoren van de populatie (bijvoorbeeld het percentage 65-plussers en het percentage chronische zieken) ontvangen de huisarts, het ziekenhuis, de ouderenzorg en de geestelijke gezondheidszorg een budget. Op zich is daar niets mis mee: want zoals nood leert bidden, leert depressie budgetteren. Het ook al in 1930 onderkende gevaar is wel aanwezig dat al die gebudgetteerde zorgaanbieders patiënten naar elkaar gaan afwentelen. Een ziekenhuis in geldnood zou dan patiënten vervroegd kunnen gaan ontslaan naar de eerstelijnszorg. De eerstelijnszorg op haar beurt zou dan vaker patiënten kunnen gaan afschuiven naar het ziekenhuis. Dit fenomeen is nu al te onderkennen, als perifere ziekenhuizen dure kankerpatiënten onnodig naar academische centra sturen. Als deze budgettering per zorgaanbieder doorzet, is samenwerking ver te zoeken vanwege de verschillende economische belangen. Dit is op te lossen, indien instellingen geld krijgen onder de conditie dat zij samenwerken. In een artikel elders heb ik dat nader uitgewerkt.[272]

41.4   eHealth en samenwerking

Sinds de jaren negentig van de vorige eeuw voltrekt de digitalisering van de informatie zich in een aantal fasen. De eerste stap was dat informatie niet meer op papier maar in een elektronisch bestand kwam. In die fase kon het bestaan dat huisartsen in een gezondheidscentrum of specialisten in een ziekenhuis op vele manieren geboortedatums, adressen en bijvoorbeeld bloeddrukwaarden noteerden. Geleidelijk aan ging deze fase over in eilandautomatisering: alle professionals van dezelfde instelling gingen gestandaardiseerde data vastleggen. Weer een fase later gingen professionals van dezelfde instelling werken met één patiëntendossier. Thans zijn vele instellingen bezig al hun medische, logistieke en financiële gegevens onder te brengen in één ICT-systeem bijvoorbeeld EZIS van Chipsoft of EPIC van het Amerikaanse bedrijf EPIC Systems. Ik verwacht dat in de komende jaren deze ICT-systemen met elkaar makkelijker kunnen communiceren. Dat betekent een betere facilitering van de samenwerking, bijvoorbeeld tussen huisartsen en ziekenhuizen. Ik heb hierbij het volgende droombeeld: Elke huisartsenpraktijk of gezondheidscentrum heeft een beveiligde, online internetverbinding met het naburige ziekenhuis of naburige ziekenhuizen. Doktersassistenten van de huisartsen kunnen direct online een afspraak maken vanuit de praktijk. Zij kunnen de patiënten informeren over de afspraaktermijnen van specialisten. De informatie over de patiënt zetten zij in een Continuity of Care Document en seinen ze door naar de specialist. Die vraagt de patiënt dan per mail om aanvullende informatie voordat het consult plaatsvindt. Ook is het mogelijk dat de huisarts via het internet een specialist raadpleegt. Deze heeft bijvoorbeeld een hartfilmpje gemaakt in de eigen praktijk, stuurt dat door naar de cardioloog die consultatieve dienst heeft en vraagt advies. Eventueel is er screen-to-screencontact tussen beide artsen. Op gezette tijden overleggen huisartsen en cardiologen (in dit voorbeeld) over deze gang van zaken. Zij doen dat dan op basis van managementrapportages die zij uit het geavanceerde informatiesysteem halen door een query uit te schrijven. Natuurlijk is het mogelijk dat patiënten zelf al die handelingen, die ik hierboven heb voorbehouden aan de doktersassistenten, vanaf huis uitvoeren. Dat zou kunnen en ik ben daar ook voor. Maar omdat er vele, oude patiënten met beperkte cognitieve functies zijn, houd ik graag de optie open van digitale communicatie via de huisartsenpraktijk naar het ziekenhuis. (Meer over eHealth in de praktijk is te lezen in ► hoofdstuk 29.)

41.5   Tot slot

Wij weten nu meer onder welke omstandigheden samenwerking wel of geen betere patiëntenzorg of gezondheid van de bediende populatie oplevert. Daarvoor bestaan de theorieën van Butt, Barr en andere zorgonderzoekers. We kennen de gevaren van budgettering en weten in theorie de afwenteling te voorkomen. Over samenwerking ondersteund door Zorg-ICT komen de eerste goede voorbeelden in de vakbladen ter sprake. Of de samenwerking in de toekomst inderdaad tot stand komt, gesteund door ICT en theorievorming, hangt af van de missie van verschillende zorgaanbieders. Is die sterk taakgericht (bijvoorbeeld het uitvoeren van x-duizend oogoperaties) dan komt die samenwerking op een laag pitje. Is de missie inkomensgericht (bijvoorbeeld hoe dan ook het bestaande budget vasthouden en daarbinnen blijven), dan komt de samenwerking eveneens onder druk te staan. Alleen indien er bereidheid bestaat bij zorgaanbieders zich ten dienste te stellen van de lokale en regionale populatie, krijgt samenwerking een impuls door de schaarste. Voor een deel hangt dit af van de basishouding van professionals en hun bestuurders en voor een ander deel van de wet- en regelgeving en de financiële prikkels die daarvan uitgaan. Ik hoop, maar ben er niet gerust op, dat de gezondheid van de eigen doelgroep voorop blijft staan, ook bij schaarste. Alleen dan zal de samenwerking tussen professionals zich voorspoedig ontwikkelen.

Marktwerking in de zorg: Gevolgen tot nu toe en de toekomst

Guus Schrijvers

42.1   Inleiding

Samenwerking lijkt haaks te staan op marktwerking. Immers bij deze laatste heet samenwerking kartelvorming: partijen vormen dan een keten of netwerk met maar één toegang tot de zorg. Verder spelen bij marktwerking bedrijfsgeheimen: de ene aanbieder gaat toch zeker niet aan de andere vertellen waarom bij hem decubitus veel minder voorkomt onder opgenomen patiënten. Dan verspeelt de eerste zijn gunstige concurrentiepositie. Ook speelt bij marktwerking de prijs een grotere rol dan kwaliteit van zorg en bij samenwerking is dat andersom. Toch zijn dit slechts theoretische vooroordelen. Treden ze ook in de praktijk op? Daarop geeft dit hoofdstuk een antwoord. Na twintig jaar voorbereiding ging op 1 januari 2006 de Zorgverzekeringswet van start. Deze wet introduceerde marktwerking in de zorg. Er is sprake van drie markten (zie ◘ figuur 42.1): de zorginkoopmarkt, de zorgverlenersmarkt en de zorgverzekeringsmarkt.

Hieronder komen eerst de gevolgen van deze markten aan de orde. Per zorgsector komen deze aan bod. Het hoofdstuk eindigt met enige moderne theorieën over marktwerking en een vooruitblik op de komende zeven jaar.

42.2   Preventie niet uit de zorgverzekeringswet te betalen

Neem als voorbeeld de cursus 'Grip op je dip',[273] een vroegtijdige interventie voor mensen die nog geen psychische problemen hebben. Deze komt niet in aanmerking voor betaling uit de Zorgverzekeringswet. Die wet geldt alleen voor mensen met aanwezige gezondheidsklachten. Ook diabeteseducatie valt buiten deze wet. Want dat is geen interventie gericht op herstel, maar op het voorkomen van hypo's en late complicaties. Kortom, sinds de invoering van marktwerking is preventie het stiefkind.

Over de periode 1850-2006 kent Nederland zes succesverhalen over de preventie. Het terugdringen van:
1. Infectieziekten dankzij hygiëne (sinds 1850).
2. Alcoholgebruik (1890-1960).
3. Kindersterfte dankzij consultatiebureaus (sinds 1910).
4. Het roken dankzij voorlichting (sinds 1950).
5. Het aantal verkeersslachtoffers door herinrichting van wegen en veiliger auto's (sinds 1970).
6. Het aantal personen met hiv en aids dankzij preventief doelgroepenbeleid.

Thans heeft Nederland behoefte aan drie nieuwe groepen van preventieve interventies gericht op het tegengaan van overgewicht, het nog verder terugdringen van het tabaksgebruik en het ontmoedigen van het alcoholgebruik. Al lang voordat de Zorgverzekeringswet in 2006 een feit werd, bepleitten Public Health-topmensen om deze wet een ruimere scoop te geven en ook een programma te openen voor preventieve programma's. Eerstelijnsorganisaties, ziekenhuizen, GGD en instellingen voor verslavingszorg kunnen dan in onderlinge concurrentie deze programma's ter bekostiging aanbieden aan inkopers van zorgverzekeraars.

42.3   Huisartsen varen wel bij marktwerking

Sinds 2006 is het aantal gezondheidscentra en nieuwbouw daarvan enorm toegenomen. Statistieken ontbreken, maar ik schat deze groei op honderden nieuwe centra. Huisartsen durfden deze dure nieuwbouw aan, omdat de Zorgverzekeringswet sinds 2006 een gunstige en stabiele

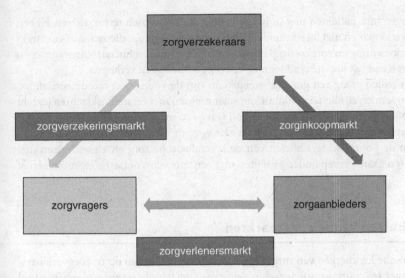

◘ Figuur 42.1 De drie markten binnen de zorg.

bekostiging biedt. Voor alle, ook de particuliere, patiënten geldt een abonnementstarief van 55 euro per ingeschreven patiënt en een laag consulttarief van negen euro. Sinds 2006 kwamen vele huisartsenposten (ook vaak met nieuwbouw) tot stand, eveneens mogelijk geworden door het verdwijnen van het onderscheid tussen particuliere verzekeraars en de ziekenfondsen. De derde gunstige ontwikkeling betreft de opkomst van de zorggroepen gericht op patiënten met diabetes, COPD en cardiovasculair risico. Gelet op deze drie gunstige ontwikkelingen vormt de marktwerking een blessing in disguise voor huisartsen. Toch zijn er ook nadelen te noemen. Wat opvalt is dat zorgverzekeraars niet in staat zijn samen te werken bij het inkopen van huisartsenzorg en andere eerstelijnszorg. Zij hanteren alle verschillende inkoopformulieren, kwaliteitsindicatoren en productspecificaties. De oliemaatschappijen, bierbrouwerij en voetbalclubs doen dat beter. Zij concurreren wel maar standaardiseerden hun producten als eurobenzine (bij elke oliemaatschappij hetzelfde) en bierflesjes. Voetbalclubs als Ajax en Feyenoord concurreren ook heftig met elkaar, maar zijn wel in staat om samen een competitie te organiseren en de spelregels te standaardiseren. Zorgverzekeraars kunnen dat niet: misschien hebben ze nog te weinig ervaring met én concurreren én collega zijn.

Er bestaat geen kwaliteitsconcurrentie in de huisartsenzorg. Stel een huisartsengroep biedt zijn patiënten de mogelijkheid om online afspraken te maken. Dan kunnen zij op zondag al een afspraak inplannen en hoeven zij niet op maandagochtend te bellen en lang wachten om een afspraak te maken. Stel dat een andere huisartsengroep elektronisch inzage in het eigen dossier aanbiedt aan zijn patiënten. Technisch gesproken is dat een klus van twee dagen werk voor een ICT'er en van een paar dagen voor een communicatieadviseur om de patiënten te informeren. Beide opties (online afspraken maken en inzage in eigen dossier) zijn onmiskenbaar een kwaliteitsverhoging van huisartsenzorg. Binnen de marktwerking is het denkbaar dat huisartsen die deze opties bieden, een hoger abonnementstarief ontvangen dan huisartsen zonder deze optie. Zorgverzekeraars zouden vaker op dergelijke kwaliteitsindicatoren hun tarief aanpassen. Kwaliteitsconcurrentie: wie kan daar bezwaar tegen hebben?

Wat opvalt op de zorginkoopmarkt is dat de zorgverzekeraars selectief willen inkopen maar dat huisartsen niet selectief hun diensten kunnen verkopen. Het is niet mogelijk dat huisartsen patiënten weigeren die zijn verzekerd bij een verre verzekeraar of bij een met slechte financiële condities. Ze mogen hun patiënten niet in het openbaar aanraden zich te verzekeren bij een regionale zorgverzekeraar en niet bij een landelijk werkende verzekeraar die zich niets aantrekt van lokale netwerkvorming en zorgketens. Huisartsen in IJsselstein en huisartsenzorggroepen in Limburg trokken aan het kortste eind toen zij selectief wilden gaan verkopen.

Ziekenhuizen willen graag een graantje meepikken van de voorspoed van de eerstelijns- zorg. Sinds 2006 openden zij allerlei poliklinieken waar mensen met eerstelijnsklachten terecht kunnen: snotterpoli's, poeppoli's, benauwdheidspoli's en ga zo maar door. Dat is geen gunstige ontwikkeling, niet voor de kosten van de zorg en niet voor de kwaliteit daarvan. Beter is het indien huisartsen de poortwachters blijven van de specialistische zorg en ziekenhuizen niet rechtstreeks klanten gaan werven onder patiënten met een snotneus, ontlastingsproblemen of benauwdheid.

42.4   Ziekenhuizen kennen zes markten

Gelet op economische kenmerken van zorgvragers hebben ziekenhuizen op de zorgverleners- markt te maken met zes soorten zorg, te weten acute zorg, oncologische zorg, planbare ofwel electieve zorg, zorg voor moeder en kind, chronische zorg en geestelijke gezondheidszorg. Deze zesdeling komt voort uit ketenzorgperspectief. Zo heeft een ziekenhuis bij acute zorg te maken met ambulancediensten, politie en brandweer, totaal andere partners dan bij zorg aan chronisch zieken waar gemeenten met WMO-consulenten veelal gesprekspartner zijn. En bij de zorg voor moeder en kind komen verloskundigen en jeugdgezondheidszorgartsen naar vo- ren als samenwerkingspartners. Deze zesdeling komt uit de praktijk voort en klopt theoretisch niet. Zo hebben chronische zieken een hoger risico op acute zorg indien hun aandoening snel verergert zoals bij COPD kan gebeuren. Dan overlappen acute zorg en chronische zorg elkaar. Toch komen hieronder de zes deelmarkten ter sprake, omdat de positie van de patiënt op elke markt vaak een andere is.

42.5   Acute zorg: vooral concurrentie op de zorginkoopmarkt

Sinds 2006 overweegt de overheid en in haar kielzog de zorgverzekeraars om veertig Spoed- eisende Hulp (SEH-) afdelingen van ziekenhuizen te sluiten. In een stad als Amsterdam kan dat. Die gemeente heeft genoeg aan SEH's op VUmc, het AMC en het Onze Lieve Vrouwen Gasthuis. Op de zorginkoopmarkt zouden zorgverzekeraars zich kunnen richten op het sluiten van contracten met slechts drie van de zeven Amsterdamse ziekenhuizen. Huisartsenposten in Amsterdam-West en -Noord kunnen kleine klachten blijven opvangen. De reistijd naar de SEH verandert voor de Amsterdammers nauwelijks. Het regeerakkoord van het kabinet Rutte-2 en een recente nota van Zorgverzekeraars Nederland bepleit dergelijk inkoopgedrag van zorgver- zekeraars. Als dit gaat gebeuren in 2014 of 2015, veroorzaakt dat enorme opschudding binnen de ziekenhuizen. Want de SEH is een grote inkomstenbron van acute opnamen in het zieken- huizen. Een ziekenhuis zonder SEH kent nauwelijks spoedopnamen vanwege een beroerte, botbreuk of pijn op de borst.

De samenwerking tussen huisartsenposten en SEH's komt niet verder omdat zij verschil- len qua bekostiging. Voor een huisarts die een wond hecht op een huisartsenpost, ontvangt de post een bedrag van ongeveer vijftig euro. Een chirurg die hetzelfde doet, opent een DBC en ontvangt enkele honderden euro's. Bij marktwerking hoort dat niet te gebeuren. Hier geldt, dat gelijke prijzen gelden voor gelijke producten. Bovendien belemmert dit de samenwerking tussen eerstelijnszorg en ziekenhuis. Huisartsen kijken met scheve ogen naar de specialisten. Die op hun beurt de goed betalende klandizie niet kwijt willen. De oplossing die buurlanden hanteren is het openen van een DBC pas bij opname te laten gebeuren en voor de SEH aparte tarieven en geen DBC's te hanteren. Een constructie waarbij huisartsen en SEH geld ontvangen op basis van kenmerken van de populatie lijkt mij nog het beste. Die kenmerken betreffen dan omvang en leeftijdsopbouw van de doelpopulatie en bevolkingsdichtheid. Deze zogeheten populatiegebonden bekostiging heeft echter de experimentele fase nog niet bereikt.

De Intensive Care-afdeling (IC) is voor sommige spoedpatiënten de laatste schakel in de keten ambulancezorg – SEH – operatiekamer – IC. In de VS heeft het toch Nederlandse bedrijf Philips een systeem van tele-IC ontwikkeld. Hierbij monitort een IC-centrale bijvoorbeeld twintig ziekenhuizen op afstand. De intensivisten op de centrale geven via beveiligd scherm-tot-schermcontact instructies door aan perifeer werkende zaalartsen en IC-verpleegkundigen. Dit systeem werkt even goed als de gebruikelijke IC maar is veel goedkoper. In Nederland werkt het Zuiderzee ziekenhuis te Lelystad met deze formule, waarbij intensivisten van het Amsterdamse OLVG op afstand patiënten monitoren en professionals in Lelystad instructies geven. Wellicht moeten zorgverzekeraars het allemaal nog leren, maar in deze jaren van financiële crisis zou ik verwachten dat zij hun uiterste best doen om tele-IC in te kopen.

42.6 De oncologische zorg: alleen behandeling concentreren

Sinds 2006 staat de kwaliteit van het aanbod van oncologische zorg hoog op de agenda. Want bij marktwerking hoort transparantie van kwaliteit voor patiënten en zorgverzekeraar. Anders functioneren die zorgverlenersmarkt en de zorginkoopmarkt (zie ◘ figuur 42.1) niet. De belangrijkste kwaliteitsindicatoren betreffen het aantal ingrepen per jaar per tumor. Zo geldt een minimumnorm voor ziekenhuizen van minimaal vijftien operaties van tumoren aan de slokdarm. Voor andere tumoren gelden andere volumenormen. Kleine ziekenhuizen hebben grote moeite om die normen te halen. Zij verliezen daardoor de slag om de markt. Daarom speelt thans ook de discussie over concentratie van het aanbod van oncologische zorg. Er is zelfs sprake van uitruil met acute zorg. Zo gaat het ziekenhuis in Bergen op Zoom zich richten op acute zorg en neemt het nabij gelegen ziekenhuis in Roosendaal alle oncologische zorg voor zijn rekening. Ik maak twee waarschuwende opmerkingen bij dit proces. Ten eerste ontstaat hierdoor een regionaal monopolie voor het, in dit voorbeeld Roosendaalse, ziekenhuis. Dat kan leiden tot achteroverleunen van professionals, arrogantie en prijsverhoging. Ten tweede leidt de concentratie tot langere reistijden voor kankerpatiënten. Het is daarom beter indien zorgverzekeraars en ziekenhuisbesturen alleen de ingrepen (operatie, chemokuur of bestraling) concentreren en niet de diagnostiek en de oncologische revalidatie.

Sneldiagnostiek van kanker biedt tegenwoordig vooral voordelen voor patiënten zonder kanker. Stel als patiënt hoest ik acht weken lang. De huisarts en de patiënt vertrouwen het niet. Om kanker uit te sluiten krijgt de patiënt een verwijskaart voor een thoraxfoto. Na het consult kan deze onmiddellijk terecht voor een röntgenfoto en verneemt op de poli de uitslag in twee woorden: geen bijzonderheden. Deze niet-kankerpatiënt heeft veel baat bij deze sneldiagnostiek. Had de patiënt wel longkanker gehad, dan was de kans groot geweest dat hij of zij wachttijden had meegemaakt voor de CT-scan, het poliklinische consult met de longarts en de verdere behandeling. Die tijdwinst van enkele dagen door de sneldiagnostiek verdwijnt daardoor. Een zorgverzekeraar zou de aanwezigheid van oncologische zorgpaden, gericht op snelle doorlooptijden tussen diagnostiek en behandeling, moeten hanteren als kwaliteitsindicator en daarvoor een duurdere DBC afsluiten.

De laatste opmerking over marktwerking in de oncologische zorg betreft het 'shared decision making'. Daarbij ontvangt de kankerpatiënt ruime informatie over de opties behandelen of niet behandelen, evenals over de subopties opereren, bestralen of chemokuur. De behandelend arts, Youtube-filmpjes, besluitondersteunende brochure, medepatiënten of hun nabestaanden verstrekken deze informatie. Het boeiende effect van shared decision making is dat meer patiënten afzien van behandeling bij ver gevorderde tumoren of uitzaaiingen. Er is sprake van kostenverlaging bij deze vorm van marktwerking!

42.7   De electieve zorg: hier is concurrentie goed mogelijk

Het grootste nadeel van marktwerking in de zorg is dat deze geen volumebeperking oplevert. Wellicht wel prijsverlaging maar het ongunstige volume-effect is groter. In dit verband is te wijzen op de enorme groei van het aantal Zelfstandige Behandel Centra (ZBC's), van enkele in 2006 naar honderden in 2013. Deze werkten over de periode tot 2012 zonder financieel plafond. Zo hoort dat ook op een vrije zorginkoopmarkt: daar is omzetstijging een doel van de ondernemer. Vooral bij planbare ofwel electieve zorg was de volumegroei groot: de ingrepen vanwege cataract en spataderen zijn enorm toegenomen. Sinds 2013 kennen ook de ZBC's een financieel plafond: zij mogen niet méér ingrepen aanbieden dan het maximum dat zij met de zorgverzekeraar hebben afgesproken. De hoop is dat door het stellen van dergelijke maxima de overdiagnostiek omlaag gaat.

Op de zorgverlenersmarkt (zie ❑ figuur 42.1) is concurrentie goed mogelijk. Patiënten hebben de tijd om de zorgaanbieder uit te kiezen die zij willen voor bijvoorbeeld het verwijderen van hun spataderen. Hierbij hebben zij drie opties: zij kunnen kiezen uit de beste, de dichtstbijzijnde of de snelst af te spreken zorgaanbieder. Wat in Nederland ontbreekt is een betrouwbare website met een zoekmachine waarin het aanbod van – in dit voorbeeld – spataderingrepen staat vermeld. Patiënten, eventueel ondersteund door familie of huisarts, zoeken zelf dan wel welke optie zij wensen. In Engeland bestaat deze website, Nederland verliest zich in meer dan vijftig, grotendeels onbetrouwbare, in ieder geval niet transparante websites en magazines voor patiënten.

Het laatste aspect over marktwerking bij electieve zorg betreft de focus dactory. In de Finse stad Tampere staat een orthopedische kliniek die de helft van Finland bedient. Er vinden daar duizenden heup- en knievervangingen plaats. Diagnostiek en nabehandeling vinden in perifere ziekenhuizen en in de eerste lijn plaats. Ik heb deze kliniek bezocht die oogt als een kleine instelling. De Finse regering besloot niet uit kostenoverwegingen maar vanwege beoogde kwaliteitsverbeteringen voor de inrichting van deze focuskliniek. Maar ook de kosten bleken in Tampere een stuk lager dan vroeger. Toch kan het niet anders dan dat zorgverzekeraars op langere termijn op de inkoopmarkt zich gaan richten op deze goedkope focusklinieken. Want de financiële schaarste gaat ook hun en de aanbieders van electieve zorg bereiken.

42.8   Geboortezorg: marktwerking als dreigement

Begin 2010 kwam het rapport *Een Goed Begin* uit. Daarin kwam een hoge perinatale sterfte (tot 28 dagen na de geboorte) naar voren vergeleken met andere Europese landen. Over 2011 bleek deze sterfte alweer aanzienlijk verlaagd. Over 2012 bleef de zuigelingensterfte (sterfte vóór de eerste verjaardag) dalen. Of dat ook geldt voor de perinatale sterfte, is bij het schrijven van dit stuk (oktober 2013) nog niet bekend. Het rapport *Een Goed Begin* kreeg grote aandacht van de massamedia. Ook gynaecologen, verloskundigen en kraamverzorgenden lezen kranten en kijken tv. Vermoedelijk zijn zij daardoor vanaf 2010 hun werk beter gaan doen. Daardoor gaat de perinatale en zuigelingensterfte omlaag. Dit relativeert structuurdiscussies over marktwerking. Transparantie plus massamediale aandacht verhoogden zonder structuurwijzigingen de kwaliteit van zorg.

Toch zijn ook kostenverlagingen mogelijk. Ten eerste door concentratie van de obstetrie tot veertig van de honderd ziekenhuizen. De argumentatie daarvoor is dezelfde als die bij de planbare zorg die hierboven aan de orde was. Interessant voor kostenbesparing én kwaliteitsverbetering zijn experimenten met één keten-DBC per bevalling en één DBC voor de voorafgaande zorg tijdens de zwangerschap. Stel dat een Verloskundig Samenwerkingsverband (VSV) met de zorgverzekeraar een bedrag afspreekt van 6000 euro per zwangere voor alle zorg rond zwangerschap en baring. Het VSV maakt afspraken met onderaannemers zoals verloskundige praktijken, maatschappen gynaecologie en instellingen voor kraamzorg. Die werken op basis van in te zetten uren. Door deze keten-DBC gaat het aantal spoedverplaatsingen durante partu verminderen. Ik licht dit toe aan de hand van een voorbeeld. Een zwangere geeft in haar zesde maand aan dat zij pijnloos thuis wil bevallen. De verloskundige hoort dit aan en onderneemt geen actie. De baring begint thuis, de verloskundige toucheert en stelt gedeeltelijke ontsluiting vast. De vrouw krijgt hevige pijn wil een epidurale prik en gaat per ambulance naar het ziekenhuis. De verloskundige krijgt volledige betaling voor haar zorg tijdens de baring en de gynaecoloog ook. Deze dubbele betaling verdwijnt bij de genoemde keten-DBC. Ook het aantal spoedverplaatsingen daalt dan. En dat is kwaliteitsverhoging én kostenbesparing.

42.9 Chronische zorg: consultatie is een aparte markt

Chronische zieken horen thuis in de eerste lijn. Ik ben het graag eens met deze stelling voor personen met diabetes, COPD, een verhoogd risico op hart- en vaatziekten en enkele andere veelvoorkomende chronische aandoeningen. Door de marktwerking is wel de chronische zorg in de eerste lijn opgekomen voor deze groepen maar niet die voor personen met zeldzame aandoeningen. Vanwege de specifieke kennis zijn personen met zeldzame chronische aandoeningen zoals kinderen met cystic fibrosis, ALS-patiënten en bijnieraandoeningen voor hun zorg en begeleiding aangewezen op één of enkele ziekenhuizen in Nederland. Scherm-tot-schermcontact en andere e-consulten kunnen hierbij het heen en weer reizen verminderen. Het Parkinsonnet is hierbij het grote voorbeeld.[274] Zorginkopers hebben hierbij de taak om intelligent in te kopen met in hun achterhoofd het nastreven van bereikbaarheid, kwaliteit en kostenverlaging van chronische zorg.

Wat ontbreekt in de tegenwoordige chronische zorg is de korte kaart die bestond voordat de Zorgverzekeringswet tot stand kwam. Huisartsen schrijven zo'n kaart uit en ontvangen dan een advies van een specialist. Dat kan bijvoorbeeld een vraag betreffen of een huisarts de cardiologische medicatie moet aanpassen omdat een hartpatiënt griep heeft. Voor dergelijke consultatie bestaat thans geen tarief. Deze korte kaart verhoogt de kwaliteit van zorg, omdat huisartsen makkelijker een consult vragen en specialisten daarop makkelijker ingaan. Zij verlagen ook de kosten, omdat de chronische zieken voor hun behandeling in de eerste lijn blijven en niet door de diagnostische molen van het ziekenhuis gaan.

42.10 Geestelijke gezondheidszorg: wat is het product?

Ggz Nederland, het Trimbos Instituut en ZonMw hebben thans slechts één doel en dat heet ambulantisering van de geestelijke gezondheidszorg aangeboden vanuit ggz-instellingen en ziekenhuizen. Want behandeling van psychiatrische patiënten in hun eigen leefomgeving is effectiever en voorkomt gewenning aan het leven in een instituut ofwel voorkomt hospitalisering. Toch is dat niet het grootste probleem voor de geestelijke gezondheidszorg, want dat is de vraag welke soort klachten de ggz wel en welke niet behandelt. Er kan alleen een markt voor de ggz bestaan als duidelijk is om welke producten het gaat en welke aanbieders tot de markt mogen toetreden. Daarover woedt in vakbladen, binnen de beroepsorganisatie van psychiaters en binnen het College voor Zorgverzekeringen een verwoede discussie. Daardoor is het mogelijk dat iedereen zich kan aanmelden als zorgaanbieder op deze markt. Het invullen van drie digitale formulieren bij het ministerie van VWS en bezoek aan de Kamer van Koophandel volstaat.

In plaats van dergelijke wilde marktwerking is het beter dat grote, professionele ggz-instellingen in eerste instantie hun aanbod bepalen voor de regio waar zij werken. In tweede instantie reageren zorgverzekeraars, gemeentebesturen en patiëntenverenigingen daarop. Zodra hierover consensus is bereikt tussen genoemde marktpartijen, ontvangt de instelling een populatiegebonden bekostiging van negentig procent van de kosten die zij in het verleden hadden. De overige tien procent kunnen zij terugverdienen door hoog te scoren op professionele kwaliteit, vragenlijsten over ervaringen van cliënten, gunstige afspraaktermijnen en behandeluren evenals initiatieven gericht op ambulantisering. Dit voorstel is gebaseerd op het Alternative Quality Contract, dat zorgverzekeraar Blue Cross/Blue Shield en alle zorgaanbieders sloten in de Amerikaanse staat Massachusetts. Dit leverde kwaliteitsverhoging en tegelijk kostenverlaging op.

42.11 Nabeschouwing

Hierboven kwamen voor- en nadelen aan de orde van marktwerking voor diverse sectoren van de zorg. Na zeven jaar is de vraag niet meer wie voor of tegen marktwerking is. De vraag is of marktwerking in te zetten is voor kennis delen, preventie, continuïteit van zorg, kwaliteitsverhoging en kostenverlaging. Per sector zijn hiervoor mogelijkheden: ze kwamen aan de orde. Samenvattend zijn de volgende conclusies:

- Het is van belang de gunstige ervaringen met marktwerking te koesteren en te versterken en de ongunstige tegen te gaan.
- Zorginkopers van zorgverzekeraars hebben de belangrijke taak om intelligent en innovatief in te kopen en daardoor wenselijke maatschappelijke trends rond preventie, kwaliteitsverbetering en kostenverlaging te realiseren.
- Volumebeperking kwam door de marktwerking sinds 2006 onvoldoende van de grond. Dit betekent voor de toekomst dat op de inkoopmarkt volumemaxima moeten gaan gelden voor ZBC's en medische maatschappen.
- Experimenten met financiële innovatie voor bijvoorbeeld eerstelijnszorg, korte kaarten en keten-DBC's in de geboortezorg en populatiegebonden bekostiging geven impulsen aan het steeds weer opnieuw inrichten van de zorginkoop- en zorgverleningsmarkten.
- Concentratie van ziekenhuisfuncties bij acute zorg, planbare zorg, geboortezorg en chronische zorg hebben grote gevolgen voor de werking van zorginkoop- en de zorgverlenersmarkt.

Als dit hoofdstuk bijdraagt aan een niet-ideologische maar pragmatische benadering van marktwerking in de zorg, dan heeft het aan zijn doel beantwoord.

Bekostiging van de zorg

Hans Duits, Daniëlle Berndsen en Femke Keijzer

43.1   Inleiding

Praten over bekostiging van de zorg gaat vaak niet zonder ook te praten over de financiering en uitgaven van de zorg, hoewel er tussen deze begrippen een verschil bestaat. Financiering van de zorg gaat over de hoeveelheid geld die beschikbaar is voor (en wordt uitgegeven aan) de zorg en de wijze waarop dit verdeeld wordt naar de zorgverzekeraars. Bekostiging van de zorg gaat over de verdeling van deze gelden aan de zorgaanbieders. Dit hoofdstuk gaat in op de bekostiging van de verschillende soorten van aangeboden zorg. Toch willen wij dit hoofdstuk ook beginnen met de financiering en uitgaven, de zorgkosten. De kosten van de zorg zijn de afgelopen decennia sterk gestegen en de verwachting is dat, bij ongewijzigd beleid, de kosten de komende jaren nog verder sterk zullen toenemen. Om voor de toekomst een houdbare zorg in Nederland te realiseren zijn aanpassingen in het bestaande systeem noodzakelijk. Dit hoofdstuk richt zich specifiek op de bekostiging van de zorg. Vertrekpunt hierbij is de huidige bekostigingsstructuur van de zorg in Nederland, waarna vervolgens wordt ingegaan op de vraag of en in hoeverre samenwerking in de zorg, en meer specifiek samenwerking in de bekostiging, kan bijdragen aan een toekomstbestendige zorg. Kan aanpassing van de bekostigingssystematiek bijdragen aan de realisatie van een 'win-winsituatie' voor alle betrokken partijen?

43.2   Financiering en uitgaven aan zorg

De zorguitgaven in Nederland bedroegen in 2011, op basis van de zorgrekeningen, in totaal 90 miljard euro[275], wat ongeveer vijftien procent van het nationaal inkomen (gemeten als bbp) is. Uit ▢ figuur 43.1 blijkt dat het grootste gedeelte van de uitgaven wordt gefinancierd uit zorgpremies en dat in totaal 83 procent van de zorg collectief wordt gefinancierd. De eigen betalingen van patiënten/cliënten zijn daartegenover beperkt en bedragen ongeveer negen procent van de totale zorguitgaven.

Het grootste gedeelte van de zorguitgaven gaat op aan gezondheidszorg (53 miljard euro) en welzijnszorg, waaronder de ouderenzorg (34 miljard euro). In grote lijnen kan worden gesteld dat de cure wordt gefinancierd vanuit de ZVW en care vanuit de AWBZ en de WMO.

De zorguitgaven zijn de afgelopen decennia sterk gegroeid en de algemene verwachting is dat de zorguitgaven de komende jaren nog verder zullen stijgen. Meer en meer wordt als een van de oorzaken voor de stijging van de kosten in het afgelopen decennia de aanwezige perverse prikkels in de huidige uitkomst ('output') gerichte bekostigingssystemen genoemd. Voortzetting van de huidige situatie leidt tot een onhoudbare situatie. Worden de kosten van de zorg, zoals Flip de Kam[276] het aangeeft, het 'koekoeksjong' dat leidt tot een verdringing van andere overheidsbestedingen? Dit roept vragen op als in hoeverre wij bereid zijn te blijven betalen voor een nog betere gezondheid en hoe houdbaar de solidariteit is in het grotendeels collectief gefinancierde zorgstelsel.

Om antwoord te kunnen geven hoe de stijging van de zorguitgaven beheersbaar kan worden gehouden is het van belang om inzicht te verkrijgen in de oorzaken van deze stijging. Uit onderzoek blijkt dat de stijging van de zorguitgaven de volgende oorzaken heeft.[277] Naast de vergrijzing van de bevolking en prijsstijgingen blijkt dat het grootste gedeelte (circa 50%) is toe te schrijven aan een complex van oorzaken. Factoren die bij de stijging van deze laatste oorzaak worden genoemd is de technologische ontwikkeling van de zorg (waardoor meer mensen in aanmerking komen voor zorg) en het huidige bekostigingssysteem.

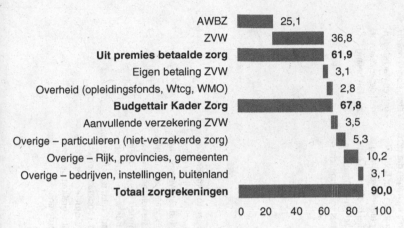

◘ **Figuur 43.1**   Financiering van de zorg.
Bron: Brancherapport 2012, Nederlandse Vereniging van Ziekenhuizen.[275]

43.3   Bekostigingsstructuur: een overzicht

Hoe worden de uitgaven over de verschillende zorgaanbieders verdeeld bekostigd? De huidige vorm van uitkomstgerichte bekostiging in Nederland is nog van relatief recente datum. Tot de eeuwwisseling werd de zorg in Nederland op een andere wijze bekostigd: middels een gereguleerde budgettering. Deze vorm van bekostiging leidde tot een jaarlijks relatief beperkte stijging van de zorguitgaven. Nadeel van deze vorm van bekostiging was echter een achterblijvende productiviteit (Baumol-effect) met als gevolg oplopende wachtlijsten. Om deze achterblijvende productiviteit en oplopende wachtlijsten weg te werken is begin 2000 besloten om over te stappen van gereguleerde budgettering naar een uitkomstgestuurde ('output') bekostigingssystematiek.[278] Deze wijze van bekostiging had inderdaad als positieve 'prikkel' dat de productiviteit toenam en de wachtlijsten voor de zorg in Nederland afnamen en op een aantal terreinen zelfs helemaal verdwenen. Maar ook deze wijze van bekostiging is niet gevrijwaard van het bestaan van 'perverse prikkels'.

De huidige bekostigingsstructuur (zie ◘ tabel 43.1) wordt in belangrijke mate gevormd door een productiegerichte vergoeding voor door zorgaanbieders verleende zorg. Deze structuur leidt tot een sturing van zorgorganisaties op productie en niet primair op een zo goedkoop mogelijke doelgerichte levering van zorg: op de plek waar zorg het beste en het goedkoopste is. In veel gevallen worden zorgaanbieders betaald per consult/verrichting of per 'zorgbundel', wat een financiële prikkel geeft om meer volume te genereren dan noodzakelijk is. Immers, meer volume betekent meer omzet voor de zorgaanbieder. Deze aanwezige 'perverse prikkel' in het huidige systeem wordt als een van de belangrijke factoren genoemd die heeft bijgedragen aan de sterke kostenstijging in de afgelopen jaren. Als andere nadelige prikkel van deze vorm van bekostiging wordt genoemd: het bestaan van een prikkel tot indicatieverruiming en indicatieverschuiving als gevolg van de betaling per consult/verrichting. Betaling per consult/verrichting an sich is geen prikkel tot het leveren van goede klinische kwaliteit, omdat additionele consulten/verrichtingen die nodig zijn om eventuele ontstane complicaties te verhelpen extra betaald worden. Verder wordt ook als een nadeel gezien, dat deze vorm van bekostiging de samenwerking, coördinatie en afstemming tussen verschillende zorgaanbieders niet stimuleert.

Daar waar instellingen juist wel samenwerken om de zorgverlening in de eerste lijn te leveren waar het kan en in de tweede lijn waar het moet, lopen zorgverleners tegen deze beperking

43

▢ Tabel 43.1 Beschrijving bekostigingscategorieën[279]

	Definitie	Voorbeeld	Voor- en nadelen	Aandachtspunten in de contractering
populatiebekostiging	het betalen van zorgaanbieders voor het leveren van zorg aan een groep personen, ongeacht hun specifieke hulpvraag en ongeacht of ze daadwerkelijk gebruik maken van de zorg. Kenmerkend voor deze bekostiging is dus dat iedere Nederlander ingeschreven staat bij een bepaalde zorgaanbieder	de bekendste vorm van populatiebekostiging is het abonnementstarief bij de huisarts: iedere Nederlander staat ingeschreven bij een huisarts en die ontvangt € 56 voor elke ingeschrevene in de praktijk (en daarnaast krijgt de huisarts nog een vergoeding per consult – zijn. fee for service; zie verder)	populatiebekostiging is uitermate geschikt voor generalistische zorgvragen: dat wil zeggen zorgvragen die zich uiten in symptomen en waar de diagnose niet helder is; mogelijk nadeel van (volledige) populatiebekostiging is het feit dat zorgaanbieders de prikkel hebben om patiënten dóór te verwijzen/te laten wachten in plaats van te behandelen (immers, het bedrag staat vast ongeacht de geleverde zorg)	afspraken over kwaliteit, doorverwijzingen en wachttijden met de verzekeraar zijn van belang
doelgroepbekostiging	bekostiging voor een groep patiënten waar de diagnose bekend is; hierin zijn twee subvormen te onderscheiden			
sub 1, zorgproductbekostiging	betalen voor een episode van zorg	betalen van het ziekenhuis voor de liesbreukbehandeling (inclusief ligdagen, operatie en diagnostiek) via zogenaamde diagnosebehandelcombinaties (DBC's)	voordeel: het zet de zorgaanbieder aan tot efficiency door bijvoorbeeld ligduurverkorting, waardoor prijzen dalen; nadeel: de zorgaanbieder kan door indicatieverruiming steeds sneller overgaan tot operaties, waardoor volumes sterk oplopen; afspraken over gepaste volumes en kwaliteit van zorg zijn dus cruciaal hier, anders wegen de efficiencyvoordelen niet op tegen stijgende volumes; tevens is van belang de tijdsepisode voldoende ruim te definiëren, zodat zorgaanbieders (evt. in hoofd – onderaannemerschapconstructies) de kosten van eventuele complicaties (zoals heropnames) zelf dragen en integraliteit gestimuleerd wordt om zo kwaliteit te bevorderen	

■ Tabel 43.1 Vervolg

	Definitie	Voorbeeld	Voor- en nadelen	Aandachtspunten in de contractering
sub 2, betaling per tijdsepisode	betaling per tijdseenheid van bijvoorbeeld 1 jaar voor chronische patiënten (COPD, diabetes, fragiele ouderen, enz.) aan de eerste en tweede lijn gezamenlijk, ongeacht hoe vaak ze op bezoek gaan bij de huisarts of specialist en ongeacht of ze opgenomen worden in het ziekenhuis	leidt ertoe dat artsen en verpleegkundigen betaald kunnen worden voor het voeren van een gesprek met chronische patiënten in plaats van per opname of polibezoek en draagt vermoedelijk bij aan zowel kwaliteit (incl. welbevinden) als kosten van zorg	mogelijk nadeel: onderbehandeling omdat er inmiddels een gegarandeerd bedrag wordt uitgekeerd	koppeling van deze vorm aan uitkomstindicatoren is gewenst, net zoals bij de overige bekostigingsvormen
fee for service	betaling per activiteit (consult, ligdag, enz.) van de zorgverlener	ggz waar professionals betaald worden per minuut gesprekstijd (stapsgewijs in DBC-vorm)	effecten voorspelbaar: sterk oplopende kosten, omdat er een prikkel is zoveel mogelijk zorg te leveren	plafonds en sturing op omvang van het traject per patiënt

aan van het huidige bekostigingssysteem. Het gaat daarbij niet zozeer dat samenwerking niet bekostigd wordt, maar meer dat het huidige bekostigingssysteem niet voldoende recht doet aan het maatschappelijke belang van zorg tegen laagst *integrale* kostprijs en het institutionele belang van de zorginstellingen om in continuïteit de zorg te kunnen leveren.

Praktijkvoorbeelden van mismatches in het huidige systeem:
- De bekostiging van de verloskundige zorg: een verloskundige krijgt per bevalling betaald en dit betekent dat er bij een ingezette bevalling weinig economische prikkels zijn om de patiënt in te sturen naar het ziekenhuis; indien hier toch sprake van is, ontvangt de verloskundige geen vergoeding.
- Bekostiging van de chronische zorg: een diabetespatiënt komt periodiek bij de diabetesverpleegkundige in de huisartsenpraktijk en internist voor de noodzakelijke controles. Voor beide zorgverleners gelden aparte tarieven, waarbij schotten ontstaan en er geen prikkel is om de controles naar de eerste lijn te verplaatsen als het goed gaat.

Zorgverzekeraars maken op basis van de door de Nederlandse Zorgautoriteit vanuit de Wet op de Marktordening Gezondheidszorg (WMG) bepaalde bekostigingskaders afspraken met zorgverleners in de eerste en tweede lijn om daarmee aan de bij hen verzekerde patiënten zorg te kunnen leveren. De wijze waarop deze bekostiging momenteel gestructureerd wordt, kan als volgt worden ingedeeld:
- populatiebekostiging;
- doelgroepbekostiging;
- fee for service.

In ◘ tabel 43.1 is een nadere beschrijving van deze bekostigingscategorieën opgenomen. Verwacht mag worden dat naarmate de bekostiging meer gericht is op een patiëntengroep (populatiebekostiging of doelgroepbekostiging) en daarmee het belang van productielevering van een individuele zorginstellingen ondergeschikt is, gecombineerd met een goede meting van de gecontracteerde Kritieke Prestatie Indicatoren (KPI's), het belang om samen te werken groter wordt.

Bij een meer productiegericht bekostigingssysteem (zorgproductbekostiging en fee for service), zal het belang van samenwerking tussen instellingen en tussen medisch specialisten kleiner zijn en zal ook de prikkel om gezondheidswinst te optimaliseren zonder daarvoor dure behandelingen in te zetten meer aanwezig zijn.

Verdere invoering van een systeem van uitkomstbekostiging wordt gezien als een methode waarmee de volumegroei van onnodige zorg waarvoor doelmatige alternatieven voorhanden zijn beperkt kan worden. Een integrale sectoroverstijgende bekostiging per verzekerde kan, en wordt gezien als, een belangrijke pijler bij het verder optimaliseren van de financiële prikkels binnen de diverse zorgketens en het stimuleren van samenwerking.

43.4 Uitdagingen op weg naar beheersbare zorgkosten

Overgaan naar een integraal, sectoroverstijgend bekostigingssysteem per verzekerde ter beheersing van de stijgende zorgkosten alleen is niet voldoende. Om de in een dergelijk bekostigingssysteem 'gecapte' voordelen te kunnen realiseren (effectueren) zullen ook kwesties moeten worden opgepakt, zoals:

- Inzicht in wat juiste prikkels zijn: wat bepaalt doelmatige zorg, kwalitatief goede zorg, goedkope zorg enzovoort.
- Kwesties die spelen aan de kant van de zorgaanbieders, zoals weinig transparantie, nog beperkte invulling van rol met de zorgverzekeraar en het niet durven maken van keuzes in zorgproductportfolio.
- Kwesties die spelen voor de zorgprofessionals vanwege het veranderen van hun inkomsten in termen van hoogte van het inkomen en variëteit (bijvoorbeeld door productieafhankelijkheid) welke effect heeft op onder andere het ondernemersrisico.
- Kwesties die spelen bij de zorgverzekeraars, zoals de inkoopfunctie die veelal nog niet is aangepast aan de huidige tijd/spel: innovatieve zorgaanbieders zoeken een verzekeraar die meedenkt in de bekostiging van nieuwe zorgvormen en businesscases.
- Hoe om te gaan met nieuwe ontwikkelingen binnen de bekostiging zoals eHealth en zorg op afstand. Welke zorg moet worden opgenomen in pakketten (trechter van Dunning): end-of-lifecare, bekostiging dure farmacieproducten met weinig QALY's.
- Het 'geld is op'-besef bij de patiënt: niet langer kan meer alles collectief worden betaald/ worden gedekt.

Een overgang naar een integrale bekostiging per verzekerde wordt veelal gezien als een vehikel om integrale zorg te realiseren. Met deze overgang wordt een verbetering van de doelmatigheid van de zorg verwacht door het 'slechten van de schotten' tussen de eerstelijns- en tweedelijnszorg. De afgelopen jaren zijn al stappen gezet in deze richting, zoals betalingen per zorgbundel per patiënt. Echter, voor het uiteindelijk succesvol slaan van een brug tussen deze vormen van bekostiging richting integrale bekostiging en het zetten van de stap van betaling per patiënt naar betaling per verzekerde zijn coördinatie en samenwerking tussen de verschillende partijen noodzakelijk.

43.5 Komen tot een win-winsituatie

Hoe kan een 'win-winsituatie' ontstaan waarbij alle betrokkenen belang hebben bij een overgang naar een nieuwe bekostigingsmethode? Het is onze visie dat samenwerking de zorg (per verzekerde) goedkoper maakt en verbetert. Om dit te realiseren zal de bekostiging van de zorg hierop moeten worden aangepast, anders gezegd: innovatie van het bekostigingssysteem. Niet alleen het 'technisch' aanpassen van de systematiek, maar vooral ook sociaal. Uit innovatieonderzoek is namelijk gebleken dat succesvolle innovaties vooral worden gerealiseerd door de sociale aspecten, zoals samenwerken, slimmer werken, organiseren en managen.[280]

Zo beoogt de invoering van een systeem van integrale bekostiging voor bijvoorbeeld chronisch zieken de multidisciplinaire samenwerking tussen zorgverleners te versterken door financiering over de lijnen van zorg heen te trekken en daardoor bij te dragen aan het realiseren van gezondheidswinst voor chronische patiënten en aan de betaalbaarheid van de zorg.

Maar samenwerking moet verder gaan. Samenwerking kan bijdragen dat voortijdig wordt voorkomen dat mensen in het zorgsysteem komen. Zoals de samenwerking tussen een huisartsenpraktijk en welzijnswerk, waarmee de kwaal 'eenzaamheid en behoefte aan aandacht' niet binnen de zorg wordt opgelost. Maar om deze samenwerking tussen partijen te realiseren is van belang dat zorgaanbieders een beloning ontvangen om enerzijds instroom in het zorgsysteem te voorkomen en anderzijds ervoor te zorgen dat bij instroom de zorg zo laag mogelijk in de keten wordt weggezet, een en ander met behoud van de kwaliteit.

Samenwerken is delen van informatie over uitkomsten van de zorg. In een systeem van integrale bekostiging maken zorginkopers (financiële) afspraken met een breed scala van zorgaanbieders en andere stakeholders over de te realiseren gezondheidsuitkomsten. Belangrijk hierbij is dat inzichtelijk wordt wat de kwaliteit van de geleverde zorg is van de diverse zorgaanbieders. Momenteel ontbreekt hierover, bij zowel zorginkopers als patiënten, nog vaak goede informatie en worden zorgaanbieders nog beperkt afgerekend op kwaliteit. Volgens een zorgaanbieder is de echte gezondheidswinst hier te behalen. Ook Ikkersheim[281] verwacht dat door kwaliteit de drijvende kracht voor betaling (bekostiging) te maken het mogelijk is zowel de kwaliteit van de zorg te verhogen als de kosten te verlagen. Goede zorg is ook vaak goedkope zorg.

Samenwerken betekent uiteindelijk ook het delen van verantwoordelijkheden in het realiseren van toekomstbestendige zorg tussen betrokken partijen (patiënt/cliënt, zorgaanbieder en zorginkoper) waarbij het essentieel is dat de te behalen gezondheidswinst (de vergroting van de toegevoegde waarde van de zorg) in financiële termen 'eerlijk' wordt gedeeld tussen alle partijen.

In Nederland lijkt langzamerhand iedereen ervan doordrongen te zijn dat voor een toekomstbestendige zorg veranderingen en aanpassingen van het huidige zorgstelsel noodzakelijk zijn. De wijze waarop en de weg waarlangs dit uiteindelijk gerealiseerd moet gaan worden is tegelijkertijd voor velen nog niet zo 'klip en klaar'. Voor een toekomstbestendige en betaalbare zorg zijn innovatie in zorgtechnologie en het bereiken van consensus in onze hedendaagse samenleving over het solidariteitsvraagstuk met betrekking tot zorg essentieel. Maar even zo belangrijk, zo betogen wij in dit hoofdstuk, is de innovatie van het bekostigingssysteem van de zorg. De wijze waarop ons zorgsysteem is georganiseerd en gefinancierd speelt ook een belangrijke rol bij het realiseren van een toekomstbestendige en betaalbare zorg.

De huidige vorm van bekostiging van de zorg sluit niet aan op de huidige transitie die gaande is binnen de zorg (en meer algemeen binnen onze hedendaagse samenleving), waarbij zorg niet langer wordt bekostigd vanuit specialisme maar vanuit zorgpaden (ziektebeelden) en waarbij de bekostiging wordt gekoppeld aan de uitkomsten/kwaliteit (waardecreatie). Er zal gezocht moeten worden naar een systeem dat meer ruimte biedt voor innovatie, uitvoering van (kleinschalige) experimenten ter verbetering van de kwaliteit en behandeleffecten van verschillende typen van zorgverlening[282] en dat (regionale) samenwerking bevordert. Het bekostigingssysteem zal de samenwerking tussen huisarts en medisch specialist moeten bevorderen en de patiënt als eindgebruiker centraal moeten stellen.

Demand supply chain management

Roelof Ettema en Marlou de Kuiper

44.1   Inleiding

Het aantal artsen dat parttime gaat werken neemt toe. Meer vrouwelijke artsen voeren het beroep uit. Wat betekent de feminisering van het beroep voor de samenwerking in de zorg? Waar vroeger de zorg van de huisarts eenduidig was en de huisarts bijna onbeperkt tot de beschikking van zijn of haar patiënten stond, is de zorg- en behandelvraag niet alleen complexer, maar ook steeds vaker meervoudig. Bovendien is door de parttimebeschikbaarheid de natuurlijke overdracht van informatie niet meer vanzelfsprekend. Dit stelt nieuwe meervoudige en complexe afstemmingsvragen waarbij ook andere zorgverleners en behandelaars betrokken zijn. Ook wordt er meer in ketens samengewerkt. De samenwerking beperkt zich lang niet altijd meer tot zorgverleners in de eigen zorgorganisatie. Wat betekent dit voor de samenwerking en bovenal, wat dient er te worden georganiseerd opdat de continuïteit van zorg gewaarborgd blijft.

In dit hoofdstuk wordt enerzijds een bedrijfsmodel geschetst voor continuïteit van overdracht in de ketens. Anderzijds wordt er ook een pas op de plaats gemaakt. Het is wenselijk ook een deel van de continuïteit van overdracht aan de cliënt zelf over te laten.

44.2   Veranderingen in de afstemmingsvraag in de zorg

Tal van ontwikkelingen liggen hieraan ten grondslag. Aan de (vraag)zijde van de cliënt of patient hebben wij te maken met een toenemende vergrijzing door de naoorlogse geboortegolf en het feit dat wij steeds ouder worden. Dit leidt ook tot een toenemend aantal chronisch zieken en bovendien tot een toename van het aantal mensen met multimorbiditeit.[283] Daarnaast zijn aan de (aanbod)zijde van de zorgverleners en behandelaars ontwikkelingen, zoals het 'dubbel denken', waarbij zowel meer vanuit de kracht van de eigen discipline wordt gedacht, evenals een oriëntatie is op samenwerking in een keten. Aan de (systeem)zijde van de gezondheidszorg zien wij ontwikkelingen als 'zorgstandaarden', 'disease management', 'ketenzorg voor gezamenlijke cliëntgroepen', logistieke modellen als het 'transfermodel', het 'dienstenmodel' en het 'kluwenmodel' (wijkzorg en buurtzorg). Ook zien wij ziektegeoriënteerde modellen als 'transmurale zorg' (CVA, COPD, Diabetes en Hartfalen ketenzorg), het 'estafettemodel', het 'stepped care-model' en diffuse netwerken zoals het 'klaverbladmodel' waarin wonen, zorg, welzijn en onderwijs samenwerken.

Op de (monomorbiditeit) ziektegeoriënteerde ketenzorg zijn vooral afstemmingvragen betreffende de continuïteit van overdracht tussen verschillende zorgorganisaties. Op de (multimorbiditeit) cliëntgerichte zorgnetwerken zijn vooral afstemmingvragen betreffende de continuïteit van overdracht tussen verschillende behandelaars en zorgverleners.[284] Daarnaast spelen afstemmingsvragen tussen cliënt en behandelaars en/of zorgverleners. Deze worden in steeds belangrijker mate bepaald door zelfmanagement en participatie van de cliënt.

44.3   De afstemmingsvraag volgens demand supply chain management

Naast de gezondheidszorg zijn ook andere vakgebieden bezig met het vraagstuk van de continuïteit van overdracht. Een vakgebied dat zich hier specifiek bezighoudt is de bedrijfskunde en specifiek hierin het deelvakgebied 'demand supply chain management' (DSCM). DSCM bestaat uit een combinatie van twee congruente continuïteitsstrategieën: het management van de vraagzijde: 'Demand Chain Management' en die van de aanbod- of leverzijde: 'Supply Chain Management'. *Demand* Chain Management omvat het management van het vraagproces binnen de keten van organisatie(s), om de cliëntvraag tegen een zo goed mogelijke prijs-kwaliteitverhouding

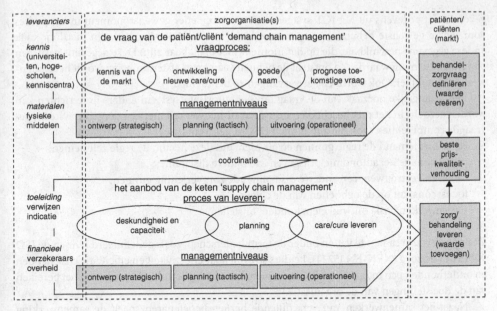

◘ Figuur 44.1 Demand supply chain management in de zorg.

te begrijpen, te creëren en te stimuleren. *Supply* Chain Management is het management van het proces van aanbieden, binnen de keten van organisatie(s), om de cliëntvraag tegen een zo goed mogelijke prijs-kwaliteitverhouding te leveren.[285] Zie ◘ figuur 44.1.

44.4 DSCM voor de gezondheidszorg

Kenmerken van een succesvolle zorgketen volgens DSCM zijn:

- een synchronisatie van de hele zorgketen op basis van procesmanagement[286] (stroom) van screening, preventie, zelfmanagement, leefstijlinterventies en (na)zorg en
- het beschikken over één gesloten continu communicatiesysteem (ICT) van cliënt naar het zorgontwerp en terug.[287]

Door het onderscheiden van een welomschreven cliëntendoelgroep kan de vraagzijde worden geïnventariseerd zowel klinisch inhoudelijk, als wettelijk, als de noden en wensen. Hierop kunnen de behandel- en zorgprocessen aan de aanbodzijde worden aangepast of zelfs worden ingericht. Daarna kan worden geïnventariseerd welke behandelaar en zorgverlener op welk moment in het proces over welke gegevens dient te beschikken opdat zij de best mogelijke behandeling en zorg kunnen leveren. Voor dergelijke ICT-vragen zijn electronic data interchange (EDI)-systemen beschikbaar. Zelfs voor de zorgsector is een EDI ontwikkeld. Dit betreft de Health Level 7 (HL7). Veel bekende ICT-systemen zoals het elektronisch patiëntendossier, het ziekenhuisinformatiesysteem en het huisartseninformatiesysteem zijn gebaseerd op HL7. Het voordeel van deze systemen is dat zij informatie op de functie van de behandelaar en zorgverlener geven op het juiste moment in het proces, waardoor uitwisseling van personen in principe vlekkeloos kan verlopen.

Echter, in de praktijk wordt aan leidinggevenden en ICT-afdelingen vaak gevraagd om autorisaties die aan betrokkenen verleend zijn anders in te richten en anders toe te delen. Het gevolg is dat gegevens uit het ICT-systeem niet meer op ieder gewenst moment in het proces voor iedere gewenste behandelaar en zorgverlener beschikbaar zijn. Wel zijn hierdoor vaak andere gegevens beschikbaar die op dat moment niet bruikbaar zijn. Deze gegevens verliezen dan hun informatiewaarde. Zo ontstaat de behoefte aan extra afstemming en wordt het samenwerken moeilijker. Ook wordt elkaar vervangen zo bemoeilijkt.

Een belangrijke oorzaak van de vraag om het autorisatiesysteem anders in te richten kan worden gezocht in het niet beschikken over de voor het werken met een dergelijk systeem gevraagde competenties. Ook die zijn binnen DSCM geïnventariseerd. Dit betreffen:

- regisseur: iemand de regie gunnen en als niemand deze neemt, de regie zelf nemen;
- professionalisme: autonomie prijsgeven aan andere disciplines;
- moed en vertrouwen: een ander(e discipline) de zorgverlening gunnen;
- focus: constant op de behoeften van de cliënt;
- samenwerken: visie ontwikkelen, houden, bijstellen.[287]

Deze punten zijn samen te vatten onder de term leiderschap, zoals gedefinieerd binnen de ISO 9001 voor de zorg (NEN-EN 15224). Leiders streven naar effectiviteit en efficiëntie en scheppen en onderhouden een intern klimaat waarin mensen volledig betrokken worden bij het bereiken van de doelstellingen van de organisatie.[288]

Naast het samenwerken van verschillende beroepsbeoefenaren speelt de samenwerking met de cliënt ook een belangrijke rol bij de inrichting van het gezondheidszorgsysteem.

44.5   De afstemmingsvraag in het licht van zelfmanagement en participatie

Om de kosten van de gezondheidszorg beter te beheersen wordt de nadruk gelegd op meer aandacht voor preventie en daarmee voor zelfmanagement, waarmee ook tegemoet wordt gekomen aan de wens voor meer autonomie. Zelfmanagement vraagt om gezamenlijke verantwoordelijkheid en samenwerking in de zin van een gelijkwaardig partnerschap van cliënt en professional, het zogenaamde participatiemodel. Het verdient aanbeveling te onderzoeken of een deel van de verantwoordelijkheid voor het dossier van de cliënt door de cliënt zelf beheerd zou kunnen worden. Autonomie is hierbij een leidraad.

44.6   Autonomie en hulpbronnen

Autonomie is het gedrag dat vertoond wordt als resultaat van de keuzes die mensen maken en de mate van autonomie wordt niet alleen bepaald door de mate van zelfvertrouwen maar vooral ook door de hulpbronnen die mensen tot hun beschikking hebben.[289] Die hulpbronnen kunnen van allerlei aard zijn zoals fysieke, sociaal-culturele, ontwikkelingsbepaalde, psychologische en, niet in de laatste plaats, de zingevende hulpbronnen: de mate waarin mensen vertrouwen en hoop hebben en het geloof dat zij hun leven tot op zekere hoogte kunnen vormgeven.

44.7   Vraag, probleem of crisis

Of mensen autonoom gedrag kunnen vertonen wordt ook bepaald door de aard van de relatie met de hulpverlener.[290] Als een cliënt een vraag heeft dan wil hij daar graag antwoord op. De cliënt heeft kennis of informatie nodig en wil graag weten wat de keuzes zijn die hij heeft en wat de gevolgen daarvan zijn. De cliënt ervaart geen stress, ziet de hulpverlener als betrouwbaar, heeft voldoende keuzes en zal het antwoord op de vraag gebruiken om een keuze te maken die bij zijn identiteit past. Die cliënt kan zijn dossier zelf beheren en een goed voorbeeld daarvan is de website mijnzorgnet.nl[291] waar cliënten hun eigen zorgnet kunnen bouwen en al hun medische gegevens kunnen opslaan en beheren en zelf bepalen met wie ze deze informatie delen.

Een cliënt die spanning ervaart merkt dat als fysiologische stressrespons, deze cliënt zal op zoek gaan naar sociale steun, ervaart de ander als minder betrouwbaar, is steeds op zoek naar regels die toegepast kunnen worden en zoekt bevestiging. De coping is actief en de cliënt is in staat om zelf keuzes te maken maar het helpt als de cliënt bijgestaan wordt door iemand die hem kent en weet welke keuze het best bij hem past. Ook deze cliënt kan zijn dossier zelf beheren, maar enige begeleiding is gewenst.

Een cliënt die een probleem heeft voelt de spanning, zijn lichaam voelt minder betrouwbaar evenals de omgeving, de cliënt gaat 'shoppen', twijfelt aan zijn inzicht en is onzeker. De cliënt heeft vooral een hulpverlener nodig die hem helpt zijn probleem te verhelderen en hem in contact te brengen met eerdere succesvolle copingstrategieën zodat zijn zelfvertrouwen weer terug komt. Die cliënt is nog steeds in staat zijn gegevens zelf te beheren, hij heeft vooral een coach nodig, iemand die niet in de valkuil van het Oordeel, Mening of Advies (pas op voor OMA!) valt maar zich inzet om de cliënt inzicht te geven in zijn (ineffectieve) coping.

Een cliënt die in crisis is zal veel lichamelijke klachten hebben, hij ervaart weinig tot geen samenhang en betrouwbaarheid en zal allerlei oplossingen proberen zonder te toetsen of het helpt. De mantelzorg faalt, er treedt schaamte op en men gaat veel 'shoppen'. Er is onvoldoende coping, de situatie ontwikkelt zich op een onverwachte manier, men ervaart onmacht. In dat geval zal de hulpverlener (tijdelijk) de regie moeten overnemen ook al is de kans groot dat de cliënt zich dan te veel gaat aanpassen waardoor zijn afhankelijkheid zo groot wordt dat hij daarmee een deel van zijn identiteit opgeeft en hospitaliseert. Voor een cliënt in crisis is gedeelde besluitvorming en gegevensbeheer een veel te grote inspanning. Doordat de cliënt in crisis is ligt er niet alleen een enorme verantwoordelijkheid bij de hulpverlener, er wordt ook een zeer grote eis gesteld aan de kwaliteit van de samenwerking. De veiligheid van de cliënt wordt zeer sterk bepaald door de mate waarin mensen erin slagen hun kennis te delen en ten dienst te stellen van het welzijn van de cliënt. Dit vraagt niet alleen om het delen van kennis maar vooral om het gezamenlijk stellen van doelen en het gezamenlijk afstemmen van de methoden en interventies die nodig zijn om die doelen te bereiken. Omdat de samenwerking zowel intramuraal als transmuraal en intersectoraal nodig zal zijn verdient het aanbeveling te communiceren in de taal die daarvoor het geschiktst is: de ICF (International Classification of Functioning).[292] Toepassing van de ICF draagt bij aan nationale en internationale kenniscirculatie en de taal van de ICF kan door elke betrokkene gebruikt worden voor een eenduidige informatie-overdracht.

44.8 Tot slot

Het oude paradigma van bekende en eenduidige samenwerkingsvormen tussen zorgverleners en de enkelvoudige relatie met de cliënt hebben plaatsgemaakt voor wisselende en dynamische samenwerkingsvormen. De nieuwe samenwerkingsvormen dienen plaats te vinden in goed ontworpen zorgsystemen waarin informatie op de juiste momenten bij de juiste zorgverleners beschikbaar is. Bovendien is daar plaats voor zowel zelfmanagement als participatie van de cliënt.

Samenwerking door nieuwe technologieën

Helianthe Kort

45.1   Inleiding

Samenwerking in de zorg verandert. Dit heeft te maken met onder andere de volgende relevante ontwikkelingen: verschuiving van acute zorg naar meer chronische zorg, verandering in de bekostiging van de zorg, invoering van nieuwe beroepen door taakherschikking, een toenemende inbreng van de patiënt, empowerment van patiënten en invoering van nieuwe technologieën. Nieuwe technologieën zoals eHealth-toepassingen en gebruik van IT in gezondheidsinformatiesystemen zijn niet meer weg te denken in de zorg. De technologische ontwikkelingen en de toepassingen daarvan schrijden voort.

De technologische ontwikkelingen groeien sneller dan ons vermogen om deze te adapteren in de praktijk van de zorg. De toepassingen in de zorg zijn in feite veel groter dan degene die nu zijn ingevoerd. Steve Jobs had bijvoorbeeld, toen hij de iPad ontwikkelde, nooit bedacht dat tablets ook gebruikt zouden gaan worden in de zorg voor zorg-op-afstand. Met de iPad mini is nu zelfs gezichtsherkenning en het toevoegen van gps-coördinaten aan media (foto, video enzovoort), ook wel 'geotagging' genoemd, mogelijk. Daarnaast is internet met behulp van 3G (derde Generatie technologie met een grote netwerksnelheid) mogelijk, zodat men ook onderweg in contact kan blijven met werk en/of patiënten. Ook had de Obvious-groep in 2006 bij de lancering van Twitter zeker niet voorzien dat er Twitter-poli's gehouden zouden kunnen worden. Bij Twitter ging het namelijk puur om realtimecommunicatie over wat je aan het doen bent; in de huidige tijd is dit vertaald naar wat je bezighoudt.

Technologische ontwikkelingen lijken dus in eerste instantie los te staan van de mogelijke toepassingen in de zorg. Het zijn de gebruikers, patiënten en zorgverleners die de toepassingen 'ontdekken'.

45.2   Van ontdekken naar toepassen

Gebruik van nieuwe technologieën gebeurt niet van de ene op de andere dag. Volgens de diffusie van innovatietheorie van Rogers[293] begint een innovatie met een groep innovatoren (ongeveer 2,5%). Als de diffusie daarna verder gaat, gaan de early adopters meedoen, dit zijn ook wel de pioniers (ongeveer 13,5%). Wanneer er ongeveer twintig procent van een groep mensen een innovatie gebruikt, is er een soort kritische massa bereikt en wordt een innovatie gemakkelijker verder ingevoerd.

Volgens het model van Rogers doorlopen individuen vijf stadia bij het invoeren van een nieuwe werkwijze:
1. Kennis over de innovatie.
2. Overtuiging dat het goed is de innovatie te gaan gebruiken.
3. Besluit tot het gebruik.
4. Gebruiken.
5. Borging, blijven gebruiken.

Voor het toepassen van nieuwe technologie is eveneens van belang in hoeverre mensen deze nieuwe technologie accepteren. Daarom wordt dit meegenomen bij het ontwerp van het product of het proces. Eén van de modellen die hiervoor wordt gebruikt is de Unified Theory of Acceptance and Use of Technology (UTAUT) van Venkatesh et al., uit 2003.[294] Dit model legt uit op basis van welke factoren individuen IT zullen gebruiken. Het blijkt dat de volgende vier begrippen hierin van belang zijn:

1. De verwachte uitvoering.
2. De verwachte kosten.
3. Sociale invloeden.
4. Faciliterende condities.

Sociale invloeden zijn bijvoorbeeld hoe collega's staan ten opzichte van het gebruik van IT en/
of hoe ze er een individu al dan niet op aankijken dat die met een nieuwe toepassing aan de
slag is gegaan.

Het gebruik van sociale media in de huisartsenpraktijk blijkt een voorbeeld van een vernieuwing, die nog maar mondjesmaat is ingevoerd. Vaak heeft zo'n vernieuwing te maken met
een individuele behandelaar, die hiermee aan de gang is gegaan. Bij het gebruik van een nieuwe
toepassing kunnen ook in een team of ander samenwerkingsverband afspraken worden gemaakt om bijvoorbeeld een nieuwe technologische toepassing te gaan gebruiken. Faciliterende
condities zijn bijvoorbeeld in hoeverre de leidinggevende het gebruik van de technologische
toepassing ondersteunt. Dit alles betekent dat een individuele behandelaar niet alléén de zorg
kan veranderen door een nieuwe technologische toepassing te gebruiken. Hiervoor zijn afspraken nodig en behoren er kaders door de beroepsgroep zelf en door de leiding aangegeven
te worden. Zo bleek uit een recent uitgevoerde studie over het gebruik van beeldzorg in de
ouderenzorg dat een voorspeller voor het gebruik van beeldzorg bestaat uit de motivatie van
de professionals én er bleek uit de studie dat deze professionals welwillend zijn om beeldzorg
te gebruiken wanneer dit aantoonbaar zinvol is voor de cliënten.[295]

45.3   eConsult

Het eConsult, ook wel genoemd het e-mailconsult, maakt het voor patiënten mogelijk om
24 uur per dag in contact te treden met hun behandelaar. De term eConsult wordt tevens gebruikt voor een interprofessioneel consult middels e-mail. Het aantrekkelijke van een eConsult
is – doordat de communicatie niet-realtime en asynchroon is – dat het de zorgverlener de
mogelijkheid geeft om op een zelf gekozen tijdstip alle aandacht te geven aan de vraag van de
patiënt. Tegelijkertijd is het voordeel voor de patiënt dat deze te allen tijde contact kan hebben
met de behandelaar. Een patiënt hoeft een vraag die 's avonds opkomt niet op te houden tot de
volgende dag. Zeker voor mensen met een chronische ziekte met zelfinzicht in het ziektebeeld
kan een eConsult uitkomst bieden en voorkomt het onnodig reizen naar de arts.

Het gebruik van eConsult is nog lang niet overal op dezelfde manier ingevoerd en ingevuld. Momenteel adverteren veelal huisartsenpraktijken met een eConsult. Praktijken met een
adherentiegebied waar veel jongeren, zoals studenten, wonen, laten een hoger gebruik zien in
het eConsult. Specialismen die fotografische beelden en laboratoriumtesten gebruiken voor
hun diagnose lenen zich goed voor het gebruik van een eConsult. Te denken valt aan de dermatologie en aan de endocrinologie. Een aantal jongeren met een chronische ziekte gebruikt
ook videobellen zoals Skype of Face-time om in contact te treden met hun behandelaar. Deze
toepassingen zijn oorspronkelijk niet voor dit doel ontwikkeld. Deze toepassingen zijn helaas
ook geen veilige omgeving voor een vertrouwelijk gesprek met de behandelaar. Er zijn ook
commerciële pakketten op de markt die een veilige omgeving hebben waar de privacy gewaarborgd wordt. Deze pakketten worden alleen via de zorgorganisatie opengesteld voor de patiënt.
In dit geval kunnen patiënten via een dergelijk pakket in contact treden met hun behandelaars.
Voor een aantal patiënten voelt dit alsof zij zelf niet meer aan het roer staan en zij minder

zeggenschap hebben. Een dergelijk platform heeft wel als voordeel dat er via één virtueel loket in contact getreden kan worden met verschillende behandelaars. Het vereist wel dat de betreffende behandelaar zijn of haar diensten heeft aangemeld op het platform. Voor de zorg aan chronisch zieke mensen zijn dergelijke platforms een uitkomst. Deze fora werken echter alleen als alle behandelaars meedoen en afspraken hebben gemaakt over zaken als op welke manier de zorg te continueren, te verwijzen en hoe onderling de bekostiging af te spreken.

45.4   Twitter-poli

Sociale media zoals Twitter en Facebook stuwen een communicatierevolutie in de zorg. Tot op heden zijn veel behandelaars en zorgverleners huiverig voor het gebruik van sociale media in de zorg, hoewel zij zelf sociale media wel privé gebruiken. Patiënten, en veelal gaat het om chronisch zieke patiënten, zijn wel beter en sneller geïnformeerd door het gebruik van sociale media. Bovendien zijn zij hierdoor in staat om, ondanks hun beperkingen en in sommige gevallen zelfs door aan huis gebonden te zijn, in contact te blijven met familie en vrienden buitenshuis. De huivering van artsen richting het gebruik van sociale media in de zorg is niet geheel onterecht, wanneer je bedenkt dat twee jaar geleden Hyves de bekendste vorm was van sociale media en het dat nu, in 2013 al niet meer is. In dit geval bewegen consumenten en dus patiënten mee naar die technologische toepassingen die voor hen de beste opties geven voor contact. Met andere woorden: hoe stabiel kunnen sociale media zijn bij gebruik in de zorg? Het is daarom van belang dat zorgverleners van tevoren nagaan met welk doel zij sociale media willen inzetten.

Sociale media hebben verschillende positieve kanten. Zo genereren sociale media eveneens data voor de gezondheidszorg. Tegenwoordig kan aan de hand van Twitter-berichten gezien worden waar een mogelijke griepepidemie zich bevindt, hoe snel die zich verplaatst en in welke richting. Met sociale media eist de patiënt ook zijn of haar plek op als partner in de behandeling.

Patiënten kunnen via social media eveneens informatie ontvangen over hun ziekte. Zo gebruiken huisartsen Facebook om hun patiënten algemene informatie te geven over hoe gezond te blijven[296] en zie je dat specialisten, in dit geval KNO-artsen, hun patiënten informeren via het internet om te komen tot shared decision making bij trommelvliesbuisjes.

Ziekenhuizen zetten sociale media in om in dialoog met hun patiënten te kunnen gaan. Elk ziekenhuis heeft wel een Twitter-account. Zonder dialoog kan geen samenwerken tot stand komen met de patiënt als partner in de zorg.

45.5   Samenwerken om nieuwe technologieën effectief te kunnen invoeren

Het gebruik van sociale media bestaat al een decade. Er zijn verschillende toepassingen, maar toepassing in de gezondheidszorg vindt nog maar mondjesmaat plaats. Dat is ook niet zo vreemd, omdat de ontwikkelingen op dit gebied heel snel gaan. Zo heb je net de kennis over Twittergebruik en dan is er weer het gebruik van Instagram. Het is niet bij te benen. Jongeren en ook soms mensen met een chronische ziekte kunnen hier vaak wel moeiteloos in schakelen.

Om het gebruik van nieuwe technologieën zoals sociale media een serieuze plek te geven in de zorg moeten we kijken naar de aan het begin van dit hoofdstuk genoemde stappen van Rogers. Om deze stappen effectief te doorlopen is samenwerken van belang.

Samenwerken begint met het allemaal kennis hebben over de technologische toepassing. Weten wat je ermee kunt. Om te kunnen werken met deze technologieën en om hierin te kunnen komen tot samenwerking zijn de nodige vaardigheden en/of competenties vereist. Het kan zijn dat door het gebruik van nieuwe technologieën taken moeten worden herschikt. Zo hoeven data, gegeneerd door een telemedicinesysteem voor hartfalen bij de patiënt thuis, bijvoorbeeld niet per se bekeken te worden door een arts. Wellicht heeft een physician assistant (PA) of de verpleegkundig specialist (VS) de juiste competenties in huis om de data te interpreteren en te analyseren en vertrouwt de specialist deze taak dus vanaf nu toe aan de PA of is de VP voldoende toegerust.

In een twee dagen durende workshop, met researchers op het gebied van de gerontechnologie, hebben wij in 2013 voor de ouderenzorg een aantal basisvaardigheden voor het gebruik van IT gestuurde toepassingen kunnen identificeren (Barakat e.a., 2013).[297]

> **Gerontechnologie**
> Gerontechnologie is een interdisciplinair gebied van wetenschappelijk onderzoek waarin de technologie gericht wordt op de aspiraties en kansen van ouderen. Gerontechnologie richt zich op het waarborgen van een goede gezondheid, maatschappelijke participatie en zelfstandigheid, tot op hoge leeftijd, door middel van onderzoek, ontwikkeling en ontwerp van producten en diensten voor het verhogen van de kwaliteit van leven. Gerontechnologie ontwikkelt zich op de kruising van voortschrijdende technologie en toenemende leeftijd.

Vaardigheden voor het gebruik van ICT-toepassingen in de gezondheidszorg zijn zeker nodig. Het gaat om basiskennis nodig voor de hardware en de software. Het gaat eveneens om het kunnen interpreteren en analyseren van de gegeneerde data (denk bijvoorbeeld aan een foto verstuurd met een applicatie op de tablet) en om het kunnen vertalen van deze data naar een behandelplan voor de patiënt. Tegelijkertijd behoort de zorgverlener de patiënt de informatie te kunnen verschaffen over het gebruik van een technologische toepassing in de zorg en hierover instructie te geven. Bij nieuwe IT-technologieën in de gezondheidszorg is de patiënt immers partner in de behandeling c.q. zorg. Voor gebruik van sociale media op basis van beeldverbinding spelen communicatieve vaardigheden een rol. Basiscompetenties hiervoor zijn: de interpretatie van stemintonatie, gezichtsuitdrukking en het onderscheid kunnen maken tussen relevante verbale en niet-verbale communicatie. Privacyaspecten spelen eveneens een rol. Wat doe je bijvoorbeeld met een al gestart consult via beeld als er een collega binnenloopt of als er een familielid bij de patiënt aanwezig blijkt te zijn, die niet eerder in beeld was? Welke condities zijn voorwaardenscheppend om de privacy van de patiënt te garanderen en de vertrouwelijkheid van een spreekkamer te creëren? De basisvaardigheden en competenties voor het gebruik van nieuwe technologieën wijken niet veel af van de gangbare competenties voor zorgverleners. Het feit dat er sprake is van afstand, gedeeltelijk beeld van de situatie, zoals bij beeldbellen en er sprake is van asynchroniciteit in het consult, vraagt om accentverschillen in de vaardigheden, competenties én in de te maken afspraken voor samenwerking.

45.6   Tot besluit

De artsenorganisatie KNMG wil dat het gebruik van eHealth, inclusief sociale media, een vanzelfsprekend onderdeel van de gezondheidszorg is. Daarom wil de KNMG ook het gebruik van sociale media onder artsen bevorderen voor zover dat positief kan bijdragen aan de verbetering van de kwaliteit van de gezondheidszorg.[298] Sociale media is een middel om in contact te treden met de patiënt. Van belang is om ook hier te werken met de beroepscode die geldt voor uw discipline.

Aanbevelingen uit het rapport 'Artsen en social media'
Aanbeveling 1: Benut kansen van social media.
Aanbeveling 2: Garandeer vertrouwelijkheid.
Aanbeveling 3: Geen vrienden met patiënten.
Aanbeveling 4: Onderscheid wat openbaar is en privé.
Aanbeveling 5: Denk aan de reikwijdte.
Aanbeveling 6: Toon respect.
Aanbeveling 7: Spreek uw collega aan.
Aanbeveling 8: Volg gedragsregels werkgever.
Aanbeveling 9: Let op disciplinaire risico's.

45

Bijlagen

Literatuur

1. Visser J. Artseneed is onze gezamenlijke basis. Interview met Rutger Jan van der Gaag. Medisch Contact 2013;68:10–3.
2. Stolz, W. Gevangen in de zorgketen. Delft: Eburon; 2011.
3. Cascade van fouten leidde tot dood baby. Trouw, 16 november 2004.
4. Slingerland P, Smit B, Smulders-Schols S. Lessen uit een calamiteit. Medisch Contact 2012;67:1090–2.
5. Blijker J den. Goed dat VUmc de zaak stillegt. Trouw, 22 augustus 2012.
6. Niemand vertelt de patiënt wat. Trouw, 23 augustus 2012.
7. Mogelijk ontslag voor nog zes à zeven artsen. Trouw, 24 augustus 2012.
8. Knape JTA. Verdachtmakingen frustreren medische stand. [Forum]. Volkskrant, 6 januari 2002.
9. Langelaan M et al. Monitor zorggerelateerde schade 2008. Amsterdam: Nivel & VUmc; 2010.
10. Inspectie Gezondheidszorg (IGZ). Staat van de Gezondheidszorg: deelrapport Onderzoek naar Ketenzorg bij Chronisch Hartfalen. Den Haag; Inspectie Volksgezondheid; 2003.
11. Miller BF, Kessler R, et al. A National Research Agenda for Research in Collaborative Care: Papers from the Collaborative Care Research Network Research Development Conference. AHRQ Publication No. 11-0067; 2011.
12. Sullivan TJ. Concept Analysis of Collaboration. In: Sullivan TJ, ed. Collaboration: A health care imperative. New York, St Louis e.a.: McGraw-Hill; 1998. p. 3–42.
13. Becker A. Health Economics of Interdisciplinary Rehabilitation for Chronic Pain: Does it Support or Invalidate the Outcomes Research of These Programs? Curr Pain Headache Rep., 5 Februari 2012.
14. Mayo clinics. ► www.mayoclinic.org/tradition-heritage/group-practice.html.
15. National Library of Medicine, 2012. ► http://www.nlm.nih.gov/mesh/2012/mesh_browser/MBrowser.html.
16. KNMG. Handreiking verantwoordelijkheidsverdeling bij samenwerken in de zorg. Utrecht: KNMG; 2010. Te downloaden van: ► http://knmg.artsennet.nl/Publicaties/KNMGpublicatie/Handreiking-verantwoordelijk-heidsverdeling-bij-samenwerking-in-de-zorg-2010.htm.
17. Broersen S, Rijksen P. Wie gaat over patiënt op ic? Commentaar bij uitspraak tuchtcollege. Medisch Contact 2012;67:1604.
18. Thesaurus Zorg en Welzijn. ► www.thesauruszorgenwelzijn.nl.
19. KNMG. Vademecum versie 3.0. Hoofdstuk III 04. 2002.
20. EMGO (Vrije Universiteit, Amsterdam). ► www.steppedcare.nl.
21. WIZDIZ. Diagnose-instrument integrale zorg. Opgenomen in: Bohlmeijer E, Ruland E, Raak A van, Mur-Veeman I, eds. Procesmanagement in public health. Ontwerp, analyse & verandering. Utrecht: Trimbos Instituut; 2005. ► www.trimbos.nl/~/media/Files/Gratis%20downloads/AF0593%20Procesmanagement2.ashx.
22. Leentjes AFG, Gans ROB, Schols JMGA, Weel C van, eds. Handboek multidisciplinaire zorg. Utrecht: De Tijdstroom; 2010.
23. Bohlmeijer E, Ruland E, Raak A van, Mur-Veeman I, eds. Procesmanagement in public health. Ontwerp, analyse & verandering. Utrecht: Trimbos Instituut; 2005. ► www.trimbos.nl/~/media/Files/Gratis%20down-loads/AF0593%20Procesmanagement2.ashx.
24. Arets J, Heijnen V, Robben J. Professionals behoren tot hun community of practice. Interview Etienne Wenger. Tijdschrift voor Ontwikkeling in Organisaties 2012;september:4–9.
25. Nuño Solinís R, Berraondo Zabalegui I, Sauto Arce R, San Martín Rodríguez L, Toro Polanco N. Development of a questionnaire to assess interprofessional collaboration between two different care levels. Int J Integr Care 2013;Apr-Jun,URN:NBN:NL:UI:10-1-114421.
26. Nauta AP. Een vertrouwenskwestie. Over het samenwerken van huisartsen en bedrijfsartsen [dissertatie]. Heerlen: Open Universiteit Nederland; 2004.
27. Godolphin W. Shared decision-making. Healthc Q. 2009;12 Spec No Patient:e186–90.
28. Maassen H. We moeten slimmer gaan werken. Interview met neuroloog Bas Bloem. Medisch Contact 2011;66:2185–8.
29. Kwant L de. We doen alsof de patiënt niks kan. Interview met Lucien Engelen. Medisch Contact 2011;66: 664–7.
30. Hanson A, Lubotsky Levin B. Mental Health Informatics. Oxford: Oxford University Press; 2012.
31. WHO. A health telematics policy in support of WHO's Health-For-All strategy for global health development: report of the WHO group consultation on health telematics, 11-6. December, Geneva: 1997. Geneva: World Health Organization; 1998.
32. Van der Mierden B. Clinical Governance, Zorgvisie, januari 2013. ► www.zorgvisie.nl/Kwaliteit/Verdie-ping/2013/1/Clinical-governance-1159845W/.

33. Mintzberg H. Organisatiestructuren. Amsterdam: Pearson; 2006. (Vertaling van: Structure in Fives: Designing Effective Organizations, 1983).

34. Harrison R. Understanding your organization's character. In: Harvard Business Review; 1972.

35. Weggeman M. Kennismanagement. Inrichting en besturing van kennisintensieve organisaties (4e druk). Schiedam: Scriptum Management; 2001.

36. Ofman D. Bezieling en kwaliteit in organisaties. Utrecht: Servire; 2008.

37. Janis IL. Groupthink, the desperate drive for consensus at any cost that suppresses dissent among the mighty in the corridors of power. Psychology Today; November 1971.

38. Groepsdenken: ▶ http://nl.wikipedia.org/wiki/Groepsdenken.

39. Belbin RM. Management teams – Why they succeed or fail. 3rd ed. Oxford, Waltham: Butterworth Heinemann; 2010.

40. Faber E, Bierma-Zeinstra SMA, Burdorf A, Nauta AP, Hulshof CTJ, Overzier PM, Miedema HS, Koes BW. Training general practitioners and occupational physicians to collaborate does not influence sickness absence of LBP patients. J Clin Epidemiol 2005;58(1):75–82.

41. Cheung KM. Integrated Care cuts hospital admissions by a fifth. 26 maart 2012. ▶ www.fiercehealthcare.com/story/integrated-care-cuts-hospital-admissions-fifth/2012-03-26?utm_medium=rss&utm_source=rss.

42. Huntley AL, Thomas R, Mann M, Huws D, Elwyn G, Paranjothy S, Purdy S. Is case management effective in reducing the risk of unplanned hospital admissions for older people? A systematic review and meta-analysis. Fam Pract. 2013 Jan 12. [Epub ahead of print]

43. Butt G, Markle-Reid M, Browne G. Interprofessional partnerships in chronic illness care: a conceptual model for measuring partnership effectiveness. International Journal of Integrated Care 2008;8:14 May. ▶ www.ijic.org.

44. Dickinson H. Evaluating outcomes in health and social care. Bristol: The Policy Press; 2008.

45. Zwarenstein M, Goldman J, Reeves, S. Interprofessional collaboration: effects of practice-based interventions on professional practice and healthcare outcomes. Cochrane Database of Systematic Reviews 2009, Issue 3. Art. No.: CD000072. DOI: 10.1002/14651858.CD000072.pub2.

46. Ling T, Brereton L, Conklin A, Newbould J, Roland M. Barriers and facilitators to integrating care: experiences from the English Integrated Care Pilots. IJIC 2012;12: july-sept. ▶ www.ijic.org/index.php/ijic/article/view/982/1770.

47. Hilbink M, Ouwens M, Kool T. De HARING-tools. Nijmegen: IQ Healthcare; 2013.

48. Savelsbergh C, Van der Heijden BIJM, Poell RF. Attitudes towards factors influencing team performance: A multi-rater approach aimed at establishing the relative importance of team learning behaviors in comparison with other predictors of team performance. Team Performance Management 2010;16(7/8):451–74.

49. Stott K, Walker A. Teams, Teamwork & Teambuilding. New York: Prentice Hall; 1995.

50. Mohrman S, Cohen S. Designing Team-based Organizations. San Fransisco: Jossey-Bass; 1995.

51. Keidel RW. Game Plans: Sports Strategies for Business. Washington, D.C.: Beard Books; 1985.

52. Cohen S, Bailey D. What makes teams work: Group effectiveness research from the shop floor to the executive suite. Journal of Management 1997;23:239–90.

53. Watson WA, Michaelsen LK. Group interaction behaviours that affect group performance on an intellective task. Journal of Applied Psychology 1988;84(4):632–9.

54. Saavedra R, et al. Complex interdependence in task-performing groups, Journal of Applied Psychology 1993;78(1):61–72.

55. Cannon-Bowers JA, Salas E, Converse SA. Shared mental models in expert team decision making. In: Castellan NJ Jr, ed. Individual and group decision making: Current issues (pp. 221–246). Hillsdale, NJ, England: Lawrence Erlbaum Associates, Inc.; 1993.

56. Dunbar RIM. Grooming, Gossip and the evolution of language. London: Faber and Faber; 1996.

57. Gemünden HG, et al. Project Autonomy and Project success: follow fashions or evidence-based recommendations? In: Wikström & Artto, eds. IRNOP VI Conference, Proceedings. Abo Akademi University Press; 2004.

58. Jackson SE. The consequences of diversity in multidisciplinary work teams. In: West MA, ed. Handbook of work group psychology. New York: John Wiley & Sons; 1996.

59. Schein EH. The corporate culture survival guide. San Francisco: Jossey-Bass; 2009.

60. Sanders G, Neuijen B. Bedrijfscultuur: diagnose en beïnvloeding. Assen: Van Gorcum; 2009. Definitie op p 12.

61. Cameron KS, Quinn RE. Onderzoeken en veranderen van organisatiecultuur. Den Haag: Sdu Uitgevers; 2011.

62. Reason J. Human error: models and management. BMJ. 2000;320(7237):768–70.

63. Parker D, Hudson PT. Understanding your culture. ▶ www.energyinst.org.uk/heartsandminds/docs/cul.exe.

64. Bourhis RY, Gagnon A. Social Orientations in the Minimal Group Paradigm. In: Brown R, Gaertner SL, eds. Blackwell Handbook of Social Psychology: Intergroup Processes. Oxford: Blackwell Publishers; 2001.
65. Hansson A, Foldevi M, Mattsson B. Medical students' attitudes toward collaboration between doctors and nurses – a comparison between two Swedish universities. J Interprof Care 2010;24(3):242–50.
66. Ellemers N, Spears R, Doosje B. Social identity: context, commitment, content. Oxford: Blackwell; 1999.
67. Medische profielenboek. Zeist: Glaxo Wellcome / KNMG (Materiaal voor de workshop 'Co-assistent & Carrière'); 1999.
68. Janssen O, Vliert E van de, Euwema M. Interdependentie, zelf-ander motivatie en conflictgedrag in organisaties. Nederlands Tijdschrift voor de Psychologie 1994;49:15–26.
69. Kramer RM, Tyler TR, eds. Trust in organizations. London: Sage; 1996.
70. Boon SD, Holmes JG. The dynamics of interpersonal trust: resolving uncertainty in the ace of risk. In: Hinde RA, Groebel J, eds. Cooperation and prosocial behaviour Cambridge: Cambridge University Press; 1991, p. 190–211.
71. Lewicki RJ, Bunker BB. Developing and maintaining trust in work relationships. In: Kramer RM, Tyler TR, eds. Trust in organizations. London: Sage; 1996, p. 114–39.
72. Nauta AP, Grumbkow J von. Factors predicting trust between GPs and OPs. Int J of Integrated Care 2001;1. ▶ http://www.ijic.org/index2.html.
73. Nauta AP, Grumbkow J von. Samenwerking van huisartsen en bedrijfsartsen: de invloed van positie, verantwoordelijkheid, afhankelijkheid en vertrouwen. Tijdschr Gezondheidswet 2002;80:107–13.
74. Catharina zet internist op non-actief. Medisch Contact 12 oktober 2012;MC 2012;41:2253.
75. Biesaart MCIH. Voorgeschiedenis en uitgangspunten van de Wet BIG. In: Meersbergen DYA van, red. Beroepenwetgeving gezondheidszorg 2012/13. Den Haag: Boom juridische uitgevers; 2012.
76. Besluit opleidingseisen arts, Stb. 1997, 379, laatst gewijzigd Stb. 2010, 704.
77. Raamplan Artsopleiding, Herwaarden CLA van, Laan RFJM, Leunissen RRM. Nederlandse Federatie van Universitair Medische Centra, Utrecht; juni 2009.
78. Besluit periodieke registratie Wet BIG, Stb. 2008, 505, laatst gewijzigd Stb 2011, 433. En Regeling periodieke registratie Stcrt. 2009, 65, laatst gewijzigd Stcrt. 2011, 23181.
79. ▶ www.royalcollege.ca.
80. ▶ www.knmg.artsennet.nl/Opleiding-en-Registratie/Modern-opleiden/CanMEDS.htm.
81. RVZ. Juridische aspecten van taakherschikking in de gezondheidszorg (achtergrondstudie bij het advies Taakherschikking in de gezondheidszorg), Zoetermeer: RVZ 2002, Kamerstukken II 2005/06, 30 300 XVI, nr. 155.
82. Wet van 7 november 2011, Stb. 2011, 568, inwerkingtreding, Stb. 2011, 631.
83. Hendriks AC, Meersbergen DYA van. Afspraken nodig over taakherschikking. Medisch Contact 2011;555–7.
84. Meersbergen DYA van. De veranderde positie van de verpleegkundige in de Wet BIG. De positie van de verpleegkundige en de verpleegkundig specialist in de Wet BIG na invoering van de Wet taakherschikking. TvGr 2012;3:203–17.
85. KNMG Handreiking implementatie taakherschikking, november 2012. ▶ www.knmg.nl/taakherschikking.
86. Joeloemsingh S. Heldere afspraken; Verantwoordelijkheidstoedeling voorwaarde voor verantwoorde zorg. Medisch Contact 2007;62:204–6.
87. Rechtbank Utrecht 30 november 2005, LJN AR6673, Medisch Contact 2005;4:164–7.
88. Rechtbank Alkmaar 24 september 2012, LJN BW8124.
89. Centraal Tuchtcollege 1 april 2008, Medisch Contact 2008;17:726–9.
90. Dumas B, Ludwig M. Te veel verschil in behandeling. Medisch Contact 2013;2260–2.
91. Lemaire L, Zwezereijn M, Rademaker B, Terpstra W. Richtlijnen met elkaar in strijd. Medisch Contact 2013;2290–3.
92. Tervoort M, Gurp P van, Geerlings S. De overdracht kan een stuk beter. Medisch Contact 2013;68:2391–3.
93. Centraal Tuchtcollege voor de Gezondheidszorg, maart 2009, CTG 2008/048. ▶ www.tuchtcollege-gezondheidszorg.nl.
94. Regionaal Tuchtcollege Groningen, 18 november 2008, 2007/70. ▶ www.tuchtcollege-gezondheidszorg.nl.
95. Holdrinet RSG. Handreiking over verantwoordelijk samenwerken. Ned Tijdschr Geneeskunde 2010;154:A1780.
96. Wind AW, Gercama AJ. Verantwoordelijk samenwerken in de eerstelijn. Ned Tijdschr Geneeskunde 2010;154:A1763.
97. Schuijt L. Met ziel en zakelijkheid. Schiedam: Scriptum; 2005.
98. Covey SR. De 8ste eigenschap. Van effectiviteit naar inspiratie. Amsterdam/Antwerpen: Uitgeverij Business Contact; 2008.
99. Kotter JP. Onze IJsberg smelt! Succesvol veranderen in moeilijke omstandigheden. Amsterdam/Antwerpen: Business Contact; 2006.

100. Kotter JP. Een gevoel van urgentie! Amsterdam: Business Contact; 2008.
101. Weggeman M. Leiding geven aan professionals? Niet doen! Schiedam: Scriptum; 2007.
102. Bruijne MC de, Bleeker F. Medisch Teamwork. Houten: BSL; 2013.
103. Collins J. Good to great. Amsterdam/Antwerpen: Uitgeverij Business Contact; 2008.
104. Loop FD. Leadership and medicine. Gulf Breeze: Fire Starter Publishing; 2009.
105. Elshout PFM. Middenmanagement. Functie in ontwikkeling [dissertatie]. Tilburg: Universiteitsdrukkerij; 2006.
106. Lodewick L. Ziekenhuizen veranderen. Maastricht: MediMan Holding; 2008.
107. Lee F. Als Disney de baas was in uw ziekenhuis, 9½ dingen die u anders zou doen. Maarssen: Elsevier gezondheidszorg; 2009.
108. Frampton SB, Charmel PA. De patiënt op de eerste plaats. Mensgerichte zorg volgens Planetree. Maarssen: Elsevier gezondheidszorg; 2009.
109. Bremekamp R (ed). Eerste hulp bij samenwerken. 40 Modellen voor succesvol samenwerken. Amsterdam: Reed Business; 2010.
110. Stoffels AMR. Cooperation among medical specialists: 'pain' or 'gain'? [dissertatie]. Groningen: Rijksuniversiteit Groningen; 2008.
111. Johnson DW, Johnson R, Holubec E. Cooperation in the classroom. Medina: Interaction Book Company; 1999.
112. Ebbens S, Ettekoven S. Samenwerkend leren. Groningen: Noordhoff Uitgevers BV; 2005.
113. Bekker ME. Leuker Lesgeven. Den Haag: Boom Lemma; 2011.
114. Vries NK de, Pligt J van der. Cognitieve Sociale Psychologie (1e druk). Amsterdam/Meppel: Boom; 1991.
115. Vonk R. Sociale Psychologie. Groningen/Houten: Wolters-Noordhoff; 2004.
116. Aronson E, Wilson TD, Akert, RM. Sociale Psychologie. Amsterdam: Pearson Education Benelux (7e editie); 2011.
117. Oomkes F. Communicatieleer. Amsterdam: Boom (8e druk); 2002.
118. Alblas G. Inleiding groepsdynamica. Groningen: Noordhoff Uitgevers; 2010.
119. Woolfolk, A. Educational Psychology. Needham Heights: Allyn & Bacon; 2001.
120. Remmerswaal J. Handboek Groepsdynamica. Soest: Nelissen; 2001.
121. Johnson DW, Johnson F. Groepsdynamica, theorie en vaardigheden. Amsterdam: Pearson Education Benelux; 2011.
122. Deci EL, Ryan RM. The 'What' and 'Why' of Goal Pursuits: Human Needs and the Self-determination of Behavior. Psychological Inquiry, 2000;11:227–68.
123. Laar C van, Derks B. Disidentification from the academic domain among members of stigmatized groups. In: Salili F, Hoosain R. Teaching, learning, and student motivation in a multicultural context (pp. 345–393). Greenwich, CT: Information Age Publishing; 2003.
124. Bekker ME. Focus op groepsdynamica. Den Haag: Boom Lemma; 2012.
125. Remmerswaal, J. Begeleiden van groepen. Houten: Bohn Stafleu van Loghum; 1992.
126. Siegers F. Handboek Supervisiekunde. Houten: Bohn Stafleu van Loghum; 2002.
127. Van Praag-van Asperen HM, Praag PhH van. Handboek Supervisie en Intervisie. Utrecht: De Tijdstroom; 2000.
128. ► www.balint.nl.
129. Rietmeijer CBT. Supervisie en intervisie in de geneeskunde. Tijdschrift voor coaching 2008;maart:52–4.
130. Rietmeijer CBT, Soesan M, Brandjes D, Mairuhu R. De vergeten competenties. Medisch Contact 2008;63:1692–5.
131. Hoornenborg E, Rietmeijer CBT. Begeleide intervisie in de opleiding tot medisch specialist: persoonlijke ervaringen. Tijdschrift voor Medisch Onderwijs 2010;29:323–7.
132. Jagt L van der. Neem jezelf eens onder de loep. Medisch Contact 2011;66:2694–6.
133. Pronk P. Groeien in je vak door intervisie. De Dokter 2012;december:20–2.
134. Umans S. Intervisie is stilstaan bij waar je mee bezig bent; Tijdschrift voor Praktijkondersteuning 2012;juni(3):80–1.
135. De Kwant L. Begeleide intervisie specialisten beloond. Medisch Contact 2013;68:1412.
136. ► www.coachesvoormedici.nl.
137. Hackman JR, Wageman R. A theory of team coaching. Academy of Management Review 2005;30:269–87.
138. Mathieu J, Maynard MT, Rapp T, Gilson, L. Team effectiveness 1997–2007: A review of recent advancements and a glimpse into the future. Journal of Management 2008;34:410–76.
139. Edmondson, A. Psychological safety and learning behavior in work teams. Administrative Science Quarterly, 1999;44:350–83.

140. Edmondson AC, Bohmer R, Pisano GP. Disrupted routines: Team learning and new technology adaptation. Administrative Science Quarterly, 2001;46:685–716.

141. Stott K, Walker A. Teams, Teamwork & Teambuilding. New York: Prentice Hall; 1995.

142. Savelsbergh C, Heijden BIJM van der, Poell RF. The development and empirical validation of a multi-dimensional measurement instrument for team learning behaviors. Small Group Research 2009;40(5):578–607.

143. Bossche P van den, Gijselaers W, Segers M, Kirschner PA. Social and cognitive factors driving teamwork in collaborative learning environments: Team learning beliefs and behaviors. Small Group Research 2009;37:490–521.

144. Schippers MC, Hartog DN den, Koopman PL, Wienk JA. Diversity and team outcomes: The moderating effects of outcome interdependence and group longevity and the mediating effect of reflexivity. Journal of Organizational Behavior 2003;24:779–802.

145. Dyck C van. Putting errors to good use: Error management culture in organizations [dissertation]. Kurt Lewin Institute dissertation series, 2000-3. University of Amsterdam; 2000.

146. Woerkom M van. Critical reflection at work: Bridging individual and organizational learning. [Unpublished doctoral dissertation]. Enschede: University of Twente; 2003.

147. Savelsbergh, C. Team learning behaviors, role stress, and performance in project teams [dissertatie]. Tilburg: University of Tilburg; 2010.

148. Savelsbergh C, Gevers JMP, Poell RF, Heijden BIJM van der. Team Role Stress: Relationships With Team Learning and Performance in Project Teams. Group & Organization Management 2012.

149. Mohrman S, Cohen S. Designing Team-based Organizations, San Francisco: Jossey-Bass; 1995.

150. Dougherty MB, Larson E. A review of instruments measuring nurse-physician collaboration. J Nurs Adm 2005;35(5):244–53.

151. Hansson A, Foldevi M, Mattsson B. Medical students' attitudes toward collaboration between doctors and nurses – a comparison between two Swedish universities. J Interprof Care. 2010;24(3):242–50.

152. Heineman E, Welker, GA, Goudswaard AP, Dirkse ME. Governance op de werkvloer. KiZ 2013,4:20–4.

153. Klein Ikkink AJ, Keijser WA. Multidisciplinary teamwork, leadership and TeamSTEPPStm. First experiences in cardio-thoracic surgical teams in UMC Groningen. Poster International Forum on Quality and Safety in Healthcare, London; 2013.

154. Keijser WA. Multicomponent intervention to transform (home)care for a sustainable future. Poster. International Forum on Quality and Safety in Healthcare, Paris; 2012.

155. Baker DP, Gustafson S, Beaubien J, Salas E, Barach P. Medical Teamwork and Patient Safety: The Evidence-based Relation. Literature Review. AHRQ Publication No. 05-0053. Agency for Healthcare Research and Quality, Rockville, MD; 2005. ▶ www.ahrq.gov/qual/medteam.

156. Seabury S, Chandra A, Lakdawalla D, Jena AB. Defense Costs of Medical Malpractice Claims. N Engl J Med 2012;366:1354–6.

157. Nauta AP, Weel AN, Starmans R, Wemekamp H. Leren samenwerken in de beroepsopleiding. Eerste ervaringen met een gezamenlijke onderwijsmodule huis- en bedrijfsartsen. TBV 2001;9(7):212–6.

158. Nauta AP, Faddegon HC, Peeters JW. Huisartsen en bedrijfsartsen in opleiding leren samenwerken in de praktijk. TBV 2002;10,116–8.

159. Nauta AP. Fysiotherapeuten en bedrijfsartsen: hoe komen we tot elkaar? TBV 2004;12(4):119.

160. Gerritsen A, Nauta AP. Samenwerken is te leren, maar hoe? Tijdschrift voor Medisch Onderwijs 2008;27:109–19.

161. Hammelburg R, Bender W, Otter R, Sanderman R. De continuïteit van de zorg voor mensen met kanker. Medisch Contact 1998;53(27/28):935–8.

162. Mulder MJ. Communicatieproblemen rondom oncologie patiënten. Een inventarisatiestudie. (Doctoraalscriptie). Groningen: Vakgroep Huisartsgeneeskunde, Rijksuniversiteit Groningen; 1994.

163. Engelsman C, Geertsema A. De kwaliteit van verwijzingen [dissertatie]. Groningen: Rijksuniversiteit Groningen; 1994.

164. Nederlands Instituut voor Zorg en Welzijn. Zorgprotocol 'Borstkanker': Momentenlijn. Utrecht: NIZW; november 1994.

165. Kwaliteit en taakverdeling in de oncologie. 's-Gravenhage: Gezondheidsraad; 1993.

166. Verbeek G. De cliënt centraal, wat nu? Management van vraaggerichte en vraaggestuurde zorg. Maarssen: Elsevier; 2010.

167. Gastelaars M. Excuses voor het ongemak. De vele gevolgen van het klantgericht organiseren. Amsterdam: SWP; 2006.

168. Porter M. Concurrentiestrategie. Analysemethoden voor bedrijfstakken & industriële concurrentie. Amsterdam: Business Contact; 2004.

169. Grant R. Contemporary Strategy Analysis. Boston: Blackwell; 2005.

170. Simon H. The New Science of management decisions. New York: Harper and Row; 1960.

171. Verbeek G. Van zorgplan naar leefplan. Ontwikkeling en gebruik van leefplannen bij ouderen en mensen met een handicap. Maarssen: Elsevier; 2005.

172. Verbeek G. Zorg voor het leefplan. Invoeren van leefplannen in zorginstellingen. Maarssen: Elsevier; 2006.

173. Verbeek G. Een eigen leven. Experiment leefplan in het verpleeghuis. Bilthoven: Artemea; 2007.

174. Everdingen JJE van, Burgers JS, Assendelft WJJ, Swinkels JA, Barneveld TA, Klundert JLM van der. Evidence-based richtlijnontwikkeling (pp. 203–9). Houten: Bohn Stafleu van Loghum; 2004.

175. Multidisciplinaire richtlijn Hartfalen; 2010. ▶ www.diliguide.nl/document/369/file/pdf.

176. Multidisciplinaire richtlijn Hartfalen; 2010, pp 58-9. ▶ www.diliguide.nl/document/369/file/pdf.

177. Ketenzorgrichtlijn Aspecifieke Lage Rugklachten; 2010. ▶ www.diliguide.nl/document/3272/file/pdf.

178. Cieza A, Stucki G, Weigl M, Disler P, Jäckel W, Linden S van der, Kostanjsek N, de Bie R. ICF Core Sets for low back pain. J Rehabil Med 2004;Suppl.44:69–74.

179. Nauta N, Vriezen J, Franx G, Hagemeijer A, Veenendaal H van, Smolder M. Organisatie en samenwerken bij richtlijnontwikkeling. Haring tool 3. IQ Healthcare 2011. Ha-ring.nl.

180. Kotter J, Rathgeber H. Onze ijsberg smelt! Succesvol veranderen in moeilijke omstandigheden. Amsterdam/Antwerpen: Business Contact; 2006.

181. Schulpen GJC. Joint Consultation of General Practitioners and Rheumatologists [proefschrift]. Maastricht: Datawyse; 2003.

182. Schulpen GJC, Vierhout WPM, Heijde DM van der, Landewé RB, Linden S van der, Winkens RAG. The value of joint general practitioner and rheumatologist consultations in primary care patients. Ned Tijdschr Geneeskd 2003;147:447–9.

183. Schulpen GJC, Vierhout WPM, Heijde DM van der, Landewé RB, Winkens RAG, Wesselingh AMK, et al. Patients at the outpatient clinic of rheumatology: Do they really need to be there? EJINME 2003;14:158–61.

184. Schulpen GJC, Vierhout WPM, Heijde DM van der, Landewé RB, Winkens RAG, Wesselingh AMK, et al. Joint Consultation of General Practitioner and Rheumatologist: Does it matter? Ann Rheum Dis 2003;62:159–61.

185. Schulpen GJC, Vlek J, Vierhout WPM, Wesselingh AMK, Crebolder H. The win-win consultation. Transmural collaboration between specialist and general practitioners. Medisch Contact 2002;57:423–425.

186. White paper Jan v Es populatiemanagement febr. 2012: ▶ www.jvei.nl/wp-content/uploads/WP-1-Populatiemanagement1.pdf.

187. ZonMw ▶ http://www.zonmw.nl/nl/projecten/project-detail/ijburg-zorg-zonder-scheidslijnen/samenvatting.

188. IJ-office de scheidslijnen voorbij, Maatschappelijke Businesscase IJ-office in Amsterdam IJburg. Amersfoort: Twynstra Gudde; 2012.

189. Smits L. Samenwerking huisartsen en bedrijfsartsen: praktijkinnovaties. Huisarts en Wetenschap 2005;48:86–8.

190. Sterk naar Werk, ziek en mondig in de 1e lijn september 2010. ▶ www.umcn.nl/Onderwijs/IWOO/SGBO/Documents/eindrapport%20Sterk%20naar%20Werk.pdf.

191. De bedrijfsarts als extra voorziening in de georganiseerde eerste lijn. 2007. ▶ http://nvab.artsennet.nl/Kwaliteitsbureau/Publicaties.htm.

192. ICF, Nederlandse vertaling van de 'International Classification of Functioning, Disability and Health'. Houten: Bohn Stafleu van Loghum; 2002.

193. Waddell G, Burton AK. Is work good for your health and well-being? London: The Stationery Office; 2006.

194. ▶ www.nvab.artsennet.nl/Beleid/Professie.

195. Weevers HJA, Beek AJ van der, Anema JR, Wal G van der, Mechelen W van. Work related disease in general practice: a systematic review. Fam Pract 2005;22:197–204.

196. Knelpunten in de arbocuratieve samenwerking tussen bedrijfsartsen en de eerstelijns zorg. Utrecht: NIVEL; 2012.

197. Bakker RH. De samenwerking tussen huisarts en bedrijfsarts (dissertation). Groningen: Northern Centre for Healthcare Research; 2005.

198. Kort HSM, Hoof J van, Dijkstra JI. Telehomecare in the Netherlands: Value-Based Analysis for Full Implementation. In Essential Lessons for the Succes of Telehomecare. Why It's not Plug and Play. Glascock AP, Kutzik DM, eds. Assitive Technology Research Series 2012;30. DOI 10.3233/978-1-60750-994-3-145. IOS press Amsterdam.

199. Ikkersheim D, Niesink A, Schrijvers AJP. Nieuwe vorm van telemonitoring thuis. Inzet Health Buddy bij CPD-patiënten heeft toekomst. Medisch Contact 2006;61(17):692–5.

200. Thie J. Telemedicine. Medische behandeling en zorg op afstand. Utrecht: Vilans; 2009.

201. Annandale J, Lewis KE. Can Telehealth help patients with COPD? Nursing Times 2011;15-16(107):12–4.

202. Gale N, Sultan H. Telehealth as 'peace of mind': Embodiment, emotions and the home as the primary health space for people with chronic obstructive pulmonary disorder. Health & Place;2013:DOI 10.1016/j.healthplace.2013.01.006.

203. ► www.innovatievanzorgverlening.onderzoek.hu.nl/Data/Lopende%20onderzoeken/E-health%20ter%20optimalisatie%20van%20de%20multidisciplinaire%20COPD%20zorg.aspx.

204. Boyne JJJ, Vrijhoef HJM, Wit R de, Gorgels APM. Telemonitoring in patients with heart failure, the TEHAF study: Study protocol of an ongoing prospective randomised trial. Int J Nurs Stud. 2011;48(1):94–9. doi: 10.1016/j.ijnurstu.2010.05.017.

205. Cleland JG, Louis AA, Rigby AS et al. Noninvasive home Telemonitoring for patients with heart failure at high risk of recurrent admission and death: the Trans European network-Home-care Management System (TEN-HMS) study. Journal of the American College of Cardiology 2005;45:1645–64.

206. Bui AL. Fonarow GC. Home Monitoring for Heart Failure Management. Journal of the American College of Cardiology 2012;59:97–104.

207. Winkler S, Schieber M, Lücke S, et al. A new telemonitoring system intended for chronic heart failure patients using mobile Telephone technology- Feasibility study. International Journal of cardiology 2011;153:55–8.

208. Hardisty AR, Peirce SC, Preece A, Bolton CE, et al. Bridging two translation gaps: a new informatics research agenda for telemonitoring of cronic disease. International Journal of Medical Informatics 2011;80:734–44.

209. Hibbert D, Mair FS, May CR et al. Health professionals'responses to the introduction of a home Telehealth Service. Journal of Telemedicine & Telecare 2004;10(4):226–30.

210. Henderson C, Knapp M, Fernándes J et al. Cost effectiveness of telehealth for patients with long term conditions (Whole Systems Demonstrator telehealth questionnaire study): nested economic evaluation in a pragmatic, cluster randomised controlled trial. BMJ Mar 2013;20:346. f1035. doi: 10.1136/bmj.f1035.

211. Scholten R, Meijer LJ. Ontwikkelen van een landelijke werkwijze voor regionale samenwerkingsafspraken; FMCC; April 2012.

212. Branbergen D. Vloeiend tussen eerste en tweede lijn; Platform voor huisartsen en specialisten verdient stevige basis. Medisch Contact 2012;67(17):1048–50.

213. Fleren M et al. Implementation of a shared care guideline for back pain: effect on unnecessary referrals. International Journal for Quality in Health Care 2010:1–6.

214. Remkes PAJ et al. Vrije toegang tot inspanningselektrocardiografie met aansluitend cardiologisch advies en feedback aan de huisarts: gunstige invloed op het verwijspatroon. Ned Tijdschr Geneeskd 1996;140:1596–9.

215. ► www.afsprakenhuisartsenspecialist.nl.

216. Nederlands Instituut voor Zorg en Welzijn. Zorgprotocol 'Borstkanker: Momentenlijn. Utrecht: NIZW; november 1994.

217. Engelsman C, Geertsema A. De kwaliteit van de verwijzingen [dissertatie]. Groningen: Rijksuniversiteit Groningen; 1994.

218. Hammelburg R, Bender W, Otter R, Sanderman R. De continuïteit van de zorg voor mensen met kanker. Huisartsen en specialisten bereiken consensus over verbetering. Medisch Contact 1998;27/28:935–8.

219. ► www.zonmw.nl/nl/projecten/project-detail/optimaliseren-diseasemanagement-copd/voortgang.

220. Claessen, SJJ. New Developments in Palliative Care [dissertatie]. Amsterdam: VU medisch centrum; 2013.

221. Zorgstandaard COPD, Long Alliantie Nederland, 2010, laatste uitgebreide versie mei 2013.

222. Star JG van der, Boer JKW den. Protocollaire COPD-zorg. Nederlands Huisartsen Genootschap, november 2010.

223. Richtlijn palliatieve zorg voor mensen met COPD, Long Alliantie Nederland, 2011.

224. ► http://huisartsenmonnickendam.praktijkinfo.nl/pagina/53/netwerkzorg-copd-waterland.

225. ► www.invoorzorg.nl/ivzweb/Overzichten-In-Voor-Zorg!/map-nieuws/Evean-streeft-naar-meer-kwaliteit-en-efficiency-door-telemonitoring.html.

226. ► www.evean.nl/behandeling/casemanagement_copd/#tab-wat-doen-we.

227. ► www.zonmw.nl/nl/projecten/project-detail/netwerkzorg-copd-waterland/voortgang.

228. Defesche, F. Voltooid leven in Nederland. Assen: Van Gorcum; 2011.

229. ► www.vilans.nl.

230. ► www.effectieveouderenzorg.nl.

231. ► www.npo.nl.

232. ► http://knmg.artsennet.nl/Nieuws/Nieuwsarchief/Nieuwsbericht/Brochure-helpt-bij-gesprek-tussen-patient-en-arts-over-levenseinde.htm.

233. ▶ www.verenso.nl/assets/Uploads/Downloads/VER-003-25Richtlijnreanimatiedeel1DEF.pdf.

234. ▶ www.verenso.nl/assets/Uploads/Downloads/DEF-LESA-HW0413.pdf.

235. ▶ www.orde.nl/pijlers/kwaliteit/nieuws/nieuwe-richtlijn-icd-pacemaker-voor-hartpatienten-in-de-laatste.html.

236. ▶ www.rijnstate.nl/web/Nieuws/Minder-overbodige-en-ongewenste-reddingsacties-dankzij-brede-aanpak-in-Rijnstate.htm.

237. Weijden T van der, Veenendaal H van, Drenthen T, Versluijs M, Stalmeier P, Koelewijn-van Loon M. Stiggelbout A, Timmermans D. Shared decision making in the Netherlands; Is the time ripe for nationwide, structural implementation? Health Expectations 2011;105(4):283–8.

238. ▶ www.alsjenietmeerbeterwordt.nl.

239. ▶ http://medischcontact.artsennet.nl/archief-6/tijdschriftartikel/124470/levenseinde-op-maat.htm.

240. Rogers E. Diffusion of Innovations. New York: The Free Press; (1962, 1971, 1983, 1995, 2003).

241. Pettigrew AM. Slagen en falen bij transformatie van ondernemingen. Nijenrode Management Review 1997;3:49–60.

242. Boonstra JJ, Emans B. Veranderingsprocessen in organisaties. Gedrag en Organisatie 2000;13(4):198–209.

243. Tucker AW. The Mathematics of Tucker: A Sampler. The Two-Year College Mathematics Journal 1983;14(3):228–32.

244. Harrington JE. Cooperation in a One-Shot Prisoners' Dilemma. Games and Economic Behavior 1995;8(2):364–77.

245. Argyris C, Schön DA. Organizational learning II. Theory, method and practice. Reading, Massachusetts: Addison Wesley; 1996.

246. Boon S, Burger J, Koster F, Smit V, Wolters R. 2011, Evaluatie pilot Vicino, 2010.

247. Nederlandse Zorgautoriteit; 2011, Advies Basis GGZ.

248. Engström Y. From Teams to Knots: Activity-Theoretical Studies of Collaboration and Learning at Work. Cambridge: University Press; 2008.

249. Shapin S. Never Pure. Historical Studies of Science as if It Was Produced by People with Bodies, Situated in Time, Space, Culture and Society, and Struggling for Credibility and Authority. Baltimore: The Johns Hopkins University Press; 2010.

250. ▶ www.youtube.com/watch?v=AJg2DnrF1UI.

251. ▶ www.youtube.com/watch?v=NIxid4nL7Ic.

252. ▶ www.jvei.nl/wp-content/uploads/WP-2-substitutie2.pdf.

253. Vierhout WP, Knottnerus JA, Ooij A van, Crebolder HF, Pop P, Wesselingh-Megens AM, Beusmans GH. Effectiveness of joint consultation sessions of general practitioners and orthopaedic surgeons for locomotor-system disorders. Lancet 1995;14;346(8981):990–4.

254. Vlek JF, Vierhout WP, Knottnerus JA, Schmitz JJ, Winter J, Wesselingh-Megens AM, Crebolder HF. A randomised controlled trial of joint consultations with general practitioners and cardiologists in primary care. Br J Gen Pract 2003;53(487):108-12. 1996;51:581–82.

255. Berendsen AJ. Samenwerking tussen huisarts en specialist [dissertatie]. Houten: Bohn Stafleu van Loghum; 2008.

256. Zandvliet JJ. Transmurale afspraken: een nieuw begrip. Beleidsnota NHG. Medisch Contact.

257. Structuurnota gezondheidszorg. 's-Gravenhage: Staatsuitgeverij; 1974.

258. Spreeuwenberg C. Handboek transmurale zorg. Maarssen: Elsevier Gezondheidszorg; 2000.

259. Crebolder HFJM. Onderzoekingen rond een gezondheidscentrum: cliënten, cijfers, beschouwingen. S.l.: Verweij; 1977.

260. Dubois VE. Het gezondheidscentrum Hoensbroek-Noord van een andere zijde belicht. Huisarts en Wetenschap 1971;14:137.

261. Dubois VE. De wankele stabiliteit van het team van een gezondheidscentrum. Huisarts en Wetenschap 1976;19:62.

262. Groffen W. Met de neus op het helpen. Deventer: Van Loghum Slaterus; 1975.

263. Groffen W. Subdisciplinaire verstandhouding. Hulpverlenen en veranderen; 1973.

264. Rakel RE. Principles of family medicine. London: W&B Saunders; 1977.

265. Laurijssens IK, Blanken K, Freriks H, Holtmaat M, Pon M, Sorgdrager J. Samenwerking in de eerste lijn en structurele belemmeringen. Huisarts en Wetenschap 1979;22:62.

266. Klink A, Bussemaker J. Programmatische aanpak van chronische ziekten. Den Haag: Ministerie van VWS; 2008.

267. Butt G, Markle-Reid M, Browne G. Interprofessional partnerships in chronic illness care: a conceptual model for measuring partnership effectiveness. Int J Integr Care 2008 06;8:e08–e08.

268. Barr H. Integrated and interprofessional care. International Journal of Integrated Care 2012;12:07/27.
269. Holmesland A, Seikkula J, Nilsen Ø, Hopfenbeck M, Arnkil TE. Open dialogues in social networks: professional identity and transdisciplinary collaboration. International Journal of Integrated Care 2010;10:09/16.
270. Kilgore RV, Langford RW. Reducing the failure risk of interdisciplinary healthcare teams. Crit Care Nurs Q 2009;32(2):81–8.
271. Bronstein LR. A model for interdisciplinary collaboration. Soc Work 2003 07;48(3):297–306.
272. Schrijvers G. Global payment for health services as a solution in the financial crisis in Europe. International Journal of Integrated Care 2012;12:10/31.
273. ► www.gripopjedip.nl.
274. ► www.parkinsonnet.nl.
275. Nederlandse Vereniging van Ziekenhuizen (NVZ). Gezonde Zorg – Brancherapport algemene ziekenhuizen. Utrecht: NVZ; 2012.
276. Kam CA. Zorguitgaven verdrukken overige collectieve uitgaven. Economische Statische Berichten 2009;94(4561):327.
277. Pomp M. Een beter Nederland – De gouden eieren van de gezondheidszorg. Amsterdam: Balans; 2010.
278. Taskforce Beheersing Zorguitgaven (TBZ). Naar beter betaalbare zorg. Den Haag: Taskforce Beheersing Zorguitgaven; 2012.
279. Eijkenaar van de Ven FW, Schut E. Uitkomstbekostiging in de zorg – Internationale voorbeelden en relevantie voor Nederland. Rotterdam: EUR Instituut Beleid & Management Gezondheidszorg; 2012.
280. Volberda H, Bosma M. Innovatie 3.0 – slimmer managen, organiseren en werken. Amsterdam: Mediawerf Uitgevers; 2011.
281. Ikkersheim D. Zorg voor goede zorg met weinig complicaties zodat snijden in het basispakket niet nodig is. Het Financiële Dagblad, 13 mei 2013.
282. Schrijvers G. Global payment for health services as a solution in the financial crisis in Europe. International Journal of Integrated Care 2012;12:10/31.
283. Ettema R, Kuiper M de. Ontwerp van zorgtrajecten/zorgketens. Houten: Bohn Stafleu van Loghum; 2009.
284. Rosendal H. Ketenzorg: praktijk in perspectief. Maarssen: Elsevier Gezondheidszorg; 2009.
285. Hilletofth P. Demand-supply chain management: industrial survival recipe for new decade. Industrial Management & Data Systems 2011;111(2):184–211.
286. Hardjono TW, Bakker RJM. Management van processen : identificeren, besturen, beheersen en vernieuwen. 3e geheel herz. dr ed. Deventer: Kluwer; 2006.
287. Goor AR van, Ploos van Amstel W. Werken met supply chain management. Groningen: Wolters-Noordhoff; 2006.
288. NEN 15224, ISO 9001 voor de zorg. Available at: ► http://www.nen.nl/NEN-Shop/Norm/NENEN-15224-ISO-9001-voor-de-zorg-onder-accreditatie.htm. Accessed 3/22, 2013.
289. Timmers D. Meer dan luisteren : ervaringsordening en het empathisch moment van communicatie. Maarssen: Elsevier gezondheidszorg; 2001.
290. Moser A, Houtepen R, Widdershoven G. Patient autonomy in nurse-led shared care: a review of theoretical and empirical literature. J Adv Nurs 2007;02/15;57(4):357–365.
291. ► www.mijnzorgnet.nl.
292. International Classification of Functioning, Disability and Health (ICF) Nederlandse versie. Available at: ► http://class.who-fic.nl/browser.aspx?scheme=ICF-nl.cla. Accessed 3/22, 2013.
293. Rogers EM. Diffusion of innovations. 4th ed. London: Free Press; 1995.
294. Venkatesh V, Morris MG, Davis GB, Davis FD. User Acceptance of Information Technology: Toward a Unified View. MIS Quarterly 2003 09;27(3):425–478.
295. Houwelingen CTM, Barakat A. Beeldzorg bevorderen: een kwestie van ervaring opdoen. Uit Serie Speerpunt Zorg en Technologie van de Hogeschool Utrecht; 2013. ISBN/EAN: 978-90-8928-0664.
296. ► www.facebook.com/HuisartsenpraktijkLeemhuisVanDerMaarel.
297. Barakat A, Woolrych RD, Sixsmith A, Kearns WD, Kort HSM. eHealth Technology Competencies for Health Professionals Working in Home Care to Support Older Adults to Age in Place: Outcomes of a Two-Day Collaborative Workshop. Medicine 2 0 2013;2(2).
298. ► www.knmg.nl/socialemedia.

Register

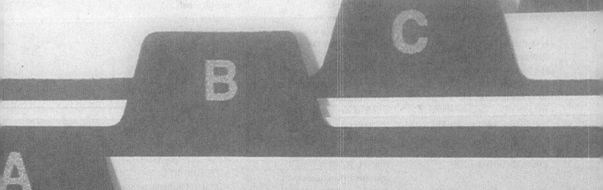

schakelpunt 165
schriftelijke communicatie 139
screen-to-screencontact 268
SEH-afdeling 274
shared decision making 25, 67,
149, 214, 263, 276, 296
SMART 89
sneldiagnostiek kanker 275
sociaal psychiatrisch verpleegkundige (SPV) 226
sociale
– identiteitstheorie 52
– media 296
– oriëntatie 52
– vergelijking 97
spaghettimodel 212
specialist 195
specialist ouderengeneeskunde 203
spiegelbijeenkomst 222
SPV 226
stappenplan levenseinde 213
STAR-methodiek 110
status 53
statushiërarchie 54
stepped care 20, 165
strafzaak 63
strategisch management 130
subdisciplinaire samenwerking 256
subspecialisme 78
substitutie 241
supervisietraject 103
supervisor 101

T

taakafbakening 154, 174, 194
taakdelegatie 149
taakdifferentiatie 149
taakherschikking 58, 61, 262, 263
team 40
– co-location 43
– diversiteit 43
– normen 41, 42, 107, 111
– waarden 41, 42, 107, 111
teambuilding 106
teambuildingprogramma 107
teamfunctioneren 42
teamleergedrag 108
teamleren 106
teammodel 254
teamomgeving 40
teamontwerp 40, 42
teamprestatie 42

teamproces 40
teamrol 87
– Belbin 34
TeamSHOPP curriculum 119
TeamSTEPPS 116, 117
teamwork
– competentie 117
– noodzaak 41
telebegeleiding 182
telecare 29, 180
teleconferencing 247
teleconsultatie 180
telehealth 28
telehomecare 28
tele-IC 275
telemedicine 29
telemedicinesysteem 297
telemonitoring 28, 182, 205
tendens 148, 240
terugverwijzen 189
toolkit Samen Beter Doen 165
top-downbenadering 219
transmurale intervisie 49
transmurale zorg 20
tuchtrecht 63
Twitter-poli 296

U

uitkomstparameters 34
uroloog 188

V

veiligheid 84
verantwoordelijkheid 53, 95, 114,
165
verantwoordelijkheidstoedeling 62
verantwoordelijkheidsverdeling 78
Verloskundig Samenwerkingsverband (VSV) 277
verloskundige 232, 276, 284
verpleeghuis 131
verpleegkundig specialist (VS) 61,
262, 297
verpleegkundige 112, 115, 130, 181,
252, 262
vertrouwen 54, 89, 114, 160, 166,
174, 177, 233, 267
vervolgopleiding 262
verwijzen 155, 160, 189
voorbehouden handeling 60

voorlichting aan patiënt 139
vooroordeel 122
voortgangsrapportage 234
vraaggerichte organisatie 129
vraaggestruurde organisatie 129
vrije zorginkoopmarkt 276

W

waardecreatie 286
waarderende dialoog 114
welvaartsziekte 261
werkgerelateerde aandoening 172
werkverzuim 140
werkvorm 122
Wet BIG 58
WGBO 214
wijkpoli 161
wijkverpleegkundige 166, 232, 234
WIZDIZ 21, 35
WMO-loket 167

Z

zelfmanagement 290
Zelfstandige Behandel Centra
(ZBC's) 276
ziekenhuis 103, 274, 296
ziekenhuisinformatiesysteem 289
zorg/leefplan 131
zorgatelier 233
zorgbehandelplan 215
zorgbehoefte 262
zorgcoördinatie 78
zorgdomein 247
zorggroep 233, 255
zorginformatieomgeving (PA-
ZIO) 180
zorginkoopmarkt 272
zorgketen 165
zorgkosten 166, 167
zorgnet 291
zorgpad 286
zorgproces, knelpunt 189
zorgprotocol borstkanker 195
zorgstandaard COPD 204
zorgstraat 90
zorguitgave 280
zorgverlenersmarkt 272, 274
zorgverzekeraar 167, 226, 235, 273,
274, 280, 284
zorgverzekeringsmarkt 272
Zorgverzekeringswet 272